DR. MED. ALEXANDER KUGELSTADT

»Dann ist das wohl psychosomatisch!«

GOLDMANN

Buch

Manchmal stehen die Gedanken nicht still, wenn man schlafen will. Oder der Magen rebelliert, wenn man arbeiten muss. Es gibt Menschen, die sich sicher sind, eine todbringende Herzerkrankung zu haben – Untersuchungen ohne Befund sehen sie als Bestätigung, dass da noch etwas übersehen wurde. Andere wiederum haben ständig starke Kopfschmerzen, die Ärzte können jedoch keine Ursache finden und attestieren »Psychosomatische Störung«. Dies ist für viele Menschen die Angstdiagnose Nr. 1, denn jetzt ist – oft nach einer langen Odyssee durch die Arztpraxen – scheinbar die Grenze zur Schulmedizin erreicht. Die Psychosomatische Medizin und Psychotherapie setzen genau an dieser Schnittstelle von Körper und Seele an. Denken, Fühlen und Handeln sind viel enger mit den Körperfunktionen verbunden, als man lange glaubte. Dieses Buch bringt auf leicht verständliche Weise die psychischen und körperlichen Grundbedürfnisse des Menschen in Einklang und hilft beim Gesundwerden, wenn die meisten Behandlungen nichts gebracht haben. Ein Wegweiser für eine gelingende psychotherapeutische Behandlung.

Autor

Dr. med. Alexander Kugelstadt, geboren 1981 in Bremen, ist Facharzt für Psychosomatische Medizin und Psychotherapie, Psychoanalytiker und Ernährungsmediziner. Er promovierte über das Thema »Psychosomatik in den Medien«, arbeitete mehrere Jahre in der Inneren Medizin der Berliner Charité sowie am Institut für psychogene Erkrankungen der AOK. Er baute als Chefarzt eine psychosomatische Rehaabteilung in Berlin auf und ist heute in eigener Praxis niedergelassen. Er ist auch tätig als Supervisor, Dozent und gibt seit 2015 den mit über zwei Millionen Downloads erfolgreichen Podcast »PsychCast« mit heraus. Alexander Kugelstadt lebt mit seiner Familie in Berlin.

Dr. med. Alexander Kugelstadt

»Dann ist das wohl psychosomatisch!«

Wenn Körper und Seele **SOS** senden und die Ärzte einfach nichts finden

Alles zur Psychosomatischen Medizin

GOLDMANN

MIX
Papier | Fördert gute Waldnutzung
FSC® C014496

Penguin Random House Verlagsgruppe GmbH FSC® N001967

4. Auflage
Vollständige Taschenbuchausgabe Juni 2022

Umschlag: UNO Werbeagentur, München,
in Anlehnung an die Gestaltung der Originalausgabe (Sabine Kwauka)
Umschlagillustration: Sabine Kwauka
Redaktion: Ruth Wiebusch
Satz: Satzwerk Huber, Germering
Druck und Bindung: GGP Media GmbH, Pößneck
Printed in Germany
KF · IH
ISBN 978-3-442-17940-4

www.goldmann-verlag.de

Inhalt

4. Teil: Beziehung ist die beste Medizin – so hilft der Psychosomatiker

Für meine geliebte Familie

Vorwort

Dies ist ein Sachbuch über Medizin.

Es handelt davon, wie Körper und Seele zusammenarbeiten, und regt Sie dazu an, Ihre psychosomatische Gesundheit zu fördern. Mein Ziel ist, dass Ängste vor psychosomatischen Erkrankungen abnehmen können.

Während Sie in diesem Buch lesen, werden Sie womöglich auch mal ärgerlich oder erschöpft reagieren – beziehungsweise sich besonders verstanden fühlen. Das ist nichts Ungewöhnliches.

In diesen Fällen könnte ein wunder Punkt in Ihnen berührt worden sein. Sie können darin eine Chance sehen, mit eigenen Belastungen in Berührung zu kommen und sich darauf einzulassen.

Das wäre ein guter erster Schritt.

Einleitung

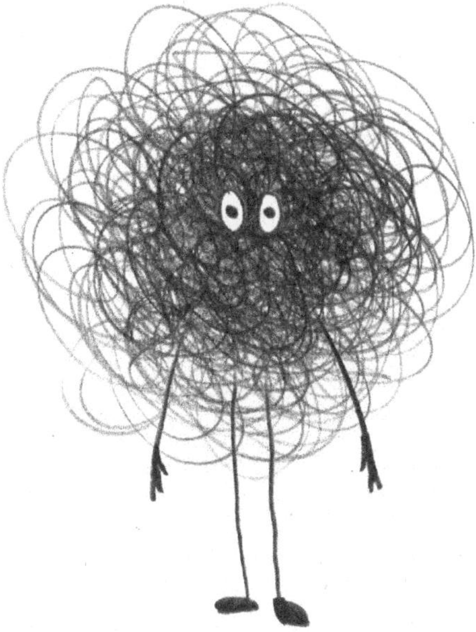

Plötzlich psychosomatisch

Als am 31. Dezember 1999 alle auf den großen Computerabsturz warteten, beschäftigte ich mich mit anderen Fragen. Mit meinem Zimmernachbarn, einem 45-jährigen Kettenraucher, philosophierte ich notgedrungen über das Glück oder Unglück seiner Tabakabhängigkeit.

Ich lag im Krankenhaus, weil ich einen Lungenkollaps hatte und ich in den kommenden Stunden operiert werden sollte. Sorgen machte ich mir kaum. Junge Männer mit 18 Jahren würden eben dazu neigen, erklärten mir die Ärzte, aus heiterem Himmel so einen »Pneumothorax« zu bekommen (dabei platzen wachstumsbedingt Lungenbläschen und die sich dabei im Brustkorb ausbreitende Luft bedrängt dann Lunge und Herz). Kein schöner Gedanke. Aber: »Reine Routinesache!« Die Ärzte machten einen beruhigenden Eindruck: Zusammengeschnurrte Lungen seien ihr täglich Brot.

Einige Wochen später lag ich noch immer im Krankenhaus. Es hatte verschiedene Probleme gegeben. Doch als sich alles endlich zum Guten wenden sollte und ich das Hospital »geheilt« verlassen durfte, legte mein Körper erst richtig los: Herzrasen, Rückenschmerzen, Hautausschlag und Schwindel wiesen mir kurz nach der Entlassung den Weg zurück ins Krankenhaus – wieder und wieder. Die Symptome hatten so schlagartig begonnen wie eine heftige Infektion. Als würde meinem Körper eine Substanz fehlen, ein Transmitter, der wieder für ruhige Organfunktionen sorgte.

Gefunden werden konnte allerdings nichts, »medizinisch ohne Befund«. »Dann ist das wohl psychosomatisch!«, erklärte mir die Ärztin daraufhin.

Der große Computercrash wegen einer Zwei mit drei Nullen war nicht gekommen. Die Geräte waren offenbar verlässlicher als gedacht. Und meine Psyche sollte unzuverlässiger sein?

Aber weil mein Herzrasen nicht nachließ und meine Eltern es für eine gute Idee hielten, ging ich zum Psychosomatik-Arzt: Das Fachgebiet »Psychosomatische Medizin und Psychotherapie« setzt sich mit der Schnittstelle psychischer und körperlicher Symptome und Krankheiten auseinander.

Möglicherweise hatten auch Sie schon einmal den Eindruck, man wolle Ihnen vorsichtig sagen, Sie bildeten sich das alles nur ein und Ihre Symptome *können* gar nicht real sein? So ging es mir damals.

Die Psychosomatikerin hörte sich meine Beschwerden an, sah sich alle unauffälligen Untersuchungsbefunde durch und stellte folgende These auf: »Das Sicherheitsgefühl könnte weg sein, weil Ihnen Ihr Körper seit dem Kollaps nicht mehr verlässlich erscheint.« Ich erklärte ihr, dass ich sehr wohl begreife, dass alles in Ordnung sei und ich nun gezielt die Symptome loswerden wollte. Heute weiß ich, dass meine damalige Perspektive ganz typisch war. Unsere Psyche suggeriert uns allzu gerne, dass wir alles im Griff haben. Aber sie ist eben kein programmiertes System, das garantiert von 1999 auf 2000 umspringt.

Es gab einen ersten Vorschlag der Medizinerin: Wenn das Vertrauen in die Verlässlichkeit meines Körpers beschädigt und das Herzrasen ein Überbleibsel der verdrängten Angst sei, könne ich womöglich mit neuen Erfahrungen gegensteuern. Und zwar mit Verlässlichkeit, die ich selber erzeugen würde. Das klang wirklich »psycho«. Ich sollte mir in der Folge kleine Dinge vornehmen und diese dann – ganz verlässlich – auch genau so umsetzen. Der Trick war, sich vom körperlichen Symptom zu lösen und die dahinterliegende Unsicherheit zu überwinden. Ich stellte also meine in der örtlichen Buchhandlung frisch bestellten pulmologischen Fachbücher, die sich mit Lungenheilkunde beschäftigten, ins Regal und konzentrierte mich auf die Vereinbarungen mit mir selbst sowie deren Einhaltung.

Die Symptome, aus denen zuvor kein Entrinnen möglich gewesen zu sein schien, ließen tatsächlich nach, die Situation wurde erträglicher. Ich begann zu spüren, dass das Bedürfnis nach Sicherheit etwas war, was mich innerlich beschäftigt hatte, seitdem meine Lunge zusammengeklappt war. Und ich verstand, dass ich Sicherheit nicht durch die Zufuhr von Substanzen, Transmittern oder die Anfertigung weiterer Ultraschallvideos erreichen konnte.

Meine Neugier hatte sich im Jahr 2000 vom angesagten Computergehirn namens Pentium III zur Psychosomatik verlagert, einem noch jungen und geheimnisvollen medizinischen Fach. Vieles, was ich bald darauf in meinem Studium der Humanmedizin und in der anschließenden Weiterbildung zum Arzt für Psychosomatische Medizin und Psychotherapie lernen und erfahren durfte, ist so alltagstauglich und bedeutsam, dass ich Sie daran teilhaben lassen möchte. Ich glaube, dass Erkenntnisse über Ihre Körper-Seele-Connection ein richtiger Game-Changer für Sie werden können. Wenn jemand heute seelisch mitbedingte Beschwerden hat, liegen die Auslöser womöglich weit zurück. Aber es lohnt sich, danach zu suchen, denn auch alte Erlebens- und Reaktionsmuster lassen sich im Hier und Jetzt verändern, wodurch Betroffene gesünder sowie zufriedener werden.

Inzwischen weiß ich, dass wir alle ab und zu psychosomatische Beschwerden haben. Das kann lange gut gehen, aber auch richtig aus den Fugen geraten. Nach einigen Jahren ärztlicher Weiterbildung in der Inneren Medizin und Akutpsychosomatik bin ich seit

2011 als Arzt in einem großen psychosomatischen und psychotherapeutischen Institut in Berlin tätig. Durch meine Sprechstunden, Untersuchungen und viele Einzel- und Gruppenpsychotherapien kenne ich die Dramen der Psychosomatik, die häufig eine lange medizinische Vorgeschichte haben. Nicht selten ist der Stein durch bisher unerkannte Angst, soziale Ausgrenzung, Herabwürdigung oder Beschämung ins Rollen gekommen. Symptome ohne Befund oder die psychischen Folgen körperlicher Erkrankungen sollten Sie nicht auf die leichte Schulter nehmen, auch wenn ihre Entstehungsmechanismen oft lange im Dunkeln bleiben.

Psychosomatische Erkrankungsbilder sind viel besser behandelbar als lange angenommen. Es dauert oft eine Weile, bis sich Betroffene damit beim Arzt melden – oder bis der Arzt sie erkennt. Obwohl sich herumgesprochen hat, dass vieles psychisch mitbedingt ist, ist die Unsicherheit groß, was dann zu tun ist. Denn psychosomatische Beschwerden erwischen uns oft plötzlich.

Es gibt eine Reihe von Punkten, die Sie selber tun können. Ich bin mir absolut sicher, dass etwas mehr Wissen über die Zusammenarbeit von Psyche und Körper ein Schlüssel zu psychosomatischer Gesundheit oder Genesung sein kann. Dieses Wissen aus Theorie und Praxis möchte ich Ihnen im vorliegenden Buch verständlich vermitteln.

Packungsbeilage für dieses Buch

Was ich Ihnen gerade über meine Erfahrung mit dem Zusammenspiel von Körper und Psyche erzählt habe, ist meine Geschichte. Das betone ich, weil es wichtig ist, dass Sie sich nicht eins zu eins Erkenntnisse oder Beispiele aus diesem Buch aufzwängen. Es gibt diverse Spielarten der Psychosomatik und unglaublich viele Ursachen, weshalb Seele und Körper SOS senden könn(t)en: Die Psyche löst körperliche Beschwerden aus oder verstärkt sie, der Körper wirkt sich auf die Psyche aus, Körper und Psyche bilden einen Symptomkreislauf und vieles mehr. Ich kann und möchte Sie nicht in irgendein Raster stecken. Vielmehr soll Sie das Geschriebene anregen, ein Experte für sich selbst zu werden und eine verfeinerte Vorstellung von den möglichen Funktionsweisen der psychosomatischen Reaktionen und Erkrankungen zu bekommen. Eine genaue Diagnose kann der Arzt und Psychotherapeut nur in der persönlichen Begegnung stellen.

Dieses Buch ist für Sie geeignet, wenn Sie sich für die Beziehung zwischen Körper und Seele interessieren, wenn Sie manchmal unerklärliche Beschwerden haben oder jemanden kennen, der jemanden kennt, der darunter leidet; oder wenn Sie es erstrebenswert finden, sich selbst, also Ihre Psyche und Ihre Körperreaktionen, besser zu verstehen. Egal ob Sie aus dem Takt sind oder sich kerngesund fühlen, Sie werden sich ziemlich sicher im ein oder anderen Kapitel dieses Buches wiederfinden und sich ein Stück weit besser kennenlernen.

Damit das funktionieren kann und Sie sich auf einen guten Weg machen, ist meiner festen Überzeugung nach etwas Theorie nötig. Wo es sinnvoll ist, versuche ich Ihnen aber auch aufzuzeigen, was Sie persönlich im Alltag damit anfangen können. Sie werden feststellen, dass es sich bei meinem Ansatz um das Üben einerseits und das Sich-selbst-Verstehen andererseits handelt, mit kleinen Tools der psychosomatischen Selbstfürsorge.

Ich habe dieses Buch mit dem Blick durch die Brille des praktisch tätigen Mediziners und Psychotherapeuten geschrieben. Mein

Beruf nennt sich genau genommen Facharzt für Psychosomatische Medizin und Psychotherapie oder kurz: Psychosomatiker. Ich habe ein ganz normales Medizinstudium abgeschlossen und mich danach über Jahre auf dieses (noch immer kleine) Fachgebiet spezialisiert. Ein großer Teil der Weiterbildung besteht im Erlernen eines Psychotherapieverfahrens, sodass man schließlich Arzt *und* Psychotherapeut in einer Person ist. Die Psychosomatische Medizin entstand vor etwa 100 Jahren durch die Mischung aus Innerer Medizin und Psychoanalyse. Diese etablierte Spur greife ich auf. Die heutige moderne Fachrichtung »Psychosomatische Medizin und Psychotherapie« trägt diese Entstehungsgeschichte mit zahlreichen Weiterentwicklungen in sich. Es gibt inzwischen auch andere, ebenfalls anerkannte und wirksame Therapieverfahren für die Psyche. Dies sind unter anderem die Verhaltenstherapie und die Systemische Therapie, die hier nur begrenzt einfließen können, was sie in keiner Weise unwichtig erscheinen lassen soll. Die moderne Psychosomatische Medizin wird ohnehin methodenübergreifend gedacht.

Wenn ich im Buch von Beispielen aus der Sprechstunde oder einer Psychotherapie berichte, sind das Fälle, die sich genau so hätten ereignen können. Sie sind jedoch frei erfunden, und die Vornamen für diese Szenen sind ausgedacht.

Beim Verfassen dieses Buches habe ich mich von Beginn an sehr intensiv mit der Frage der Sprachgerechtigkeit beschäftigt. Nicht zuletzt liegt mir das am Herzen, weil eine große Anzahl der Patienten in meinem Fachgebiet weiblich ist und auch weil sehr viele Ärztinnen in der Psychosomatischen Medizin und Psychotherapie arbeiten. Das heute manchmal gewählte zufällige Wechseln der Geschlechter im Text, wenn Frauen *und* Männer gemeint sind, erschien mir aber zu verwirrend, da oft unklar bleibt, ob nur alle männlichen, alle weiblichen oder alle Personen gemeint sind, was schnell zu inhaltlichen Fehlinterpretationen führen kann. Mangels exakter Alternativen zum generischen Maskulinum setze ich dieses ein und spreche alle Geschlechter gleichfalls herzlich an. Die bestehende Geschlechterungerechtigkeit liegt meiner Einschätzung nach nicht vorrangig in der Grammatik, sondern in tieferen Schichten unseres kollektiven Denkens und unserer Kultur begründet.

Dieses Buch gliedert sich in vier Teile. Im ersten Buchteil, »Wie Körper und Seele zusammenarbeiten«, möchte ich Ihnen die Grundprinzipien der Psychosomatik vorstellen und im zweiten Teil, »Psychosomatik von Kopf bis Fuß«, das Ganze praktisch beleuchten. Anregungen, die psychosomatischen Mechanismen zur Genesung oder Gesunderhaltung zu nutzen, erhalten Sie in Part drei mit dem Titel »DIY – Ihre psychosomatische Gesundheit fördern«, während es im abschließenden vierten Teil um den Ablauf einer psychosomatischen Behandlung beim Arzt und/oder Psychotherapeuten in der Praxis oder Klinik geht. Ich habe diesen vierten Teil mit »Beziehung ist die beste Medizin – so hilft der Psychosomatiker« überschrieben.

Weil es so viel gibt, was Sie selbst für Ihre Gesundheit tun können, habe ich darauf verzichtet, medikamentöse Behandlungsansätze zu beschreiben. Das soll nicht heißen, dass diese nicht in bestimmten Situationen nötig und hilfreich sind. Aber: Verschreiben kann sie sowieso nur Ihr Arzt.

Im Laufe dieses Buches begegnen Ihnen zahlreiche Kästen, die Ihnen mögliche Wege aus der »Psychosomatik-Falle« anbieten. Symptome können nämlich zur Falle werden, wenn Sie das Etikett »psychosomatisch« bekommen haben, ohne konstruktive Ideen für einen Umgang mit oder einen Zugang zum Problem. Es ist die Kerneigenschaft vieler psychosomatischer Krankheitsmechanismen, das auslösende Problem, also die Ursache des Leidens, zu verschleiern. Nicht wenige Menschen fühlen sich dann wie gefangen in einer Falle, da verstärkend hinzukommt, dass unser Medizinsystem und unsere ganze Gesellschaft dem Körper weiterhin Vorrang geben und die körperliche Sicht auf Krankheitszustände noch immer eher akzeptiert wird als die psychische Sicht darauf.

Was bedeuten diese Psycho-Wörter?

Das sage ich Ihnen in aller Kürze, damit Sie sich im Buch gut zurechtfinden.

Psychosomatische Medizin und Psychotherapie: medizinisches Fachgebiet für die Erkennung und medizinische sowie psychotherapeutische Behandlung/Vorbeugung von Krankheiten, bei denen soziale und psychische Faktoren eine Rolle spielen und die körperlich-seelische Wechselwirkungen zeigen

Psychosomatik: 1. Abkürzung für Psychosomatische Medizin und Psychotherapie 2. eine Körper und Seele umfassende Betrachtungsweise (altgriechisch *psyché* = Atem, Hauch, Seele; *soma* = Körper, Leib)

Psychosomatisches Symptom: ein körperliches Symptom, das psychisch mitbedingt oder ausgelöst wurde oder durch psychische Einflüsse zumindest aufrechterhalten wird

Psychosomatisch: Körper und Psyche betreffend; auf Wechselwirkungen von Körper und Seele zurückzuführen

Psychosomatiker: Facharzt für Psychosomatische Medizin und Psychotherapie, hat nach dem Medizinstudium mindestens fünf Jahre mit Patienten an der Schnittstelle von Körper und Seele gearbeitet und systematisch Psychotherapie erlernt

Psychotherapeut: Arzt oder Psychologe, der eine abgeschlossene psychotherapeutische Aus- oder Weiterbildung hat; Bezeichnung ist in Deutschland geschützt

Psyche oder Seele? **Psyche** = psychische Funktionen und Strukturen, die sich auf das beobachtbare Denken und Fühlen beschränken; **Seele** = beinhaltet eher auch das nicht Fassbare, das Widersprüchliche, die Welt der inneren Bilder[1]; beides wird oft gleichbedeutend verwendet, es gibt keine klare Trennung

1. TEIL

Wie Körper und Seele zusammenarbeiten

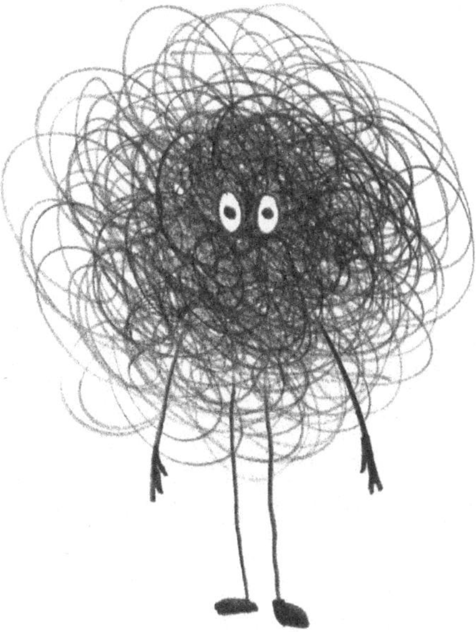

Die fabelhafte Welt der Psychosomatik

Was können wir tun, wenn Seele und Körper SOS senden? Das ist die große Frage, die mich als Arzt für Psychosomatische Medizin und Psychotherapie jeden Tag antreibt. Die Erzieherin, die sich wie betäubt fühlt, die Anwältin, die panische Angst vor Krebs hat, und der Maurer, der trotz zweifachen Herzinfarkts das Rauchen nicht aufgeben kann. Sie alle suchen, gemeinsam mit uns Ärzten und Psychotherapeuten, nach Lösungen.

Wir wollen uns in diesem Buch gemeinsam Antworten erarbeiten, wie Sie mit dem SOS umgehen können, das Ihre Seele oder Ihr Körper Ihnen womöglich sendet. Psychosomatik ist nicht die Einbahnstraße für psychische Einflüsse auf den Körper, für die sie oft gehalten wird. Sie ist auch kein Sammelbegriff für »hoffnungslose Fälle«. Psyche und Körper wirken bei *allen* Krankheiten – der einen mehr, der anderen weniger – zusammen. Deshalb kümmern wir uns im Fachgebiet Psychosomatik um all die Situationen, in denen es notwendig oder hilfreich erscheint, diese Zusammenarbeit zu betrachten oder auch zu verändern.

In meinem Sprechzimmer

Weshalb könnte die Erzieherin eine Betäubung so dringend brauchen? Welche tief vergrabenen Erfahrungen hat die Anwältin mit Krankheit und Verlust? Gibt es etwas, das den Maurer innerlich zur Selbstzerstörung antreibt? Und gäbe es für die drei Beispielpersonen Wege, sich aus ihrem Leidensdruck zu befreien?

Wenn Patienten zu mir in die psychosomatische Sprechstunde kommen, besteht wie überall in der Medizin die Grundlage meiner Überlegungen in einer organisch-körperlichen Abklärung und Diagnostik. Aber viele andere Aspekte im Leben eines Menschen lassen sich nicht mit der körperlichen Untersuchung, Labor, Röntgen, Ultraschall usw. erfassen. Diese persönliche Ebene des Menschen, das Kennenlernen seiner eigenen inneren Wirklichkeit, seiner Subjektivität, ist aber essenziell, um ein Konzept oder eine Wanderkarte zu bekommen, um herauszufinden, wie der Weg aus der Symptomfalle aussehen könnte.

Und an dieser Stelle passiert etwas Fabelhaftes (wobei alle medizinischen Fächer ihre fabelhaften Eigenheiten haben): Hier kombinieren wir die objektive, klassische Sichtweise unserer Medizin mit dem Blick in die spannungsgeladene, widersprüchliche Psyche unserer Patienten. Blicke in eine subjektive Welt der Gefühle, Vorstellungen und Erfahrungen, die sich nicht vermessen lässt und für die es kein Richtig oder Falsch gibt.

Wir als Psychosomatiker sind als Person selbst das Untersuchungs- und auch Therapiegerät, weil es bisher keine technischen Geräte gibt, die das können. Da die Erzieherin, die Taubheit empfindet, nicht weiß, warum sie betäubt ist, die Anwältin sich und ihre Angst gar nicht verstehen kann und der Maurer *eigentlich* gar nicht mehr rauchen will, brauchen wir Wissen und Erfahrungen, um den Ursachen aus der inneren Welt der Leidenden näherzukommen. Dieses Wissen und diese Erfahrungen teilen sich auf in konkret mit dem Patienten Erlebtes oder vom Patienten Erzähltes einerseits und Konzepte, Schablonen und Theorien andererseits, die dem Psychosomatiker helfen, diese Informationen einzusortieren.

Auf »Weltreise« mit Ihnen

Etwas über die Konzepte, Schablonen und Theorien der Psychosomatischen Medizin zu erfahren kann bei Ihnen den Aha-Effekt auslösen. Häufig ist das die erste Erleichterung, die auch meine

Patienten erleben, weil die Situation aus einer anderen Perspektive etwas mehr Sinn ergibt und auch wieder handhabbarer erscheint.

In diesem ersten Buchteil möchte ich mich deshalb mit Ihnen auf eine kleine Weltreise durch die Psychosomatik machen. Weltreisen haben die Eigenschaft, dass man nicht überall anhält. Das wollen wir auch nicht tun, aber ich möchte Ihnen meine Lieblingsplätze zeigen, die exemplarisch für das große Ganze stehen können, das aufgrund seiner Komplexität sowieso nicht zu erfassen ist.

Lassen Sie uns an den Anfang des menschlichen Lebens reisen, um zu schauen, wie Sie die oder der wurden, die bzw. der Sie sind (in Teil eins ab Seite 44). Machen wir dann einen Abstecher in die Welt der Gefühle (ab Seite 66), die genau zwischen dem Körpererleben und dem psychischen Erleben beheimatet und damit der Stoff sind, aus dem psychosomatische Beschwerden gewebt werden.

Wer psychischen Stress erlebt, bekommt laut einer Studie nach Kontakt mit Schnupfenviren deutlich häufiger eine Erkältung[2] als Menschen mit niedrigem Stresslevel. Wir werden ab Seite 83 der Frage nachgehen, ob und wie Psychosomatik funktioniert und welche Systeme Körper und Seele verbinden. Es wird gegen Ende unserer Reise darum gehen, was die Psyche krank macht (ab Seite 111).

Wir beginnen unser Abenteuer mit einer kleinen Zeitreise und machen uns auf die Spuren der modernen Psychosomatik und der ewigen, nicht nur medizinischen, sondern auch philosophischen Frage, wie das Verhältnis zwischen Körper und Psyche beschaffen ist.

Körper und Seele: Eine Liebesgeschichte

Der zweigeteilte Mensch

Denken Sie bitte kurz über etwas nach: Wann hatten Sie zuletzt ein körperliches Symptom, das Ihnen nicht erklärlich war? Stellen Sie sich dieses Symptom vor. Vielleicht war es ein Schwitzen, Zittern, Herzrasen, Schwindel oder ein Kopfschmerz, dessen Ursache ein Rätsel blieb. Bleiben Sie mit Ihrer Aufmerksamkeit eine Weile bei diesem Symptom und unterbrechen Sie kurz, bevor Sie weiterlesen.

Glauben Sie, dass dieses Symptom von Ihrer Psyche ausgelöst worden sein könnte? Oder würden Sie sagen, dass es so heftig war, dass Ihre Psyche dazu nicht in der Lage wäre?

Jetzt denken Sie bitte an Ihre letzte Grippe mit Schüttelfrost und Fieberträumen oder einen unangenehmen Zahnarztbesuch, vielleicht mit dem Ausgraben eines Zahnes, bei dem Ihre Kieferknochen richtig vibriert haben. Bleiben Sie wieder kurz bei dieser Erinnerung und versetzen Sie sich in diesen körperlich wirklich unangenehmen Zustand hinein.

Wie ging es Ihnen dabei psychisch?

Es ging Ihnen wahrscheinlich schlecht. Sie waren unwirsch und nörgelig. Aber wieso eigentlich? Ihre Psyche war doch gar nicht betroffen, es ging doch um Ihren Körper ...

Woher die Trennung von Körper und Geist kommt

Über die Verbindung zwischen Psyche und Körper und ihre Auswirkung auf unser Leben haben die Menschen in allen Epochen nachgedacht. Auch wir kommen jetzt in den Genuss, über ein paar grundsätzliche Fragen rund um Körper und Psyche zu philosophieren.

Als ich vor einiger Zeit als Stationsarzt in einer großen Krankenhausabteilung für Psychosomatik gearbeitet habe, war es oft ein richtiger Balanceakt, zu einer guten und vernünftigen Diagnose zu kommen. Ob der Patient mehr psychische oder körperliche Ursachen für seine Symptome hatte, war häufig nicht ohne Weiteres herauszubekommen, manchmal gar nicht. Was bringt es denn auch, von einem Patienten zu hören, seine Beschwerden könnten psychisch bedingt sein, wenn er selbst nicht daran glaubt? Die einzige Folge wäre, dass er sich falsch verstanden fühlt, sich abwendet und den nächsten Arzt aufsucht. Es ist einfach logisch, dass Patienten das Weite suchen, wenn sie annehmen müssen, ihnen soll etwas ans Zeug geflickt werden, das nichts mit ihnen zu tun hat.

Daneben gibt es Patienten, die glauben, psychisch krank zu sein, und alle möglichen Gründe für ihre Körperleiden in der Psyche finden – die sich aber nie gründlich körperlich haben untersuchen lassen. Nicht selten treiben Patienten, die eine körperliche Krankheit haben, wie zum Beispiel Bluthochdruck, eine Magenentzündung oder Diabetes, zusätzlich durch Stress und Hektik sowie bestimmte Verhaltensweisen den Blutdruck oder den Zucker weiter in die Höhe. Man erkennt die Betroffenen gut daran, dass sie während der Visite E-Mails schreiben oder »unbedingt kurz mal eben den Anruf annehmen« müssen. Sie haben häufig nicht gelernt, dass sie selbst auch wichtig sind und dass sie sich um sich selbst kümmern können.

Ob nun mehr die Psyche oder mehr der Körper für eine Krankheit die Schuld haben soll, führte in meiner Zeit als Stationsarzt zu ständigen Reibereien zwischen dem Pflegepersonal, den Patienten, den Stationspsychologen, den Kreativtherapeuten und uns Ärzten. Es war manchmal wie Tauziehen: Wer hat die besseren Beweise? Auch ich selbst schwankte innerlich; mal war ich offener für die seelischen Gründe, mal mehr für die körperlichen. Meine Freunde konnten ein Lied davon singen, wie ich manchmal der rationale Arzt war, mich strikt an objektiven Befunden wie Labor und Ultraschall orientierte – und manchmal die Zwischentöne mehr an mich heranließ. Dann hatte ich das Gefühl, dass mir die subjektive Geschichte der Patienten und ihre innere Welt aus Gefühlen am ehesten einen Weg zur Heilung aufzeigen würde.

Psyche und Körper sind in unseren Köpfen oft Gegensätze – und auch in unserem Gesundheitssystem.

Woran liegt das?

Historie

Die Geschichte von Körper und Psyche ist eine, die immer wieder neu erzählt wird. Es ist eine Liebesgeschichte von zweien, die sich suchen, aber nie wirklich gefunden haben, weil die Kluft zwischen ihnen über Jahrhunderte tief in unsere Köpfe eingebrannt wurde.

Exkurs: Das cartesianische Weltbild – wie Körper und Seele getrennt wurden

Der Philosoph René Descartes hat unser Denken über den Körper und die Seele geprägt – und prägt es bis heute. Er lebte von 1596 bis 1650 und beschäftigte sich angesichts des kirchlichen Machtverlustes und den dadurch ausgelösten Zweifeln an Gott, dem Gesetz und der Daseinsbegründung mit den Grundlagen seiner eigenen Existenz: Wenn kein Gott ihn auf die Welt gestellt hatte, wie konnte er überhaupt sicher sein zu existieren?

Weil er zu der Erkenntnis kam, dass die Sinne wie das Sehen oder Hören ihn täuschen konnten, und er keinen Beweis hatte, dass das, was er wahrnahm, auch objektiverweise real ist, richtete er den Blick nach innen. Dort, in seiner inneren Welt, waren seine Gedanken und seine Zweifel. Er beobachtete sich beim Zweifeln darüber, ob es denn wirklich irgendetwas Beweisbares auf dieser Welt gäbe. Dann der Gedankenblitz: diese Zweifel, diese Gedanken, dieses Suchen! Sie waren sicher. Die Existenz der Welt war nicht zu beweisen, aber es war für ihn zu beweisen, dass er zweifelnd über diese Welt nachdachte. Und so kam er auf die berühmte Erkenntnis: »Ich denke, also bin ich.«

Nun hatte das jedoch für seine Einschätzung des Körpers erhebliche Folgen. Dieser war nämlich aus seiner Sicht gar nicht nötig. Im Gegenteil: Dessen Existenz war gar nicht beweisbar. Wir existieren doch allein dadurch, dass wir denken! Der Körper gehörte für ihn, wie alles andere außerhalb des eigenen Bewusstseins auch, nicht wirklich zum »Ich« dazu. Den relevanten Teil des menschlichen Ichs nannte Descartes die »res cogitans«, die denkende Substanz. Den

Körper verwies er an den Katzentisch, indem er ihn zur »res extensa«, der ausgedehnten Substanz, zählte. Zu dieser ausgedehnten Substanz zählte auch der Rest der materiellen Welt wie Bäume, Tische oder Bücher und schlicht alles, was man anfassen kann. Körper und Gedanken wurden also zu zwei einander völlig fremden und substanziell verschiedenen Dingen erklärt. Das war der Startschuss für unser heutiges Denken.

Die Entweder-oder-Falle

Auch heute fragen noch nicht alle »Körperärzte« nach der Psyche und zu wenige »Psycho-Ärzte« nach dem Körper, wenn sich auf psychischer Ebene schon eine mögliche Erklärung offenbart. Das ist die Entweder-oder-Falle. Wir sind es immer noch gewohnt, in einer der beiden, fälschlicherweise als grundverschieden betrachteten Welten unterwegs zu sein.

Jetzt werden Sie sagen: »Na ja, das ist doch lange her, wir wissen das doch heute besser.« Ich würde widersprechen und kann belegen, dass sich unser tief verwurzeltes Denken auch in unserer Alltagssprache zeigt. Wir würden durchaus sagen: »Ich bin müde.« Aber wir sagen: »Mein Herz schlägt schnell.« Geistige Dinge tun wir aktiv, körperliche Dinge scheinen uns bloß zuzustoßen. Unsere Redewendungen funktionieren meist nach dem Muster »Ich und mein Körper«[3]. Demnach definieren wir uns als unser Bewusstsein, das *ist* unser Ich. Und wir *haben* einen Körper. Wir haben auch ein Gehirn, aber wir würden nie sagen, dass wir unser Gehirn *sind*.

Doch wir können dem Philosophen Descartes nicht die ganze Misere der Trennung von Körper und Seele anlasten. Die Verbreitung seiner Gedanken verdankt sich auch dem Umstand, dass die Medizin sich jahrhundertelang auf die naturwissenschaftliche Erkundung des Körpers konzentrierte, sprich auf die »res extensa« des Menschen. Die Seele wurde dabei einfach ausgeklammert. Diese Trennung führte schließlich zu beachtlichen Entdeckungen der Medizin, um nur ein Beispiel zu nennen: Der Pathologe Rudolf Virchow fand heraus, dass Störungen in den Körperzellen und mangelnde Hygiene Krankheiten beim Menschen auslösen können. Grandios!

Mit Eifer stürzten die Mediziner sich auf die naturwissenschaftlichen Ursachen, auf alles, was greif- und messbar war und brachten damit die Humanmedizin nach vorne. Die lästigen Seelen-Fragen überließen die Ärzte lieber den schöngeistigen Philosophen und den Priestern. Ich erinnere mich an den Beginn meines Studiums 2001: Leichen sezieren, Chemieexperimente und Physikkurs ließen wenig Raum, sich mit dem Dasein des Menschen als beseeltem Wesen zu befassen.

Eine ähnliche Situation wie zu Descartes' Zeiten haben wir also in der Medizin auch heute noch. Es gibt Fachärzte für alle einzelnen Organe und dann auch noch ein paar für die Seele. Ganz häufig habe ich Patienten in der psychosomatischen Sprechstunde, also der Körper-Seele-Sprechstunde, vor mir sitzen, die entweder denken, sie sollten mir nichts über ihren Körper sagen (dann denken sie eher, dass ich ein Psychologe bin) oder sie sollten mir nichts über ihre Seele verraten – schließlich bin ich ja Arzt.

Wir sehen unseren Körper oft noch als eine bewundernswerte Maschine, die ihren Dienst tut. Nebenher leben wir unser Leben und laufen uns selbst allenfalls mal nackt in der Dusche über den Weg ... oder in der Sauna.

Psychosomatik gibt es schon lange

Trotz dieser grundsätzlichen Trennung von Körper und Seele in der Geschichte gab es immer wieder Zweifel daran. Schon im Jahr 1818 äußerte der Arzt Christian August Heinroth, dass Krankheiten aus den sündhaften Leidenschaften der Menschen entstehen müssten. Nebenbei führte er den Begriff Psychosomatik ein; dieser Zweig wurde nach und nach zu einer Gegenbewegung der verbreiteten Trennung von körperlichem und seelischem Geschehen – blieb aber immer begrenzt.

Eine neue Zeitrechnung begann um das Jahr 1900 in Wien. Ein österreichischer Neurologe – Sie haben bereits von ihm gehört, es ist Sigmund Freud – hatte in Paris an der Salpêtrière beim bekannten Charcot Medizin studiert und gelernt, hysterische Patienten mittels Hypnose zu behandeln. Diese Patienten wiesen auffällige Bewegungsstörungen und Bewusstseinsveränderungen auf, ohne dass sich eine organische Ursache dafür vermuten oder finden ließ. Bei diesen nichtneurologischen Anfällen bildeten die Patienten einen Arc de cercle, einen stark nach hinten überstreckten Körper, was charakteristisch für sogenannte »hysterische Anfälle« wurde.

Exkurs:
Die Hysterie – damals und heute

Der Pariser Arzt Jean-Martin Charcot ging zum Ende des 19. Jahrhunderts davon aus, dass die Hysterie eine vererbbare Nervenkrankheit sei, die vornehmlich Frauen befalle. Die Krankheit, die mit charakterlichen Auffälligkeiten und einer Art neurologischer Symptomatik wie bei einem Krampfanfall einherging, wurde mit martialischen Methoden behandelt. Die Verheiratung der leidenden Patientinnen war dabei noch die harmloseste. Das Ziel sollte es sein, die Frauen durch die Herbeiführung von Orgasmen zu beruhigen, auch öffentlich im Hörsaal, unter anderem mit einer »Eierstockpresse«. Heute ist der Begriff Hysterie aus der Medizin verschwunden, aber in der Alltagssprache wird er weiterhin verwendet für extravagantes Auftreten und eine gestellt wirkende Selbstinszenierung, oft begleitet von sexuell anzüglichem Verhalten.

Nachdem der Wiener Arzt Sigmund Freud bei Charcot studiert hatte, entwickelte er ein Hysterie-Konzept, das deutlich schonender und menschlicher war. Die Ursache für die Hysterie sah Freud in sexuell getönten Kindheitsereignissen, die die Hysterikerin nicht erinnern könne und die erst wieder zutage treten müssten, damit das Symptom verschwinden könne. Die moderne Psychotherapie war geboren. Heute wird in der Psychosomatik von »histrionischen« (selbstinszenierenden, theatralischen) Charaktereigenschaften gesprochen, was eine übers Ziel hinausschießende, instabile Emotionalität mit Selbstbezogenheit und mangelnder Authentizität meint, welche durch die Einflüsse der frühen Bindungen entstanden sein sollen.

Der junge Wiener Arzt Sigmund Freud entwickelte nach seiner Rückkehr aus Paris ein eigenes Verfahren, mit hysterischen Körpersymptomen ohne organische Ursache fertigzuwerden. Dieses Verfahren nannte er später die Psychoanalyse, also die »Zergliederung« der Seele. Hierbei handelt es sich um eine Behandlungsform, bei der der Patient sich einer Redekur unterzieht und über alles spricht, was ihm in den Sinn kommt.

Während Freud mit seiner Patientin den Blick in ihr Inneres richtete und über ihr Leben und ihre Gedanken sprach, stellte er eine Beziehung zwischen ihren Symptomen und den Traumata ihrer Vergangenheit her. Diese Wendung nach innen war es, die eine ganz neue Sicht auf den Menschen und seine Seele ermöglichte[4].

Freuds Entdeckung des Unbewussten begründet unser heutiges Denken. Das Unbewusste ist all das, was wir wissen, an das wir uns aber nicht erinnern können oder wollen. So kann es sein, wie wir inzwischen aus der Psychoanalyse und Hirnforschung erfahren haben, dass dieses unbewusste Wissen dennoch Symptome auslöst oder ein bestimmtes Verhalten bedingt. Obwohl – oder gerade weil – der eigentliche Grund des eigenen Verhaltens gar nicht in das Bewusstsein dringt.

Die Erkenntnis, dass vieles eine Bedeutung hat, die beim ersten Blick nicht auf der Hand liegt, dass bestimmte Dinge uns tief berühren, auch wenn wir das gerade nicht bewusst fühlen, und dass wir von inneren, teils sich widerstrebenden Kräften motiviert werden, ist den bahnbrechenden Erkenntnissen der Psychoanalyse zu verdanken.

Immer mehr Ärzte, die eigentlich Internisten und praktische Ärzte waren, ergänzten ihre Methoden um Abwandlungen von Freuds Redekur, weil sie mit einer ausschließlichen Körpermedizin zunehmend an Grenzen stießen. Der Arzt Georg Groddeck zum Beispiel wurde um 1920 dafür bekannt, dass er chronisch körperlich Kranke mit Psychotherapie behandelte und das Kranksein darüber definierte, wie es der Betroffene selbst erlebte – und nicht nur nach von außen sichtbaren Befunden[5].

Von solchen Perspektiven können wir heute – rund 100 Jahre später – noch immer zehren, denn diese Herangehensweise an von Krankheit Betroffene ist zutiefst menschlich und der manchmal noch fehlende Teil der zeitgenössischen Medizin.

Das Zeitalter der Verschmelzung

Derzeit haben wir genau das richtige Zeitalter, um die Mauer, die in unseren Köpfen Psyche und Körper voneinander trennt, endlich einzureißen.

Ausgerechnet jetzt, da seit etwa 20 Jahren die biologische Erforschung des denkenden Gehirns möglich geworden ist, die jahrtausendelang so rätselhaft war.

Illusion

Legt man einen Menschen mit seinem Gehirn in ein funktionelles Magnetresonanztomografiegerät (fMRT), sieht man, dass jedem Fühlen und Denken elektronische und biochemische Reaktionen im Gehirn vorausgehen. Psyche und Körper sind also gar nicht getrennt, denn jeder innere Zustand hat ein materielles Korrelat im Gehirn. »Res cogitans« und »res extensa« sind also nur zwei Seiten derselben Medaille.

Körper und Seele sind eigentlich eins!

In unserem Körper, vor allem im Gehirn, werden ständig seelische Erfahrungen zu Biologie gemacht, und die Biologie wird wieder zu Verhalten und Kommunikation. Ein Gespräch mit einem Freund verändert Ihr Gehirn – mit neuen neuronalen Verknüpfungen und einer veränderten Chemie. Das Lesen dieses Buches und der Dialog zwischen uns verändern Ihren Körper, weil Sie auf das, was Sie lesen, auf vielfältige Weise reagieren. Diese Veränderungen lassen Sie in späteren Situationen anders reagieren als in der Vergangenheit, sowohl seelisch als auch körperlich!

Seit Kurzem erst ist begreifbar geworden, dass wir mit zwischenmenschlichen Beziehungen, Gesprächen und Kommunikation nicht nur unser Denken verändern, sondern auch die neuronalen Verschaltungen und den biologischen Aufbau unseres Gehirns. Eine erfreuliche Nachricht.

Halten wir fest: Körper und Psyche arbeiten eng zusammen, um uns das Leben zu vereinfachen. Wir sollten das Potenzial nur mehr ausschöpfen – persönlich und in der Medizin. Die weiterhin, auch in diesem Buch, bestehende Trennung ist heute nur noch aus Gründen der Verständlichkeit aufrechtzuerhalten.

Subjektivität

Descartes dachte, wenn die Seele etwas ganz anderes ist als der Körper, muss sie zur Geburt von Gott in den Menschen gegeben werden und ihn nach dem Tod wieder verlassen, in Richtung Himmel. So kam es zu der Tradition, dass nach dem Tod die eine Hälfte über die Wolken und die andere unter die Erde kommt. Diese abendländische Vorstellung der unsterblichen Seele ist sicher tröstlicher als die Erklärung, die Seele als bloßen und dadurch auch sterblichen Teil des Körpers zu sehen. Ein Mensch, der lebt, bleibt trotz aller wissenschaftlicher Zerlegbarkeit auf eine Art auch überirdisch und einfach zum Staunen. Und der Gesundheit tut es ebenfalls gut, wenn man an höhere Kräfte glaubt, die einen übersteigen[6]. Wenn man es nicht übertreibt und fanatisch wird, jedenfalls. Somit ist auch die Frage nach der Spiritualität und Religion einerseits und nach der Hirnforschung andererseits in der Zukunft keine Entweder-oder-Frage, sondern die Körper-Seele-Frage bleibt eine Liebesgeschichte mit vielen Facetten.

Dazu gehört auch die Frage, warum wir die Welt so empfinden, wie wir es tun. Das kann kein Hirnforscher erklären. Die Subjektivität, also die »Meinigkeit« der eigenen Gefühle und Empfindungen, kann nicht wissenschaftlich genau und objektiv erfasst werden. Ich kann versuchen, Ihnen mit Worten zu beschreiben, wie sich meine Schmerzen anfühlen. Sie werden durch Ihre Fähigkeit zur Empathie ein wenig davon nachfühlen können, wenn auch abgeschwächt. Aber wie es für mich wirklich ist, werden Sie nie wissen. Das macht eine umfassende, wirklich den ganzen Menschen in den Blick nehmende Medizin so schwierig.

Dreierlei

Der Mensch als Maschine, die nahezu perfekt funktioniert und immer weiter verbessert oder sogar repariert werden kann, ist ein Modell vergangener Zeiten. Das biopsychosoziale Modell hat den »Maschinenmenschen« abgelöst. Dieses Modell regt an, Individuen nicht entweder nur als Organsystem, nur als Seele oder nur als Teil ihrer sozialen Umwelt zu betrachten. Es fordert dringend auf, die biologische Perspektive des Menschen, die psychische Dimension und auch die sozialen Beziehungen gleichermaßen zu berücksichtigen. Und zwar nicht nacheinander, sondern gleichzeitig. Wie drei Ebenen, die wie drei Bierdeckel direkt übereinanderliegen.

Exkurs: Das biopsychosoziale Modell

Der Philosoph Spinoza brachte schon vor über 300 Jahren das Stichwort »Leib-Seele-Identität«[7] ins Spiel, das besagt, wir seien nicht eine Seele, die einen Körper hat, sondern wir seien beides – dieses eine mache uns aus. Es gibt nach diesem Modell keine körperlichen *oder* psychischen Krankheiten, sondern ein Mensch ist ständig damit beschäftigt, ein gesundes Gleichgewicht wiederher-

zustellen. Dieses ganzheitliche Denken, das die Leib-Seele-Trennung überwinden möchte, wurde erst vor Kurzem in unser modernes, biopsychosoziales Modell integriert[8]. Es wird sich nicht durchsetzen, solange wir weiter reduziert an einzelne Krankheitsursachen glauben, statt an ein aus dem Gleichgewicht geratenes Netzwerk.
Tatsächlich kam in meiner Sprechstunde auch noch nie nur ein Körper oder nur eine Seele vorbei. Es kam auch nie ein Patient vorbei, der rein körperlich oder rein seelisch erkrankt war – das gibt es nicht. Beide Systeme reagieren, wenn ein Mensch krank wird.
Das biopsychosoziale Modell setzt sich nicht nur aus schöngeistigen Gedanken zusammen, sondern es hat eine wichtige Konsequenz für die Medizin: Diagnostik soll gleichzeitig stattfinden, parallel, ganz egal, ob es sich um die Untersuchung einer seelischen oder körperlichen Ursache handelt. Das ist wichtig, denn lange dachte man, erst gehört der Körper vernünftig untersucht. Und wenn der gesund ist, dann *müsse* man eben psychisch nachschauen, denn »dann ist das wohl psychosomatisch«. Diese Trennung wird jedoch den starken Wechselwirkungen bei Erkrankungen aller Art nicht gerecht. Auch die Therapie soll möglichst sowohl auf die Seele als auch auf den Körper und das soziale Leben Einfluss nehmen.

Wir sind eins

Mir ist wichtig, Ihnen das hier gesagt zu haben. Wir brauchen Ärzte, die nach dem biopsychosozialen Modell arbeiten. Aber: Wir brauchen auch Patienten, die verstehen, warum das gut für sie ist.

Viele haben aufgrund der leider immer noch bestehenden Stigmatisierung psychischer Aspekte von Krankheit einfach keine Lust auf eine ganzheitliche Herangehensweise. Merken wir uns, dass die Wörter »Körper« und »Psyche« in diesem Buch nur aus Verständnisgründen verwendet werden – um klarzumachen, welcher Teil dieser veralteten Zweiteilung gerade gemeint ist. In Wirklichkeit sind ihre Grenzen fließend. Wie bei Verliebten. Freud schreibt 1930 in seinem Buch »Das Unbehagen in der Kultur«, dass auf der Höhe der Verliebtheit die Grenze zu verschwimmen droht: »Allen Zeugnissen der Sinne entgegen behauptet der Verliebte, dass Ich und Du eines seien, und ist bereit, sich als ob es so wäre, zu benehmen.«[9] Genauso tun es Körper und Seele.

Raus aus der Psychosomatik-Falle Nr. 01: Dem Körper zuhören lernen

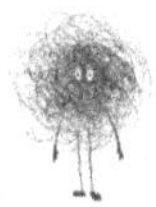

Wir alle sind per Skype mit der ganzen Welt verbunden. Aber wann haben wir zuletzt mit unserem Körper kommuniziert? Er sendet uns ständig seine Botschaften. Ich möchte Ihnen ein paar Hinweise dazu geben, wie Sie mehr davon mitbekommen könnten.

- Körperliche Signale sind von Mensch zu Mensch einzigartig. Ob Sie schwitzen, Herzrasen bekommen oder unter Erschöpfung leiden, wenn Sie ein belastendes Gespräch vor sich haben, können nur Sie herausfinden. Achten Sie doch einmal darauf, welche Signale in welchen Situationen Ihr Körper sendet.
- Die nächste Frage ist, welche Signale Ihr Körper Ihnen sendet, wenn Sie in einer Herausforderung oder sogar in einer Überforderung sind. Herzrasen? Schwindel? Schlaflosigkeit? Mattigkeit? Magenprobleme? Versuchen Sie bitte, diese Symptome (nachdem Ihr Arzt sie abgeklärt hat) als Hinweise zu verstehen.
- Wenn Sie ein bis zwei häufige Signale kennen, fragen Sie sich einmal, was Sie bisher mit dieser Information gemacht haben.

Ich vermute, Sie haben – wie viele andere auch – Betäubungsstrategien, die Ihnen dabei helfen, wegzuhören und die Körperbotschaft und die dahinterliegende Ursache zu ignorieren. Süßigkeiten und Kaffee für mehr Konzentration? Wein gegen Anspannung? Oder Social Media, um echten Lebenskonflikten auszuweichen?

– Das alles hilft eine Weile, doch auf Dauer werden die Warnungen des Körpers lauter. Fragen Sie sich also, was Sie tun, um sich in ungünstigen Situationen besser zu fühlen; decken Sie Ihre Betäubungsstrategie auf. Geben Sie ihr einen Namen. Meine heißt »Info-Overkill«, mit der ich Unmengen Sachinformationen zu einem Thema in mich schütte, das mich beschäftigt.
– Wie lange ist Ihre Strategie wirksam? Meine meist nur einen Tag.

Je mehr Sie über Ihre Körperbetäubungsstrategie herausfinden, desto besser wird es Ihnen gelingen, auf die Signale Ihres Körpers zu hören und wichtige Botschaften über Ihren inneren Zustand zu entschlüsseln.[10]

Um uns weiter den Geheimnissen der Psychosomatik zu nähern, wollen wir uns ansehen, wie ein Mensch zu dem wird, der er ist. Wie reagiert er auf welche Herausforderungen? Was macht ihm Angst? Was löst Stress aus?

Die Anatomie der Psychosomatik liegt nicht in den Organstrukturen unseres Körpers, sondern in einem unsichtbaren Netzwerk aus Erinnerungen, das vor allem in Schlüsselsituationen unserer körperlich-seelischen Entwicklung entsteht.

Die Anatomie der Psychosomatik: Warum wir sind, wer wir sind

Wir haben bereits gesehen, dass sich unsere spitzentechnologische Medizin prima entwickelt hat für Situationen, in denen wir akut körperlich krank sind, wie bei einem Herzinfarkt. Und je besser die Technik wurde, desto mehr haben wir angenommen, dass die Sprache und der persönliche Kontakt wohl nicht so wichtig sind und im Vergleich gar nicht so wirkstark sein können wie präzise mikrochirurgische Eingriffe. Bei akuten Krankheiten wie der Blinddarmentzündung oder dem Herzinfarkt stimmt das auch. Deshalb haben wir die »zweite Anatomie«, wie ich sie nennen möchte, lange vernachlässigt: die Anatomie der Psychosomatik, also den Aufbau unserer Seele und ihrer Verknüpfungen mit dem Körperlichen. Doch jetzt steigen die Diagnosen psychosomatischer Erkrankungen rasant an.

In den letzten Jahren wurde immer deutlicher, wie zentral der Zustand unseres Stressverarbeitungssystems für die Entwicklung von Erkrankungen ist. Deshalb ist so bedeutsam, wie Stress ausgelöst wird – und wie wir ihn beeinflussen können. Deutlich wurde, dass das Erleben von Beziehungen und der damit verbundenen Gefühle für ein Kind während seiner frühen Entwicklung ausschlaggebend ist und die Biologie des Gehirns und anderer Organe intensiv prägt. Der Standpunkt führender Neurobiologen lautet: Nicht nur die Gene, sondern auch das vorgeburtliche Erleben im Mutterleib, die erste Bindung zu den Eltern und die Art und Weise der Verarbeitung von Stress machen den Unterschied, ob jemand krank wird.[11]

Babystress

Weil die Neurobiologen als Gehirnspezialisten immer wieder betonen, wie relevant die Zeit im Mutterleib sei, betrachten wir kurz, was passiert:

Das Denken, Fühlen und Erleben ist neurobiologischen Erkenntnissen zufolge mit konkreten Neuronenaktivitäten im Gehirn verbunden. Und: Die Entwicklung der Persönlichkeit und des Charakters, wofür das limbische System im Inneren des Gehirns eine große Rolle spielt, wird sehr davon geprägt, was die ersten Erlebnisse sind, die das Gehirn zu verarbeiten hat. Die Gehirnentwicklung beginnt im Mutterleib. Das fetale Gehirn hat über die Plazenta und die Nabelschnur beispielsweise schon eine Menge Stress zu verarbeiten, die als Stresshormone von der Mutter an den Fetus weitergeleitet werden.

Die Gene wiederum liefern das Rohmaterial. Es gibt kein Gen, das für einen bestimmten Charakterzug oder eine Angststörung oder Depression einen Code bereithält. Vielmehr steht das Stressverarbeitungssystem des ungeborenen Kindes im Vordergrund, wenn man zu erklären versucht, weshalb ein Erwachsener empfindlich oder stabil auf Stress, Belastungen oder negative Emotionen reagiert.

Eine schwangere Frau, die während der Schwangerschaft von Kolleginnen ausgeschlossen oder sogar gemobbt wird, eine Trennung zu verkraften hat oder wegen Geldmangel um ihre Wohnung bangen muss, wird das Stresshormon Cortisol verstärkt ausschütten, womit sich dann auch das kindliche Gehirn auseinanderzusetzen hat. Der Botenstoff Cortisol wird in der Nebenniere gebildet und sorgt im Körper für Bereitstellung von mehr Energie, wenn körperliche und seelische Belastungen steigen. Sind wir ständig überfordert (»gestresst«), kommt es dauerhaft zu erhöhten Cortisol-Blutspiegeln und einer Überstimulation verschiedener Systeme im Körper. Das geht mit negativen Folgen für das Gehirn, das Immunsystem und das Herz-Kreislauf-System einher. Übersteigt die Menge an Stress die Verarbeitungsmöglichkeiten des Embryos bereits, wird er im späteren Leben leichter mit Stressreaktionen des Organismus zu rechnen haben, als wenn die werdende Mutter dem ungeborenen Kind gesunde Bedingungen hätte anbieten können.

Kindheitserlebnisse

Die frühe Kindheit sehen wir – wie inzwischen auch die vorgeburtliche Phase im Mutterleib – als eine für die spätere Gesundheit und Zufriedenheit sehr prägende Phase an. Wie wir erst das Herz verstehen müssen, um uns wirklich mit der Herzgesundheit befassen zu können, kommen wir um die Beschäftigung mit der Kindheit nicht herum, wenn wir die Psychosomatik verstehen wollen.

Die Psychosomatik, die Zusammenarbeit von Psyche und Körper, ist aus den Erlebnissen der Kindheit gebaut.
Aber: Nach der Kindheit ist die Entwicklung nicht abgeschlossen und fixiert, wie man früher annahm.

Wer eine Landkarte erstellt und herausfindet, durch welche inneren Bilder und Eindrücke womöglich das heutige Empfinden geprägt ist, hat die Möglichkeit, durch Veränderung der Sichtweise oder mithilfe von Beziehungen, die man an den entscheidenden Punkten anders führt, Heilung zu erlangen. Das Gehirn kann sich sehr intensiv verändern, bis ins hohe Alter hinein, der Neuroplastizität sei Dank. Neuroplastizität bedeutet, dass das Gehirn nicht fest ist wie ein Stein, sondern eher wie Knetgummi: Es lässt sich gezielt umformen, wenn jemand herausfindet, was er braucht, und neue Erfahrungen sucht.

Schauen wir uns also an, welche prägenden Phasen ein Mensch in seiner frühen und späteren Entwicklung durchläuft und welche Auswirkungen ungestillte Bedürfnisse oder ein Misslingen verschiedener Herausforderungen haben können. Ich habe in diesem Kapitel etwas gemacht, was wir Psychosomatiker auch im praktischen Alltag tun: Ich habe verschiedene Theorien und Denkmodelle zusammengewürfelt. Je nach klinischer Situation muss ohnehin individuell das herangezogen werden, was im konkreten Fall hilfreich und zugänglich erscheint. Sie finden im Folgenden vornehmlich Gedanken aus der Neurobiologie, den Bindungstheorien sowie aus der Theorie der psychosexuellen Entwicklungsphasen.

Unter null: Als Fetus in einer Blase

Sicherheitszone

Wir haben keine bewusste Erinnerung an unsere Zeit im Mutterleib und können sie auch niemals »hervorkramen«, aber wir verfügen in dieser Zeit über eine Form des Gedächtnisses, die vor allem in Gewöhnung besteht. Wiederkehrende Reize konnten so von uns als normal und somit als sicher gespeichert werden: die Stimme der Mutter, bekannte Rhythmen, Herztöne und andere Organgeräusche, wie die Pupse der Mutter oder auch das Getätschel des Vaters an der Bauchwand.

Kompetenzen

Bereits im Bauch können Embryos die Stimme ihrer Eltern von anderen Stimmen unterscheiden[12], sich auf den Herzschlag der Mutter einstimmen[13] und sich zum Beispiel vorgelesene Geschichten merken, die sie nach der Geburt wiederzuerkennen scheinen. Untersucht wurde dies, indem die Frequenz des Daumenlutschens bei unterschiedlichen Gedichten gemessen wurde. Bei den bekannten Gedichten fühlten die Kinder sich wohler und nuckelten mehr am Daumen[14]. Die Babys erkennen auch nach der Geburt ihre *Mutter*sprache und fühlen sich behaglicher, wenn sie diese hören[15]. Über das Fruchtwasser merken die Kleinen sich den Geruch der Mutter und erkennen ihn nach der Geburt immer wieder.

Angst und Stress hingegen stecken den Fetus durch die Stresshormone Adrenalin und Cortisol an, auch verengen sich dadurch die Blutgefäße und es steht weniger Sauerstoff zur Verfügung. Stress in der Schwangerschaft steigert nachweislich das Auftreten einer späteren Depression[16].

Schon mit acht Wochen und einer Größe von 2,5 cm nimmt der Fetus Reize wahr. Die Seele entwickelt sich ab diesem Zeitpunkt mit großen Schritten. Sie kommt nicht erst bei der Geburt in den »fertigen« Körper, sondern wächst über die Monate mit. Dies wird durch das Wechselspiel aus biologischen Schritten wie Synapsen- und Neuronaufbau einerseits und Beziehung zu den Mitmenschen andererseits ausgelöst. Und das einfach so, »aus dem Bauch heraus«!

Gehirnjustierung

Zum Verständnis der Psychosomatik sehr bedeutsam sind Untersuchungen, die zeigen, dass Stress während der Schwangerschaft die Bedingungen für das ganze Leben des Kindes formt. Gut untersucht ist die Wirkung von Stress und vor allem des Stresshormons Cortisol auf den Embryo. Etwa zehn Prozent des mütterlichen Cortisols passieren die Plazenta (den Mutterkuchen) und gelangen über die Nabelschnur zum Kind. Ist die Mutter sehr lange im Stress, justieren sich die Hirnregionen Hippocampus und Hypothalamus des Embryos auf diesen »Normalzustand«, während dann später vorschnell der Stresszustand aktiviert wird, um beste Leistungen zu bringen, anstatt ruhig und entspannt Aufgaben anzugehen oder bei Konflikten relaxed zu bleiben.[17]

Ein Embryo ist ein durch und durch psychosomatisches Wesen und unterscheidet gar nicht zwischen biologischen und psychischen Stressoren: Beim Blutzucker gilt das Gleiche wie beim Stress. Auf einen erhöhten Blutzuckerspiegel stellt sich das ungeborene Kind genauso ein und macht zur Norm, was die Mutter ihm – als hormonelle Information weitergeleitet – vormacht. Insulin und Leptin helfen eigentlich, Nahrung zu verarbeiten und dem Organismus und der Psyche Sättigung anzuzeigen – doch durch die Prägung in der Schwangerschaft kann das Gehirn gegenüber diesen Botenstoffen abstumpfen. Die Kinder brauchen dann mehr Kalorien, um sich satt zu fühlen.

Dieses Wissen ist deshalb hilfreich, weil wir uns nicht noch mehr heruntermachen müssen, wenn wieder einmal eine Diät scheitert. Die Illusion, dass wir alles selbst in der Hand haben und nur umdenken und etwas bloß unbedingt wollen müssten, wird durch diese Erkenntnisse widerlegt.

Selbstakzeptanz

Dennoch haben wir ausdrücklich die Möglichkeit, viel zu verändern und langfristig neue Verhaltensweisen durch Wiederholungen zu verfestigen. Dazu ist es nötig, dass wir uns zunächst *so* annehmen und lieben lernen, wie wir sind. Aber was uns oft aus der Werbung oder den Erfolgsratgebern suggeriert wird, nämlich »Du musst es ganz stark wollen und dir den gewünschten Zustand innerlich vorstellen«, reicht meist nicht. Erst einmal gilt es zu erkennen, wie wir wirklich sind, und dies mit allen Konsequenzen zu akzeptieren. Dazu später mehr, im dritten Teil »DIY – Ihre psychosomatische Gesundheit fördern« ab Seite 231.

In der Lebensphase im Mutterleib kann für viele körperliche und psychische Krankheiten der Grundstein gelegt werden, wobei sich hier psychische und körperliche Einflüsse durch den Lebenswandel der Mutter tatsächlich nicht unterscheiden lassen – aus psychischen Belastungen wird Körperchemie, und aus Chemie werden beim Säugling Gehirnveränderungen und Empfindungen.

Die Zukunft liegt ganz sicher in der Prävention durch mehr psychosomatisches Wissen in der Bevölkerung und in der Aufklärung werdender Familien, insbesondere wenn sie unter psychischen Krankheiten oder Missbrauch, Überlastung und anderen Nöten leiden.

Nicht selten sehe ich in der Sprechstunde und auch in Psychotherapien schwangere Frauen, die ihre belastenden Einflüsse reduzieren möchten. Hier liegt ein riesiges Potenzial der Psychotherapie: durch positive Bindungserfahrungen und Verhaltensänderungen Krankheiten einer späteren Generation verhindern zu helfen.

Raus aus der Psychosomatik-Falle Nr. 02: Körperliche Berührung und tiefe Blicke

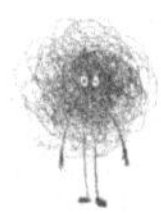

Um ein gesundes Empfinden für sich im eigenen Körper zu entwickeln, ist Berührung im Rahmen von Beziehungen gerade in den ersten Lebensjahren sehr wichtig. Durch Berührungen der Eltern entwickeln Kinder ein gesundes Bild von ihrem Körper. Je mehr die Eltern die Kinder an verschiedenen Körperstellen berührten, desto genauer können sie als größere Kinder und Jugendliche ihre Körpergefühle verstehen – auf Grundlage eines stimmigen Konzepts ihres Körpers. Aber: Die Berührungen der Mütter dürfen auch nicht zu lange dauern, denn dann schlägt der Effekt um[18].

Das Gleiche gilt auch für Erwachsene. Wir berühren uns alle viel zu wenig, vor allem in Partnerschaften. Sich zu streicheln führt zur Ausschüttung des Bindungshormons Oxytocin, das das Vertrauen in andere Menschen stärkt und einen offener, entspannter und selbstbewusster macht[19]. Es senkt das innere Stresslevel und vermindert das Stresshormon Cortisol[20]. Emotionale Verhärtungen können durch Massagen oder Kuscheln gelöst werden, Gefühle kommen in Bewegung[21]. Auch gegenseitige lange Blicke in die Augen wirken bindungsfördernd und beruhigend.

Here I am: Das erste Lebensjahr

Bindung

Bindung, Bindung und nochmals Bindung ist das Lebensmotto nach der Geburt, und somit hat die oder der Kleine neben der Nahrungsaufnahme kaum etwas anderes zu tun, als Beziehungen herzustellen und mit den ihn oder sie umgebenden Menschen »Small Talk« zu halten. In den letzten 30 bis 40 Jahren hat die Säuglingsforschung herausbekommen, dass Säuglinge cleverer sind, als lange bekannt war. Babys wollen viel mehr, als satt, sauber und trocken gehalten zu werden – sie sind von Geburt an beziehungsfähig und kompetent[22].

Lust und Unlust

Bis in die 1980er-Jahre hinein dachte man – das war ein Erbe Freuds –, der Säugling empfinde entweder nur Lust (»Das will ich«) oder Unlust (»Das will ich nicht«). Er wolle bei sprudelnder

Muttermilch an seiner lebenslang gepachteten Mutterbrust hängen, wobei er alles andere als eine Zumutung sähe, die Unlust erzeuge und tunlichst zu vermeiden sei. Tatsächlich erlebt der Säugling die Welt aber bereits kurz nach der Geburt sehr feinsinnig, verfügt über die sieben Grundemotionen Interesse, Überraschung, Ekel, Freude, Ärger, Traurigkeit und Furcht, für die er jeweils typische Gesichtsausdrücke im Repertoire hat[23].

Allmachtsgefühle

Zusätzlich haben die kleinen Menschen alle Werkzeuge, um feinste Unterhaltungen zu führen: Laute und Gesten, die ihre Umwelt gut erreichen können – und mit denen sie ihren Eltern unmissverständlich deutlich machen, wenn sie etwas zu meckern haben. Was das Kind konkret meint, wenn es schreit – aus Müdigkeit, Hunger oder Langeweile, Schwitzen oder Angst –, obliegt teilweise der Intuition der Eltern. Diese versuchen dann instinkthaft, dem Baby in Babysprache widerzuspiegeln, was wohl gerade los sein könnte. So lernt sich – wenn die Interpretationen der Eltern die meiste Zeit passen – das Baby immer besser kennen und verinnerlicht später ein (möglichst) passendes Selbstbild von sich und seinen Bedürfnissen.

Der Säugling erlebt, auch über das erste Lebensjahr hinaus, seine Fähigkeit, die Eltern hin und her zu schicken, ihnen den Schlaf zu rauben und den Chef zu spielen, als eine große Macht. Macht, die Dinge in der Hand zu haben! Das kann man den »primären Narzissmus« oder Allmachtsgefühle nennen[24]. (Die stolzen Eltern unter Ihnen wissen sicher sehr genau, was ich meine.) Früher war es eine verbreitete pädagogische Überzeugung, dass genau das unterbunden werden müsse, weil uns ein Baby »ja wohl nicht auf der Nase herumtanzen darf«. In den ersten Lebensjahren ist das jedoch absolut gesundheits*förderlich* (für das Baby jedenfalls).

Die innere Überzeugung, den Gang der Dinge beeinflussen zu können, ist für das Kind und den späteren Erwachsenen Gold wert. Das führt zu einem gesunden Selbstbewusstsein und vor allem zu Selbstwirksamkeit: der Überzeugung, die Umgebung verändern zu können – eine bessere Burn-out-Vorsorge kann es nicht geben.

Kleine Kinder lernen im »Spiegelbild« ihrer Eltern zudem, mit Angst und anderen zunächst einmal überflutenden Gefühlen umzugehen. Das ist nicht vorverdrahtet. Die Bedeutung innerer mentaler Zustände erlernt der Säugling erst, wenn er sie als Reaktion seiner Betreuungspersonen wahrnimmt, wenn er seine Angst oder seinen Schmerz, aber auch seine Freude in ihren Gesichtern oder anhand ihrer Reaktionen zurückgespiegelt bekommt.

Und das Kind erfährt noch viel mehr: Mama spiegelt nicht nur wider, wie es ihm oder ihr, dem Baby, geht, sondern stößt wohlklingende Laute aus, hält die oder den Kleinen fest und seine oder ihre negativen Gefühle aus. So wird aus einem Gefühlschaos mit einem unverständlichen Körpergefühl und Verhalten irgendwann ein verstehbarer emotionaler Zustand, der idealerweise später zu einem stabilen Selbstgefühl führt.

Wenn diese Phase misslingt

Scheitern die Bindungsversuche des Kindes im ersten Lebensjahr, weil Eltern zum Beispiel wegen Süchten, Stress oder eigener Krisen wenig auf das Kind eingehen, und ist diese wichtige Bindung brüchig, kann dies ein Risikofaktor für spätere Krankheiten sein. Es können sich Persönlichkeitsstörungen mit emotionaler Instabilität oder auch eine narzisstische Persönlichkeitsstörung entwickeln, auf deren Grundlage viele psychosomatische Symptome fußen.

Die zu überwindenden Ängste des Säuglings sind die Angst vor Vernichtung durch die Umwelt und die Angst vor der Selbstauflösung. Hat das Baby nicht ausreichend Urvertrauen erfahren dürfen, bleibt ein Misstrauen der ganzen Welt gegenüber bestehen. Genauso wie der Drang, auch einmal selbst die Situation zu lenken, selber als mächtig und wertvoll anerkannt zu werden. Später kann eine Psychotherapie helfen, besser mit diesen psychischen Ausprägungen leben zu lernen. Durch eine längere, korrigierende Bindungserfahrung kann die Welt umgedeutet und als ein sicherer und tröstlicher Ort erlebt werden.

Krabbeln und Anlecken: Das erste bis zweite Lebensjahr

Trennung

Noch während des ersten Lebensjahres beginnt der Säugling zu realisieren, dass er ein eigenständiges Wesen ist, das mit der Mutter und ihrer Brust zwar in einer engen Beziehung steht, aber sich auch abwenden kann. Wenn er krabbeln lernt, wird die Getrenntheit realisierbar; er zieht zwar noch nicht in die eigene Wohnung und surft im Netz, aber er kann sich selbstständig einige Meter entfernen, und feiert das auch – er kann sich (wenn die Bindung stimmt) schließlich sicher sein, dass er zurückgeholt wird.

Einverleiben

In dieser Phase beginnt noch etwas Neues: Der Kleine sabbert alles an und versucht, sich Interessantes einzuverleiben. Freud hat diese Phase, die etwa bis zum Ende des zweiten Lebensjahres dauert, die »orale Phase« genannt. In dieser Theorie steht der Mund nicht nur für »Essen wollen«, sondern dafür, etwas haben und sich einverleiben zu wollen. Der Mund als erogene Zone wird ja auch bei uns Erwachsenen gern zum Küssen und zu anderen erotischen Spielchen eingesetzt.

Durch die zeitliche Nähe zum Erleben von Allmacht, dem primären Narzissmus, hat der Mund zudem mit Wünschen nach Fürsorge und (auch emotionaler) Fütterung zu tun. Über den Mund fließt die Muttermilch und wird später der erste Brei angenommen – oder auch nicht. Somit hat sich der Mund als früher Regulator von Beziehungen in unserer Psyche verankert.

Wenn diese Phase misslingt

Misslingt diese Phase, kann das später eine Mitursache einer Magersucht (Anorexie) werden, bei der Nahrung verweigert wird, oder für eine Ess- und Brechsucht (Bulimie), bei der immer wieder abwechselnd eine Vereinigung mit und ein Loslassen von der Nahrung besteht. Ganz häufig sehen wir in der Psychosomatischen Medizin auch Patienten mit einer Fettleibigkeit (Adipositas), bei der durch die orale Zufuhr von Nahrungsmitteln, oft in Form von Essanfällen, ein Mangel an Selbstberuhigungsfähigkeit und Selbstwertgefühl ausgeglichen wird.

Ein Misslingen dieser Phase kann zudem eine scheinbar anspruchslose Haltung der Betroffenen fördern, hinter der sich aber schmerzhafte Entbehrungen und unerfüllte Bedürfnisse verbergen, was häufig bei depressiven Erkrankungen festzustellen ist.

Ich gehör nur mir: Das zweite bis vierte Lebensjahr

Kontrolle

In dieser Zeit geht es um die Loslösung aus der Abhängigkeit von der Mutter oder auch von beiden Eltern. Die Kinder entwickeln ein Ich, das einigermaßen stabil ist, und erleben sich klarer abgegrenzt von den anderen. Diese Phase der psychischen Entwicklung wurde früher durch die neue Kontrolle über die Darmfunktionen charakterisiert und demzufolge als »anale Phase« betitelt. Der Hintergrund ist, dass die Kinder die Windeln los- und damit ein Stück selbstständiger werden. Es kann einen richtigen Genuss bedeuten, Kontrolle über den eigenen Körper zu gewinnen, den Schließmuskel zu beherrschen und zu entscheiden, wann man loslässt und ein großes Geschäft macht.

Die Kinder geraten nun in ein Spannungsfeld aus Kompetenzen und Selbstständigkeit einerseits und der Notwendigkeit andererseits, sich den Vorstellungen der Erwachsenen beugen zu müssen. Daraus resultiert oft ein ganz schönes Theater, was wir »Trotzphase« nennen. Das wird diesem wichtigen innerseelischen Entwicklungsschritt aber eigentlich nicht gerecht. Das Wort Trotz höre ich von Eltern eher negativ konnotiert, als etwas Unerwünschtes. Bei Kindern gehört diese stürmische Phase starker Rebellion jedoch zu einer gesunden Entwicklung, und sie sollten unbedingt positive Erfahrungen damit machen – wir Erwachsene müssen diese Zeit einfach durchhalten.

Autonomie

Für die psychische Entwicklung – das bestätigen auch Kinderärzte[25] – ist die Machterprobung ein wichtiger Punkt, damit Kinder autonom werden können. Das Kind erprobt, zornig und wütend zu sein, nicht zu kooperieren, und verlangt die Erfahrung zu machen, dadurch dennoch die Liebe der Mutter nicht zu verlieren. In der oralen Phase geht es noch um das Versorgt- und Behütetwerden – hier steht das Hinausgehen in die Welt nach eigenen Kräften und Impulsen im Mittelpunkt, ohne dafür von den Eltern abgewiesen zu werden.

Wenn diese Phase misslingt

Wenn Eltern ein wütendes Kind nicht aushalten, spürt das Kind dies. Die Entwicklung wird erschwert, und die Gefahr besteht, dass das Kind keine Sicherheit erlernt, seinem Willen nachzugehen. Im späteren Leben stehen diesen Menschen oft Hadern und Zaudern im Weg, um Entscheidungen zu treffen. Auseinandersetzungen werden häufig mehr hintenherum ausgetragen, da keine Sicherheit in etwas direktere Auseinandersetzungen besteht. Der psychische Hintergrund ist eine Verlustangst der Person gegenüber, mit der es sich auseinanderzusetzen gilt.

Manche Betroffenen gehen auch in die Rolle, statt – wie früher – über ihre eigenen Bedürfnisse hinwegzugehen, sich gegenteilig zu geben, also macht*voll* statt unterwürfig.

An Symptomen können zum Beispiel Zwänge, Grübeleien und hypochondrische Störungen (Angst vor Krankheiten) entstehen. Wie auch bei ungelösten Konflikten der anderen Entwicklungsphasen können damit nervöse Körperbeschwerden einhergehen.

Vorbild dringend gesucht: Das vierte bis siebte Lebensjahr

Kein anderer psychoanalytischer Begriff hat sich einen so humorvollen Platz in den Köpfen der Menschen erobert wie der »Ödipuskomplex«. (Die nicht ganz Jungen unter Ihnen werden den Film »Ödipussi« von Loriot kennen, über das Leben in glücklicher Abhängigkeit von der Mutter.) Die Begriffe »Verdrängung«, »Freud'scher Versprecher« und »neurotisch« aus der Psychoanalyse sind zwar weithin bekannt, aber nicht ganz so prägnant und auch mit weniger unterhaltsamem Hintergrund.

Rivalität

Was hat es mit dieser Entwicklungsphase des vierten bis siebten Lebensjahres also auf sich?

Viele aufregende Entdeckungen des Kindes sollen beim Konzept der ödipalen Phase nach Freud eine Rolle spielen, die den jungen Menschen in der Familie und sozialen Gruppe in seiner geschlechtlichen Identität schließlich prägen. Das Kind entdeckt, dass die Personen um es herum, oft die Eltern, eine Beziehung zueinander haben, von der es ausgeschlossen ist. Laut Freud rivalisiert das Kind nun mit dem gleichgeschlechtlichen Elternteil um den Partner, bis es merkt, dass das zu nichts führt, dass der Vater oder die Mutter einfach nicht auszustechen ist. Dann identifiziert es sich stattdessen mit dem gleichgeschlechtlichen Part, nimmt sich sie oder ihn zum Vorbild und ist bereit für neue Beziehungen außerhalb der Familie.

Exkurs: Freuds Ödipuskomplex – revisited 2020

Bei Mädchen heißt die Rivalität mit der Mutter um den Vater (und deren Überwindung) »Elektrakomplex«.

In der homosexuellen Entwicklung wird, so Freud, der Ödipuskomplex in einer Identifizierung mit dem gegengeschlechtlichen Elternteil gelöst, welches manchmal irritiert reagiere, weil es die libidinösen Vibes nicht einschätzen kann. Diese sogenannte »psychosexuelle Inversion«, die die Homosexualität als biografisch mitbedingt beschreibt, gilt in der psychosomatischen Fachwelt als umstritten[26]. Die sexuelle Orientierung ist wahrscheinlich zu Teilen angeboren[27].

Hat die Theorie des Ödipuskomplexes heute noch eine Relevanz? Das Konzept wirkt angestaubt, weil es zunächst einmal davon ausgeht, dass Mutter und Vater präsent und beide nah am Kind sind, was ja in vielen Familien gar nicht so der Fall ist. In dieser Starrheit kann man also nicht zwangsläufig davon ausgehen, dass eine ödipale Situation entsteht. Was sich aber zeigt, ist, dass in dieser Phase der Identitätsfindung gefühlsmäßig sehr viel los ist bei Kindern und dass es sehr wichtig erscheint, aus der »ödipalen Liebe« zur Mutter oder zum Vater wegzukommen und neue Modelle zu finden: Menschen außerhalb der Familie, mit denen man sich identifizieren kann und die dazu verhelfen, die enge Dyade (Zweierbeziehung) zu öffnen, sodass daraus eher ein Dreieck wird. Ob das über Vater, Mutter, Erzieher, Nachbarn etc. funktioniert, scheint dabei weniger entscheidend zu sein.

Dreiecksgeschichten

Tatsächlich sind die Vorgänge jedoch komplexer, die einseitige Theorie der Rivalität mit dem Elternteil, die nach der griechischen Sage »Ödipus« benannt wurde, ist doch eine starke Vereinfachung und Überzeichnung.

Was sich in dieser Phase zweifellos entwickelt, ist das Verständnis für Beziehungen, die über eine Zweierkiste hinausgehen. Dieser Entwicklungsschritt nennt sich »Triangulierung«. Viele Menschen wissen noch als Erwachsene, wie schwer es ist, in einer Dreierkonstellation etwas zu unternehmen. Nicht selten führt das zu Konflikten und negativen Emotionen, weil einer sich oft ausgeschlossen fühlt. Und diese Erfahrung muss ein fünf oder sechs Jahre altes Kind in dieser Phase oft durchlaufen und auszuhalten lernen. Es fühlt sich wütend, enttäuscht und isoliert. Das ist die Entwicklungsherausforderung, um die es geht. Können die Eltern ihre Zweierbeziehung aufrechterhalten und den emotionalen »Sturm« des Kindes aushalten, kann das Kind seine Identität entwickeln und das nächste Level erreichen.

Wenn diese Phase misslingt

Gibt es in dieser Phase kein Happy End, sondern unlösbare Verstrickungen, kann es passieren, dass das Mädchen oder der Junge die eigene geschlechtliche Identität als schuldhaft erlebt, sich unerwünscht fühlt und Angst davor entwickelt, um das andere (oder auch das gleiche) Geschlecht zu buhlen.

Es können sich daraus später verschiedene psychosomatische Symptome und Beziehungsstörungen entwickeln, die nicht selten einen gewissen Symbolgehalt haben, der auf ein Problem mit der eigenen Identität hinweist.

Dazu gehören sexuelle Unlust und ein Anlehnungsbedürfnis an den Partner, ohne dass »sexuelle Aggressivität« den sicheren Hafen stören darf.

Es kann sich aber auch eine Übersexualisierung entwickeln, bei der Betroffene ständig mit anderen um sexuelle Abenteuer rivalisieren oder sich damit brüsten *müssen*, um ihr Gleichgewicht aufrechtzuerhalten.

Der ganze Rest – und warum das alles wichtig ist!

Wackelzähne

Wenn es dem Kind gelingen konnte, sich mit der gleich- oder auch der gegengeschlechtlichen Eltern- oder Betreuungsperson zu identifizieren, kehrt Ruhe in das stürmische emotionale Leben der ersten sechs bis sieben Jahre ein.

Die nun folgende Latenzphase dauert bis zum Beginn der Pubertät und wurde von einer Fachautorin kürzlich »Das goldene Zeitalter der Kindheit«[28] genannt, was wirklich treffend ist. Das Kind unterliegt nicht mehr so starken emotionalen Spannungen und sucht nach seinem Platz in der Welt. Im Gegensatz zu den teils zerstörerischen Trieben aus der früheren Kindheit ist es nun meist konstruktiv, malt, bastelt und erschafft etwas. Es bewegt sich gerne und viel, hüpft vor Lebensfreude und wackelt aufgeregt an den Schneidezähnen, die bald herausfallen werden. Stolz beobachtet es die eigene Muskelkraft.

Teenager

Die Pubertät ist den meisten von uns noch am nächsten, da wir uns daran bewusst erinnern können und die besten oder dramatischsten Szenen oft erinnert werden, eben weil sie so eine große Bedeutung für uns hatten.

Der Körper kommt mit der Pubertät in die Geschlechtsreife, die intellektuellen Fähigkeiten sind deutlich weiter entwickelt als die emotionale Welt. Diese ist nicht selten brüchig und spannungsgeladen, sodass innere und körperliche Unruhe bis hin zu psychosomatischen Symptomen auftreten können.

Groß werden

Es folgt das junge Erwachsenenalter, bei dem die Herausforderung ist, sich auf eine Liebesbeziehung einzulassen und sich in soziale Gruppen zu integrieren, für den eigenen Lebensunterhalt zu sorgen sowie sich immer weiter von den eigenen Eltern zu lösen.

Die Adoleszenz (Zeit des Heranwachsens) ist eine Zeit heftigen Wandels, in der es zu vielen neuen gedanklichen und emotionalen Fähigkeiten und einem nochmaligen Wachstumsschub des Gehirns kommt[29]. Durch die Erfahrung von Partnerschaften und Sexualität entsteht ein neues Körperbild. Es ist auch eine Phase, in der die Körperideale der Gesellschaft von den jungen Menschen stark wahrgenommen werden, was Krankheiten begünstigen kann, die mit dem Körperbild zu tun haben, wie die Magersucht oder die körperdysmorphe Störung (die Überzeugung, dass am eigenen Körpers etwas missgebildet und sehr unpassend sei, was andere gar nicht nachvollziehen können).

Wachstum

Wurde Ihnen deutlich, dass einfach in jeder Lebensphase das Prinzip Wachstum und Entwicklung steckt? Deshalb sind die Psyche und der Körper dafür gemacht, sich immer neu mit der Umgebung auseinanderzusetzen und zu entwickeln. Wir haben allerdings in unserer kindlichen Entwicklung, die tief in der Psyche und somit auch im Gehirn im limbischen System und anderen Bereichen verankert ist, Stärken und Schwächen erworben.

Es kann passieren, dass wir manchmal in kindlichen inneren Mustern des Erlebens, Denkens oder Handelns festhängen, die später, als Erwachsene, gar nicht mehr passen und uns Probleme bereiten. Sie haben vielleicht schon erkannt, dass alle Entwicklungsherausforderungen in Bindung oder in Abgrenzung zu anderen stattfinden. Beziehung zu den Menschen um uns herum hat eine starke Wirkung auf Körper und Seele. Das bleibt übrigens lebenslang so, auch wenn der Drang nach Bindung nicht mehr so ursprünglich spürbar ist wie bei Kindern.

Exkurs: Die eine Formel zum Glück

In was würden Sie investieren, um ein zufriedenes und gesundes Leben zu führen? In Ruhm, eine Karriere oder finanziellen Reichtum? 80 Prozent der Menschen sehen diese drei Punkte als besonders relevant an und verfolgen diese Ziele.

Seit über 80 Jahren wird in Boston an der Harvard University im Rahmen der Grant Study und der Glueck Study[30] zu der Frage geforscht, was im Leben wirklich zufrieden macht und auch realistisch erreichbar ist. (Die meisten werden ja nicht berühmt oder reich.) Viele Hunderte Menschen aus Boston wurden seit 1939 Jahr für Jahr zu Hause über ihr Leben befragt und medizinisch untersucht, inzwischen auch bereits die folgende Generation. Aus den intensiv erhobenen und sehr persönlichen und intimen Aussagen der über 700 Amerikaner konnte die »Glücksformel« kondensiert werden: Gute Beziehungen machen uns glücklicher und gesünder. Die drei wichtigsten Erkenntnisse über gute Beziehungen aus den Untersuchungen sind:

1. Gute Beziehungen machen gesünder und verlängern das Leben, während Einsamkeit wie ein Gift auf den Körper wirkt (das Leben ist dann kürzer, sogar die Gehirnfunktion lässt früher nach).
2. Es kommt nicht auf die Anzahl der Freunde an, Facebook lockt uns auf die falsche Fährte. Die Qualität macht den Unterschied. Eine schlechte, sehr konfliktreiche Ehe kann viel schlimmer sein und zu mehr Einsamkeit führen als ein Leben als Single. Wer mit 50 die befriedigendsten Beziehungen führte, war mit 80 unter den zufriedensten Senioren (das war viel aussagekräftiger als der Cholesterinspiegel).

3. Gute Beziehungen schützen das Gehirn. Wenn Sie sich auf andere Menschen verlassen können, haben Sie auch im höheren Alter noch ein gutes Gedächtnis. Konflikte und Auseinandersetzungen sind dabei nicht problematisch, solange man im Kern auf den anderen zählen kann.
Das ist die Bestätigung einer uralten Weisheit. Aber wir sind Menschen und lieben schnelle Lösungen. Das macht es manchmal so schwer, an unseren Beziehungen zu arbeiten, neue Dinge mit anderen auszuprobieren und auf andere zuzugehen. Wir sollten es aber unbedingt tun.

Selbsterkenntnis

Im ersten Schritt kann es helfen, sich einmal anders zu betrachten. Jede Entwicklungsphase hinterlässt ihre neuronalen und psychischen Spuren, und wir sind immer *auch* das kleine Kind, das Bindung und gelingende Beziehung sucht, das gehört und verstanden werden will. Wir sind gleichzeitig das »orale« Kind, das sich Dinge einverleiben will, haben will, besitzen möchte. Wir sind daneben auch das trotzige Kind, das rebelliert und nicht auf Toilette gehen mag, wenn die Eltern es wollen. Und wir sind ebenso das aggressive Kind, das in Dreiecksbeziehungen mit anderen konkurriert, der Bessere sein will und ganz dringend ein Vorbild, eine Identifikationsfigur sucht.

Wenn wir beginnen, uns einzugestehen, dass wir in der Tiefe viel mehr sind, als an der Oberfläche erkennbar ist, haben wir einen wichtigen Schritt zu einem anderen Umgang mit uns getan. Einen Umgang mit uns, der großzügig ist, so wie man sich gute, entspannte Eltern in all diesen Entwicklungsphasen vorstellt, und einen Umgang mit uns, der all die Widersprüche stehen lassen kann und keine antreibenden, unrealistischen Forderungen und Erwartungen an uns formuliert. Wir sind es gewohnt, uns als den Verstandesmenschen zu sehen, der immer abgeklärt und logisch ist. Aber die inneren Spuren des hüpfenden Kindes, das Lust an Bewegung und Entwicklung hat und bei Rückschlägen einfach plärrt und Trost sucht, werden allzu gerne von uns Erwachsenen verleugnet. Wie wir mit den Bedürfnissen unserer kindlichen Anteile einen relaxten Umgang finden können, besprechen wir im dritten Teil »DIY – Ihre psychosomatische Gesundheit fördern« ab Seite 231.

Lebenswege

»Das Vergangene ist nicht tot; es ist nicht einmal vergangen. Wir trennen es von uns ab und stellen uns fremd.«

Christa Wolf[31]

Es gibt in der Medizin, aber auch in der Gesellschaft zunehmend die Tendenz, der Vergangenheit weniger Bedeutung beizumessen. Es sei gar nicht so wichtig, woher jemand kommt, welche frühen Gefühle ihn geprägt haben, wie er seine inneren Bilder entwickelt hat. Als sei all das eine Illusion, was nicht jetzt gerade passiert.

Dabei lernen wir aus der Neurobiologie, wie sehr die Vergangenheit in uns abgespeichert ist. Wie kann sich das Persönliche eines Menschen zeigen, wenn man an dieser Stelle wegschaut? Warum stellen wir uns fremd, wie Christa Wolf es treffend formuliert?

Im nächsten Kapitel werden wir uns mit Gefühlen beschäftigen. Gefühle sind nämlich der Stoff, aus dem psychosomatische

Erkrankungen gewebt sind. Sie werden sehen, dass die in uns wirkenden Gefühle ebenfalls zu großen Teilen ein Produkt der Vergangenheit sind, wie auch unser Umgang mit ihnen. Die Vergangenheit lässt uns nicht los.

Warum Gefühle so kompliziert sind

Immer der Säbelzahntiger

Ich hatte in einer ersten Version dieses Kapitels die Gehirnphysiologie der Gefühlsregungen am Beispiel eines ängstigenden Ereignisses beschrieben – und wieder gelöscht. Die Erklärungen erschienen mir nicht ausreichend, um in das große Thema Gefühle einzuführen. Ich selber spürte dabei eine Art Versagensangst.

Vielleicht kennen Sie die wirklich abgegriffene Geschichte des Säbelzahntigers, der übrigens seit 28.000 Jahren gar nicht mehr in Europa lebt? Es geht darum, an diesem Beispiel deutlich zu machen, dass Gefühle angeboren sind und eine willkommene Funktion haben. Am Beispiel der Angst kann man durchdeklinieren, dass es historisch gesehen überlebenswichtig war und bis heute ist, dass man ein Gefühl bekommt, wenn ein Säbelzahntiger vor einem steht. Daraus folgt der direkte Impuls zu flüchten. Durch physiologische Anpassungen des Körpers (wie Herzklopfen zum vermehrten Sauerstofftransport und schnellere Atmung) wird die notwendige Energie zur Verfügung gestellt, um weglaufen oder aber gegen das Untier kämpfen zu können. Am Ende dieser Geschichte kommen wir zu der Erkenntnis, dass es uns jedoch nicht viel bringt, wenn wir im Büro Angstattacken bekommen oder im Urlaub an der Nordsee, im Strandkorb, weil es ja keine Säbelzahntiger mehr gibt. Statt mit Säbelzahntigern haben wir es mit zickigen Kollegen oder unfreundlichen Strandkorbvermietern zu tun, vor denen wir aber im Regelfall nicht einfach weglaufen oder gegen die wir auch nur selten mit vollem Körpereinsatz kämpfen können.

Wozu ist dann diese Angst noch gut?

Menschliche Gefühle sind mehr

Als ich das Kapitel fertig verfasst hatte, wurde ich mir immer unsicherer, ob das die Schwierigkeiten, die meine Patienten immer wieder mit ihren Gefühlen haben, überhaupt erfasste. Ich hatte eine scheinbar handfeste und altbewährte Story benutzt, um Ihnen zu erklären, wie Angst entsteht und wie die Reize von den Sinnesorganen über den Thalamus in die Amygdala, das Zentrum für negative Emotionen, wandern, um nach Abgleich mit den Vorerfahrungen im Hippocampus dann in der Hirnrinde bewusst wahrgenommen zu werden, während über Hypothalamus und das vegetative Nervensystem längst eine Körperreaktion ausgelöst wurde sowie die entsprechende Mimik, beispielsweise weit aufgerissene Augen, eine Abwehrhaltung oder eine Fluchtposition.

Doch dann wurde mir klar, dass ich Sie mit diesen Erklärungen auch ein wenig abgespeist und versucht hätte, nichts groß falsch zu machen, aber zugleich eine Chance verpasst hätte zu schreiben, worum es bei den Gefühlen *eigentlich* geht. Ich spürte erst nach einigen Tagen der Beschäftigung damit, dass ein Kapitel über Gefühle und ihren Weg durch den Körper nicht leicht zu schreiben ist. Und so schlich sich bei mir selbst folgendes Gefühl ein: Versagensangst.

Meine Angst war entstanden, weil das neurowissenschaftliche Wissen rund um die Emotionalität in den letzten zehn bis 15 Jahren wirklich riesig geworden ist und ich von Ihnen nicht für rückständig gehalten werden wollte, falls ich nicht fähig wäre, das alles in großem Umfang in dieses Buch einzubinden. Außerdem machte ich mir klar, dass das individuelle Erleben von Gefühlen etwas elementar Bestimmendes für unser Leben ist.

Schließlich hat mich die Angst vor dem Versagen dazu gebracht, das Kapitel neu zu schreiben, um es danach zum zweiten und zum dritten Mal erneut zu verfassen. Dann traf ich die Entscheidung, in der Ausrichtung dieses Kapitels auf mein Herz zu hören und Ihnen aus dem riesigen Thema »Gefühle« einfach das zu beschreiben, was mir besonders wichtig zu wissen erscheint. Und zwar ohne Garantie auf Vollständigkeit.

Und soll ich Ihnen etwas sagen? Meine Angst war weg, und während ich diese Zeilen schreibe, fühle ich mich Ihnen auf gewisse Weise verbunden und denke nicht mehr, dass Sie mich verurteilen werden.

Gefühle kommen viel zu schlecht weg

Sinn und Zweck

Damit komme ich zur ersten Theorie über Gefühle, mit der wir uns wirklich befassen sollten (statt nur mit dem Säbelzahntiger): Gefühle sind hilfreich. Sie zeigen uns ganz wichtige Dinge, die uns unsere Gedanken manchmal so direkt nicht verraten.

Die Scham zum Beispiel verhindert, dass wir peinliche Dinge tun oder ins Netz posten, auch wenn wir gerade Lust dazu hätten. Oder die Traurigkeit, die uns nach einem Verlust zwingt, uns zurückzuziehen und uns Zeit zu nehmen, um den Verlust zu verarbeiten. Auch Ekel ist hilfreich: Er lässt uns reflexartig alles wieder ausspucken, wenn wir vom Apfel abgebissen haben und eine Obstmade uns freundlich entgegengrinst.

Oft kommen Gefühle viel zu schlecht weg, besonders die negativen. Dabei haben sie die hilfreiche Funktion, uns auf etwas hinzuweisen, bei dem es Handlungsbedarf gibt: Wir sollen etwas verändern, verbessern oder eine Situation genauer bewerten. Die ersten Versionen dieses Kapitels über Angst waren deshalb nicht schlüssig, weil es zwar keinen Säbelzahntiger mehr gibt, wir aber heute wissen, wie gefährlich zum Beispiel soziale Ausgrenzung oder Beschämung für unsere Gesundheit sind. Zwar flüchten wir (zumindest in vielen Alltagssituationen) nicht mehr reflexartig, aber wir können die verschiedenen Gefühle weiterhin zum Anlass nehmen, die Situation zu eruieren und Handlungs- oder Veränderungsmöglichkeiten abzuchecken. Also hatte auch meine Versagensangst einen guten Grund, da sie mir signalisierte: Mit dem Kapitel bist du nicht im Reinen. Zudem hat das Gefühl der Versagensangst, das ich Ihnen ja nun freimütig mitgeteilt habe, auch eine kommunikative Funktion: Sie haben dadurch erfahren, wie es mir beim Schreiben ging, und das macht mich für Sie ganz anders erfahrbar.

Ich bin nicht sicher, ob das über ein gedrucktes Buch wirklich funktioniert, aber in der gestischen, mimischen und sprachlichen Kommunikation verbessert es in der Regel die Beziehungen *deutlich*, offen und ehrlich zu sein, weil wir uns dann in das Gegenüber hineinversetzen können. Und das gibt uns Sicherheit, unsere Mitmenschen und unsere Umgebung zu verstehen.

Anpassung

Gefühle haben also eine Schlüsselfunktion bei dem, was der Mensch ständig und automatisch tut: Anpassungsprozesse an veränderte Umgebungsbedingungen vorzunehmen.

Dabei sind die Gefühle weniger eine individuelle Sache, sondern Teil eines Systems von unsichtbaren Bindungen zwischen Menschen, bei denen sich zwei Zustände immer gegenüberstehen, zum Beispiel »Ich bin wütend, und der andere soll das sehen« oder »Der andere ist wütend, und mir macht das Angst«. Somit sind Gefühle das Kommunikationsmedium überhaupt – oder waren es jedenfalls, bis es Handys gab. Übrigens ist die verbreitete Kommunikation über Nachrichten wie SMS, WhatsApp etc. eine Herausforderung, weil wir dabei viel weniger die Gefühle des Gegenübers spüren und viel mehr kopflastig interpretieren müssen, wie eine Botschaft emotional unterlegt sein könnte. Ich habe schon eine Menge Menschen kennengelernt, deren Zufriedenheit in Beziehungen sich damit stark vermindert hat, die aber diese Illusion des ständigen Kontakts nicht aufgeben wollen.

Ich habe Ihnen mitgeteilt, dass meine Ängste verschwunden waren, als ich den Mut gefasst hatte, dieses Kapitel ganz nach meinem Gusto zu schreiben und die Neurowissenschaften Neurowissenschaften sein zu lassen. So sind Gefühle angelegt: Das bewusste Erleben und Zulassen eines Gefühls bringen es zum Abklingen (!). Gefühle wollen auch nur ihren Dienst erledigen. Wenn sie ihren Zweck erfüllt haben, ziehen sie ganz unauffällig wieder von dannen – im Idealfall.

Der Umgang mit Gefühlen ist entscheidend

Die zweite Wahrheit über Gefühle ist, dass wir zwar die Basisemotionen Freude, Neugier, Angst, Ärger oder Wut, Traurigkeit, Ekel, Scham und Schuld von Geburt an in uns tragen[32]; aber unser ureigener Umgang damit ist das Entscheidende für unser Leben. Es gibt nämlich keine Gefühle, die wir jeder universell und »von allein« erhalten und die einfach »funktionieren«.

Babysprache

Vielmehr sind unser ganzes Wahrnehmen der verschiedenen Zustände und unser Umgang damit im Laufe des Lebens veränderbar. Gerade am Anfang des Lebens, die ersten zwei bis drei Jahre, erfährt das Kind durch die frühen Bindungspersonen eine bestimmte Umgangsweise mit Gefühlen und verinnerlicht diese erst einmal sehr stark. Das hat damit zu tun, dass das Gehirn im Wachstum besonders empfänglich für die ersten Erfahrungen ist. Hier ist entscheidend, wie die frühen Bezugspersonen mit dem noch – sagen wir – impulsiven und wilden Gefühlsleben des Säuglings umgehen.

Kennen Sie diese Babysprache, wenn Mamas plötzlich mit »Da-da« und »Jaaaaaa, mein kleiner Pups« abdriften? Unnötig, völlig unnötig möchte man vermuten, aber dieser hormonell bedingte Zustand hat einen guten Grund: In der Sprache der Mutter findet das Baby seinen eigenen emotionalen Zustand wieder. Da er keine Sprache versteht, nutzt die Mutter andere Wege, dem kleinen Zwerg eine Interpretation seines Gefühlszustandes zu spiegeln und auch: um ihn zu beruhigen und ihm zu vermitteln, dass er in Sicherheit ist.

Modernen Eltern sind dazu manchmal alle Mittel recht, auch in der U-Bahn oder beim Einwohnermeldeamt. Sie zeigen dadurch Interesse am Kind, bewegen sich deutlich auf es zu und geben zu jeder Tages- und Nachtzeit sehr viel körperliche Nähe, was beruhigend auf negative Gefühlsqualitäten wirkt und dazu führt, dass das Kind die Fähigkeit der Selbstberuhigung lernt, verinnerlicht und später selbst anwenden kann. Zu dieser Zeit wird im Umgang mit den Gefühlen ein allgemeines Urvertrauen oder aber eine Neigung zu Misstrauen verinnerlicht, was den Menschen später begleitet.

Bindungsorientierung

Das zeigt sich übrigens auch nachweislich im Gehirn: Wenn wir als Baby regelmäßig beruhigt worden sind, haben wir einen starken Hippocampus, eine Gehirnstruktur, die unter anderem für die Selbstberuhigung zuständig ist, sodass wir keine besondere Neigung zu überschießenden Gefühlsreaktionen zeigen. Haben wir in unseren frühen Beziehungen aufgrund von Gewalt oder Vernachlässigung viel Stress und somit große Mengen des körpereigenen Hormons Cortisol im Blut, schrumpft der Hippocampus und wird schwächer darin, zur emotionalen Beruhigung beizutragen[33]. Die Folge kann sein, dass wir später mit negativen, verwirrenden Gefühlen überflutet werden – diese jedoch oft gar nicht einordnen können, wie es zum Beispiel bei der emotional instabilen Persönlichkeitsstörung, dem Borderlinesyndrom, der Fall ist. Aber auch die körperliche Gesundheit kann von unsicherer Bindung und ungünstigen Lernerfahrungen betroffen sein: Autoimmunerkrankungen wie Diabetes Typ 1 können durch Einflüsse auf das Immunsystem vermehrt auftreten; die allgemeine Stressresistenz wird vermindert.

Es spricht aus Sicht der Neurowissenschaften also alles dafür, schreiende Babys sofort zu beruhigen und nicht »begleitet schreien« zu lassen, weil die Fähigkeit zur Selbstberuhigung noch gar nicht ausgebildet ist, sondern beim Säugling irgendwann Resignation einsetzen würde. Und Resignation ist etwas ganz anderes als Beruhigung.

Unterdrückung

In der Entwicklung vom Kleinkind bis zum Erwachsenen ereignet sich noch etwas für das Gefühlsleben Wichtiges. Wir lernen von unserer Umwelt Regeln kennen wie »Deswegen musst du doch keine Angst haben!« oder »Das ist kein Grund, traurig zu sein«. Aber auch Ansagen wie »Heulsuse!« oder »Ein Indianer spürt keinen Schmerz«. Das heißt, wir lernen in unserer Familie und weiteren sozialen Gruppen wie der Schule, welche Gefühle offenbar okay sind und welche man zu unterdrücken hat, weil sie angeblich nicht angemessen sind.

Diese Anpassung kann dazu führen, dass wir uns innerlich wegen mancher Gefühlsregungen falsch fühlen und lernen, diese zu übergehen oder zu ignorieren, was ein Grundstein für spätere psychosomatische Erkrankungen sein kann. Ein möglicher Erkrankungsauslöser ist dann eine Lebenssituation, in der das »verbotene« Gefühl sehr stark andrängt, wir aber unbewusst eine Konfrontation damit unbedingt verhindern wollen. Das kann uns gelingen, wenn wir den körperlichen Ausdruck des Gefühls als Symptom einordnen, den psychischen Teil verdrängen und von uns weisen. Dann haben wir die Auseinandersetzung mit dem verpönten Gefühl vermieden und suchen einen Arzt, der sich um unser umschriebenes Körpersymptom kümmert. Dieses Phänomen, das einen großen Teil der nicht näher einzuordnenden Beschwerdebilder in der Arztpraxis ausmacht, nennt sich »funktionelle Störung«, »nichtspezifische Körperbeschwerden« oder »somatoforme Beschwerden«: Der Arzt findet nichts.

Raus aus der Psychosomatik-Falle Nr. 03: Gefühlsirrtümer durchschauen

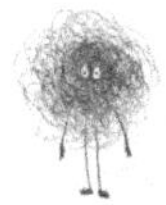

1. Vielleicht haben Sie schon einmal gesagt: »Sie/Er hat mir das Gefühl gegeben, dass …« Mein Einwand: Ein Gefühl kann man jemandem nicht geben. Wir reagieren mit unseren Gefühlen entsprechend unserer Spezialbrille (also unserer emotiona-

len Vorerfahrungen), die wir aufhaben. Sobald wir einen anderen dafür verantwortlich machen wollen, wird es kompliziert. Besser sollten wir bei dem bleiben, was ist, und sagen: »Ich fühle mich so, wenn du … sagst.« Das ist ein großer Unterschied und wird vom Gegenüber wahrscheinlich viel dankbarer angenommen und weniger aggressiv aufgefasst.

2. Der Arzt und Individualpsychologe Alfred Adler (1870–1937) war der Auffassung, dass wir unglücklich sind, weil wir unglücklich sein wollen. Wenn der Mensch den Mut habe, die entscheidenden Dinge zu ändern, um so zu leben, wie er es *eigentlich* wolle, könne er, so Adler, von jetzt, von diesem Moment an, glücklich sein. Wenn eine Person vor Wut herumschreit, behauptet sie gerne, sie habe geschrien, weil sie so wütend war. Adler meint, sie hätte sich entschieden, durch das Herumschreien an Macht oder Einfluss gewinnen zu wollen und generiere dann das Gefühl der Wut, das nötig sei, um genau das durchzuziehen – und um eine Rechtfertigung für ihr Verhalten zu haben[34]. Wir sollten also den Gedanken hinterfragen, dass wir unseren Gefühlen hilflos ausgeliefert sind.
3. Es hilft zu verstehen, dass Gefühle nicht die absolute Wahrheit sind, auch wenn sie sich so anfühlen. Sie sind sinnbildlich wie Tiefkühlkost aus vergangenen Jahrzehnten, die schon zigmal aufgetaut und wieder eingefroren worden ist. Ein guter Anfang ist, sich neugierig und wohlwollend der eigenen Gefühlswelt zuzuwenden, aber nicht dem Irrtum aufzusitzen, dass unsere Gefühle uns Fakten über die Realität liefern würden.

Vermischung von gestern und heute

Bevor ich Ihnen den dritten wichtigen Fakt über Gefühle verrate, der sich im Laufe meiner Odyssee um das *ausreichend* gute Gefühls-Kapitel herausgeschält hat, möchte ich die bisherigen Erkenntnisse über Gefühle zusammenfassen:

1. Gefühle sind zur Anpassung an aktuelle Lebensherausforderungen im Hier und Heute gedacht, wie ein innerer Kompass, an dem ich mich orientieren kann und der mir helfen soll, den eigenen Zustand an die Mitmenschen zu kommunizieren.
2. Der Zugang zu den Gefühlen und die Art und Weise, wie wir damit umgehen, wird vornehmlich in den ersten Lebensjahren, aber auch in der weiteren Kindheit und Jugend, geprägt und in speziellen Gehirnstrukturen abgespeichert.

Haben Sie bereits eine Idee, welche Schwierigkeiten im Laufe eines Lebens durch die Kombination aus Punkt 1 und Punkt 2 auftreten könnten? Ich frage einmal anders: Wenn Sie mit der Bahn irgendwohin fahren wollen, nutzen Sie dann die aktuellen Fahrpläne oder die von vor fünf, zehn oder 20 Jahren?

Gefühle sind oft nicht bewusst

Kommen wir zum dritten Punkt, den Sie über Gefühle wissen sollten, um den Umgang mit ihnen verbessern zu können: Gefühle drücken sich einerseits im Körper aus, und sie haben andererseits eine psychische Seite, die wir bewusst wahrnehmen.

Highspeed

Vom emotionalen Zentrum im Gehirn aus, dem limbischen System, gehen die Signale blitzartig an die Muskulatur von Gesicht und Extremitäten, (über die Hirnrinde) an das vegetative Nervensystem – das für Entspannung oder Stressreaktion zuständig ist –

und an die Hypophyse, die dem Gefühl entsprechend frische Hormone in den gesamten Blutkreislauf schickt. Es gibt noch viele weitere neurochemische Reaktionen, die dazu beitragen, dass ein Gefühl innerhalb von Millisekunden im Körper ankommt. Vielleicht erinnern Sie sich an eine Situation, in der Sie schlagartig eine deutliche Körperreaktion gespürt haben, nachdem ein Reiz bei Ihnen angekommen oder auch nur ein bestimmter Gedanke aufgetaucht ist.

Beim Gefühl Angst beispielsweise wird sich die Muskulatur sofort verhärten, die Augen öffnen sich weit und das Herz klopft schnell, während der Schweiß sich vermehrt, um auf der Flucht eine gute Abkühlung über die Haut zu ermöglichen. Sauerstoff und Energie werden in rauen Mengen bereitgestellt.

Schneckentempo

In einem deutlich langsameren Prozess kommen das Gefühl Angst und sein Auslöser im Bewusstsein an. Wir erkennen dann, welche Person, welches Tier oder welcher Gedanke die Angstreaktion ausgelöst hat. Das bewusste Empfinden des Gefühls hat einen ganz wichtigen Vorteil: Sie können künftig ähnliche Situationen vermeiden und sich auf ähnliche Vorkommnisse einstellen. Deshalb ist es so wichtig, die Gefühle auch bewusst wahrzunehmen und zu entschlüsseln und nicht nur die Körperreaktion zu registrieren. Das wird später entscheidend sein, wenn wir darüber sprechen, wie Sie psychosomatische Symptome abbauen können.

Gefühlsabwehr

Der entscheidende Punkt ist: Wir leben Säbelzahntiger-frei und nicht mehr in freier Wildbahn, sondern haben uns eine Kultur aufgebaut. Diese Kultur regelt das Zusammenleben der Menschen untereinander über Gesetze, Verträge und ähnliche Formalien. Um diese Gesetze einhalten zu können – die ja zum Teil Gefühlen wie Hass und Rache zuwiderlaufen –, haben wir ein mehr oder weniger ausgeprägtes Abwehrsystem der Seele etabliert, ähnlich dem Immunsystem des Körpers. Unschöne und störende Gefühle werden damit verdrängt, verleugnet oder auch auf etwas anderes verschoben, wie im folgenden Beispiel.

In der Seele geschieht dies, damit wir nicht so stark unter Spannungen stehen: Wenn ich bei der Arbeit mies behandelt werde, aber das Gehalt zum Überleben brauche, kann es angenehmer sein, den ganzen Ärger abzuwehren und in den Bereich des Unbewussten zu verlagern – denn ich kann ja nicht entsprechend meinem Gefühl handeln. Emotion heißt »Herausfließen«. Das hieße, mein Ärger oder meine Angst könnten im Fluss sein und sich auf mein Umfeld auswirken. Da das in dem engen Rahmen, in dem wir heute leben, oft schlicht nicht möglich ist, schafft die Seele sich Entlastung: Der Kompromiss heißt Gefühlsabwehr.

Der erste Haken dabei: Die Abwehr passiert meist aufgrund von Reflexen, die in der Psychoanalyse Angst-, Schuld- oder Schamreflex genannt werden. Bin ich also sauer auf meinen Chef und würde ihm am liebsten die Meinung geigen, kann es sein, dass völlig unbemerkt mein Schuldreflex anspringt (»Wenn du das machst, wirst du gekündigt und bist schuld, dass deine Familie dann ihre Wohnung verliert«). Die Wut auf meinen Chef wird ins Reich des Unbewussten verlagert. Und so kann es sein, dass ein fahles Schuldgefühl übrig bleibt, vom eigentlichen Wutimpuls aber nichts. Solche Gefühlsketten sind demnach kein Schmuckstück zum Umhängen, sie können einen dennoch eine lange Lebensphase begleiten.

Der zweite Haken der Gefühlsabwehr: Die Körperreaktion bleibt. Alles hat seinen Preis, und die Abwehr von unliebsamen

Gefühlen, die dankenswerterweise vollautomatisch passiert, hat den Preis, dass das Gefühl trotzdem eine Körperreaktion auslöst. Diese Körperreaktion, wie Schwitzen oder Zittern, kann jedoch häufig gar nicht mehr zugeordnet werden und macht sich als störendes Symptom bemerkbar, um das sich der Betroffene dann nicht selten Sorgen macht. Wenn diese Sorgen beginnen, rückt die eigentliche Gefühlsqualität immer mehr in den Hintergrund, und der innere Kompass, den die Gefühle eigentlich bieten, funktioniert nicht mehr. Wie in Watte gepackt macht man einfach weiter ...

Hätte ich nicht nach einer Weile erkennen können, woher meine innere Furcht wegen der mich überfordernden Aufgabe des »Gefühls-Kapitels« kam, wäre dieses unangenehme Körpergefühl wohl geblieben, ich hätte aber nicht nachjustieren und diese Aufgabe für mich stimmiger gestalten können.

Exkurs: Abwehrmechanismen – so schützt sich unsere Psyche

Unsere Psyche hat unter anderem die Funktion, so wie das Immunsystem, ungewünschte Eindringlinge abzuwehren. Für die Psyche sind es keine Bakterien und Viren, sondern unangenehme Gefühle und Impulse, die für innere Spannungen und Konflikte sorgen würden, da sie mit einer inneren Maxime oder einer in der Kindheit erlernten Überzeugung nicht vereinbar wären. Jedoch wird dafür auch ein Preis gezahlt: Wir nehmen die Welt und uns selbst dadurch weniger so wahr, wie sie ist bzw. wie wir sind.

Einige Beispiele für verbreitete unbewusste Abwehrmechanismen sind:

- **Projektion:** Was man selbst nicht haben will, schreibt man anderen zu, um dann dagegen vorzugehen und sich abzugrenzen (»Wenn ich so faul wäre ...«).
- **Rationalisierung:** Man redet sich ein, dass das eigene Handeln logisch nachvollziehbar ist, spart aber Gefühle wie Ängste und Unsicherheiten in der Bewertung komplett aus.
- **Wendung gegen das Selbst:** Negative Gefühle wie Wut werden gegen sich selbst statt gegen den anderen gerichtet: »Wie blöd bin ich, pünktlich zu sein, ich weiß doch, dass du oft zu spät bist.«
- **Verschiebung:** Um sich zu schützen, verschiebt die Psyche ein heftiges Gefühl dem Partner gegenüber, weil man Angst hat, von ihm verlassen zu werden, auf die Nachbarin; über die kann man sich dann (sogar gemeinsam mit dem Partner) in aller Ausführlichkeit aufregen.
- **Regression:** Das ist die Rückkehr auf eine frühere Entwicklungsstufe, um emotional aufwühlende erwachsene Entscheidungen zu umgehen. Dadurch kehrt man punktuell auf ein früheres psychisches Niveau zurück, reagiert mit Trotz, Verweigerung oder auch mit körperlichen bzw. psychosomatischen Symptomen wie Herzklopfen, Bauchschmerzen – wie in der Zeit vor dem Spracherwerb.
- **Sublimierung:** Ein Abwehrmechanismus, den wir alle anwenden. Aus verpönten Wünschen sexueller oder aggressiver Natur werden kulturell und sozial anerkannte Leistungen. Kennen wir alle, wenn wir unsere Triebe ersatzweise befriedigen, wie der Schauspieler, der sich auf der Bühne zeigt und darstellt, oder der Computerspieledesigner, der Ballerspiele kreiert, anstatt Amok zu laufen.

Reichtum versus Fehlverknüpfungen

Gefühle haben eine eigene Schönheit, sie machen uns erst lebendig und können uns ein reichhaltiges inneres Erleben schenken.

Mich fragen Patienten häufig, ob denn die Ängste oder die Traurigkeit oder die Schamgefühle auch *wirklich* weg sind nach der Therapie. »Auf gar keinen Fall«, ist dann meine Antwort, denn die Gefühle sind gar nicht das Problem. Sie sind gut für uns! Es geht darum, dass wir lernen, mit ihnen richtig umzugehen. Die Freude, den Stolz, die Liebesgefühle zu genießen und die Angst, die Trauer, die Scham und die Schuldgefühle auszuhalten, zu überprüfen und sie auf ihre eigentlichen Botschaften hin zu untersuchen.

Schwierigkeiten kann es geben, wenn wir Gefühle zu bestimmten Menschen oder Herausforderungen erleben, die in früheren Zeiten sinnvoll und schützend waren, es heute aber nicht mehr sind.

Wer als Kind zu wenig Zuwendung hatte oder sogar geschlagen wurde, neigt als Erwachsener oft noch zu Angst und Misstrauen in aktuellen Beziehungen, auch wenn andere es gut meinen. Wer als Kind beschämt wurde, traut sich hier und heute oft nicht, seine liebenswerten Seiten zu zeigen. Gefühle werden also dann zu einem Problem, wenn zu viel Altes von früher mit hineinspielt.

Das andere Problem kann sein, dass der erlebbare Teil des Gefühls als unangenehm abgewehrt und in das Reich des Unbewussten verbannt wird. Das hilft uns zwar für den Moment zu funktionieren, aber durch die körperlichen Symptome spüren wir oft, dass da etwas nicht stimmen kann.

Den Umgang mit Gefühlen verbessern

Bei einem anderen Umgang mit Gefühlen kommt es sehr darauf an, in welcher Form wir Probleme mit unserem momentanen Gefühlsleben haben.

Manchmal kann es schon hilfreich sein, sich bewusst mehr Gefühle zu erlauben, die vielleicht früher verboten waren (»Du hast keinen Grund, wütend zu sein!«). Wut, Ärger oder auch Gier und lustvolle Gefühle dürfen wir zulassen und innerlich erleben, auch wenn wir sie nicht unmittelbar in Handlungen umsetzen. Dies geht nämlich oft nicht, weil wir unsere Mitmenschen erschrecken und unsere Beziehungen teilweise gefährden würden.

Aber: Wir können lernen, Gefühle auszuhalten, ohne sie reflexartig abwehren zu müssen. Dafür müssen wir anerkennen, dass wir nicht perfekt sind – und einfach Menschen mit der *gesamten* Klaviatur der Gefühle, auch mit den eher unerwünschten und unfeinen. Manchmal hilft es auch, den Gefühlen einen Ausdruck durch körperliche Bewegung zu geben: bei Wut auf den Boden zu stampfen oder bei Freude die Arme hochzureißen und Luftsprünge zu machen.

Ich habe mir vorgenommen, in diesem Buch nicht ständig zu Psychotherapie zu raten. Sie kann bei Krankheit notwendig sein, aber es gibt viele Situationen, in denen es übertrieben wäre, wegen Gefühlschaos vorschnell auf der Couch Platz zu nehmen. Wenn allerdings unerträgliche Gefühle der Wut, der Verwirrung oder der Angst mit dem Impuls, sich oder andere zu verletzen, das Leben bestimmen, sollte unbedingt der Hausarzt oder ein Psychotherapeut zurate gezogen werden! Es gibt Situationen, in denen der Betroffene so leidet, dass es wirklich ein Gegenüber braucht oder manchmal sogar ein Medikament, um Besserung zu finden. In frühen Beziehungen sind viele Gefühlsprobleme entstanden. In professionellen Therapiebeziehungen können sie auch wieder gelöst werden.

Die Bandbreite der Gefühle

»Nun freu dich doch mal!« So funktioniert das ja nun gerade nicht mit der **Freude**. Sie kommt einfach, wir können sie nicht erzwingen. Wenn sie aber da ist, sollten wir sie genießen und schätzen – das tun wir, wenn wir bereit sind, im Moment zu verweilen und nicht versuchen, dem nächsten freudigen Ereignis oder Moment hinterherzujagen oder ganz viel Zeit in Gedanken in der Vergangenheit verbringen. Wir können lernen, die Freude aus dem Augenblick zu ziehen. Weil sich damit aber kein Geld verdienen lässt, legt uns die Werbung nahe, wir müssten erst etwas haben oder kaufen, um uns dann freuen zu können – in der Zukunft.

Trauer ist ein Gefühl, das uns dabei hilft, uns nach einem Verlust oder einer Niederlage Zeit zu nehmen, uns zurückzuziehen und uns neu auf die Welt auszurichten. Unsere Welt wird ständig schneller – unsere Seele wird es nicht! Sie braucht ihre Zeit zu trauern. Es ist außerdem von Mensch zu Mensch sehr unterschiedlich, wie lange und wie intensiv gelungene Trauer abläuft. Kinder zum Beispiel trauern ganz anders als Erwachsene: Wie beim »Pfützenspringen« kommen sie nur begrenzt in das Trauergefühl und haben dazwischen Phasen, in denen sie sich ganz normal fühlen, was Erwachsene oft nicht verstehen. Familien müssen nicht zusammen trauern, das ist ein viel zu großer Druck. Traurigkeit ist wirklich für jeden sehr unterschiedlich!

Und was ist mit dem Gefühl **Stolz**? Worauf sind Sie stolz? Wer ist stolz auf Sie? Bitte nehmen Sie sich einen Moment, in Ruhe zu überlegen. Manche positiven Gefühle sind in unserem Kulturkreis nicht so gern gesehen, obwohl sie etwas sehr Gesundes haben. Stellen Sie sich selbst einmal als stolzen Menschen vor: Sie stehen gerade und aufrecht, Ihre Haut ist gut durchblutet und Sie fühlen sich warm, kräftig und lebendig. Und Sie dürfen sich so fühlen, weil Sie ganz bestimmt viele Dinge können und auch schon etwas wirklich Wertvolles für andere getan haben. Es ist Zeit, mal wieder stolz zu sein.

Die Körper-Psyche-Connection

Wir haben uns im vergangenen Kapitel damit befasst, dass Gefühle eine wirklich gute Sache sind. Leider finden unsere ursprünglichen Gefühle manchmal gar nicht mehr den Weg in unsere Wahrnehmung und können ihren Zweck daher nicht erfüllen: uns mitzuteilen, wie wir uns anderen Menschen gegenüber fühlen, und dies ihnen gegenüber auch zu kommunizieren. Diese Gefühle, die ihren Zweck nicht mehr erfüllen, weil wir sie nicht wahrnehmen, können sich dann ungünstig auf den Organismus auswirken und zu unterschiedlichen Krankheiten führen.

Freud war einer der ersten modernen Ärzte, der sich mit dem Switch der Symptome vom Seelischen ins Körperliche intensiv beschäftigte. Freud glaubte beobachtet zu haben, dass aus seelischen Konflikten und unbewussten Gefühlen handfeste körperliche Symptome werden können – ohne dass der Betroffene von dieser Verbindung etwas mitbekommt.

Die häufigste Frage, die mir privat gestellt wird, hat genau damit zu tun. So auf einer Party hinter vorgehaltener Hand: »Sag mal, du arbeitest doch in der Psychosomatik. Wie kann es passieren, dass die Symptome vom Kopf in den Körper kommen? Geht das überhaupt?«

In den letzten 120 Jahren haben Ärzte Erklärungen gefunden, wie das funktionieren kann. Diesen Erklärungen liegt allen ihr eigener Denkansatz oder ihre ganz eigene Brille zugrunde, mit der der Mensch betrachtet wird. Auch wenn sie unterschiedlich sind, haben sie Gemeinsamkeiten. Einige können sehr gut neurobiologisch belegt und begründet werden, andere sind eher theoretisch, aber eignen sich gut zum Arbeiten an der Körper-Seele-Verbindung in einer Psychotherapie.

Um selbst etwas für Ihre psychosomatische Gesundheit tun zu können, ist es überaus wichtig, dass Sie einen Eindruck davon bekommen, wie die Gefühle in den Körper kommen. Zunächst sehen wir uns dazu sechs nachweisbar vorhandene Verknüpfungen an.

Die sechs Wege der Kommunikation zwischen Psyche, Gehirn und Organismus

Glasfaserkabel – unser vegetatives Nervensystem

Das vegetative Nervensystem durchzieht den Körper vom Hirnstamm durch das Rückenmark bis hin zu allen wichtigen Brust- und Bauchorganen, an die Haut sowie die Sinnesorgane. Es gibt mehrere »Schaltkästen«, Ganglien (Nervenknoten) genannt, an denen die Infos weiterverschaltet werden. Das Glasfaserkabel funktioniert blitzschnell, mindestens so schnell wie das DSL-Netz der Telekom, und leitet vornehmlich eine Information weiter: Soll der Körper einen Ruhezustand einnehmen oder einen Alarmzustand? Das sind zwar streng genommen nur zwei Funktionen, aber die Weiterleitung geschieht so unverzüglich, dass das bewusste Gehirn, der präfrontale Kortex, nicht so rasch mitschneidet, was gerade vor sich geht.

Um den Vorgang perfekt zu organisieren, hat das »Glasfaserkabel« zwei Schenkel: Sympathikus (Alarmsystem) und Parasympathikus (Entspannungssystem). Im normalen Dauerbetrieb sind diese beiden optimalerweise ausgeglichen. Wenn jedoch Gedanken, Gefühle oder Belastungen dauerhaft bestehen, kann es zu einer chronischen Aktivierung des Sympathikus kommen, was bedeutet: Körper im Daueralarmzustand.

In den 1990er-Jahren war es noch viel ungewöhnlicher als heute, sich mit seinen Gefühlen und inneren Motivationen zu beschäftigen. Deshalb wurde häufig von »vegetativer Dysbalance« oder »Dystonie« beim Arzt gesprochen, was so viel heißt wie: »Das vegetative Nervensystem ist aus dem Gleichgewicht.« Heute wissen wir: Das vegetative Nervensystem ist vornehmlich mit der Psyche verbunden, und zwar mit dem limbischen System und dem Hirnstamm, die ohne Sprache funktionieren, bedrohliche oder aufwühlende Ereignisse oder auch sichere Umgebungen abspeichern und den Körper blitzschnell in den entsprechenden Modus versetzen.

Vielleicht kennen Sie das: Sie sind in einer sehr entspannten Situation, allein zu Hause, haben Zeit, keine Termine, müssen niemandem gerecht werden. Der Darm meldet sich und macht unmissverständlich deutlich, dass es an der Zeit wäre für eine ausgedehnte Sitzung auf der Toilette. Das ist eine vegetative Funktion Ihrer Psyche-Körper-Connection. Diese Information wird digital über das vegetative Nervensystem von der Psyche an den Darm weitergeleitet, und zwar über den Parasympathikus, den »entspannten« Teil des Netzwerks.

Fernsteuerung – unser motorisches Nervensystem

Bitte heben Sie Ihren linken Arm kurz an. Dann pfeifen Sie einmal kurz und stampfen mit dem rechten Fuß auf den Boden. Kneifen Sie Ihre Augen fest zusammen und berühren Sie anschließend mit dem rechten Zeigefinger Ihre Nasenspitze. Prima, Ihre Fernsteuerung funktioniert. Sie arbeitet nicht wireless über Antennen, sondern kabelgebunden. Von der motorischen Hirnrinde (Rinde = äußerer Teil des Gehirns) gehen die elektrischen Impulse durch das Gehirn über das Rückenmark und die motorischen Nervenbahnen zu den gewünschten Muskeln.

Über die Basalganglien und über das Kleinhirn, die für die automatischen unbewussten Abläufe des Bewegungssystems zuständig sind, stabilisiert sich der Körper im Raum. Dabei können wir zwischen bewussten Bewegungen, die wir tätigen *wollen*, und automatisch ablaufenden Stabilisierungsmechanismen unterscheiden, die über Reflexbogen funktionieren, sodass wir, ohne uns ständig bewusst ausgleichen zu müssen, gerade stehen.

Sie erinnern sich womöglich an den bekannten Reflextest, bei dem der Arzt mit dem Reflexhammer auf die Patellarsehne direkt unter der Kniescheibe schlägt und das Bein ungewollt nach oben schnellt. Über diese Reflexe sorgt der Körper kontinuierlich dafür, dass wir stehen bleiben. Für einen koordinierten Gang und gleichmäßige Bewegungen ist das Kleinhirn zuständig. Wie es ohne Kleinhirn wäre, können wir erahnen, wenn wir zu viel Alkohol getrunken haben: »Hemmende Einflüsse« fallen weg, unsere Bewegungen werden unkontrollierter.

Auch mentale Zustände und Emotionen können auf die Dosierung von Kraft und die Art und Weise unserer Muskelbewegungen Einfluss nehmen. Manchmal ballen wir in der Tasche unsere Faust vor Wut oder sind nach anstrengenden Auseinandersetzungen am Abend völlig verspannt. In der Situation war die Spannungserhöhung der Muskulatur aber völlig unbewusst und ungewollt. In diese Reihe der unwillentlichen, emotional mitgesteuerten Muskelbewegungen gehört auch der Würgereiz, der in Kombination mit Ekel potenziell Vergiftetes automatisch wieder herauszuwürgen hilft.

Rohrpost – das Hormonsystem

In diesem System betrachten wir die Blutgefäße, also Arterien und Venen, einmal als ein Rohrsystem einer 1970er-Jahre-Rohrpost. Das Hormon Cortisol ist einer der wichtigsten Inhalte der Rohrpostbüchsen.

Nehmen wir einmal an, im Gehirn geht die Information ein, dass ein neuer, überraschender Zustand eingetreten ist. Das Emotionszentrum gibt das Signal, dass jetzt Leistung und Gesundheit vom Organismus benötigt werden. Das heißt unter anderem, dass das Immunsystem heruntergefahren und Zucker, auch Glucose genannt, als schnelle Energiequelle freigesetzt werden soll. Diese Info wird vom limbischen System an den Hypothalamus weitergeleitet; dieser gibt die Information durch ein zweites Mini-Rohrpostsystem (mittels des Hormons Corticoliberin) an die Hypophyse weiter, ein haselnussgroßes Anhängsel des Gehirns.

Die Hypophyse sendet nach Erhalt der Corticoliberin-Nachricht viele kleine Rohrpostbüchsen mit dem Hormon Adrenocorticotropin los, mit dem Ziel Nebennieren. Die Nebennieren sitzen auf den Nieren und sind so etwas wie eine körpereigene Apotheke. Neben Hormonen wie Adrenalin und Noradrenalin produzieren sie auch Cortisol (alles Neurotransmitter und Stresshormone), das in den gesamten Blutkreislauf entsendet wird mit der Vorgabe, alle möglichen Organe mit der Rohrpost zu erreichen. Das Ziel ist es, einen Alarmzustand herzustellen, Energie bereitzustellen und keinen unnötigen Treibstoff zu verschwenden, der in Ruhephasen für die Funktion des Immunsystems verwendet wird.

Raus aus der Psychosomatik-Falle Nr. 04: Nicht vorschnell den »Stress« für alles verantwortlich machen

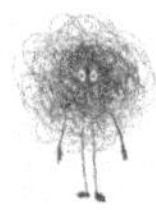

Auch die Kommunikationssysteme, die Psyche und Körper miteinander verbinden, können von Krankheiten befallen werden. Das kann zur Falle werden, da man von außen nicht erkennt, ob eine psychische Reaktion den Stress im Körper verursacht oder ein Defekt in der Übermittlung, also eine körperliche Störung. So kann die Hypophyse, die mittels Adrenocorticotropin über die Nebennieren einen Alarm an den gesamten Organismus weiterleitet, einen seltenen gutartigen Tumor haben: ein Adenom. Dieser führt zu einer Überproduktion von Adrenocorticotropin, sodass die Nebennieren die ganze Zeit angewiesen werden, Cortisol in den Organismus zu schicken, ohne dass es einen Anlass dafür gibt. Das Ergebnis können Körperfettzunahme, Verlust der Muskelkraft, Ängste, Depressionen, Bluthochdruck und Zuckerkrankheit bis hin zum Knochenschwund sein.
Dieses Beispiel macht deutlich, dass man bei unklaren körperlichen und psychischen Veränderungen nicht vorschnell auf »alles psychisch« setzen sollte. Denn auch die Rohrpost kann ganz schlicht falsche Botschaften erhalten.

Stille Post – das Immunsystem

Das gerade besprochene Cortisol als Stresshormon bremst zunächst, sobald es das Immunsystem erreicht, viele Bereiche der Immunabwehr, einige scheint es auch zu stimulieren. Da wir davon lange Zeit erst mal nichts mitbekommen, können wir die Psyche-Körper-Verbindung über das Immunsystem als unsere »stille Post« bezeichnen.

Angst, Ärger und Einsamkeit sind mentale Zustände, die sich schwächend auf das Immunsystem auswirken können. Auch Dauerstress bewirkt eine geminderte Leistung unserer Krankheitsabwehr. Bei akutem Stress mit Sympathikusaktivierung können die Entzündungsreaktion und die Immunabwehr vorübergehend gestärkt werden. Wir kennen das, wenn wir etwas Wichtiges wie ein Examen oder einen Urlaub vorhaben und es schlicht nicht möglich erscheint (und auch fast nie passiert), dass wir kurz vor der Prüfung oder dem lang ersehnten Wochenendtrip krank werden.

Das Ganze funktioniert auch umgekehrt, und eh man sichs versieht, hat sich das Immunsystem auf Gehirn und Psyche ausgewirkt. Bei Infekten wie ganz normalen Erkältungen werden aus den Immunzellen Botenstoffe (Interleukine) abgesondert, die das Gehirn aktivieren: Sie erzeugen Krankheitsgefühl, Fieber, Müdigkeit, Unlust und Appetitlosigkeit – bis hin zur depressiven Stimmungslage.

Einige der stärksten Förderer des Immunsystems sind übrigens das Kuscheln[35] und Küssen[36] – erwiesenermaßen tragen sie zu einer verbesserten Krankheitsabwehr bei. Das könnte ein guter Ausgleich für diejenigen sein, die nicht gerne gesund kochen.

Schneckenpost – Genetik und Epigenetik

Richtig langsam ist die Informationsvermittlung über unsere Schneckenpost, die Genetik. Diese Disziplin der Biologie beschäftigt sich mit dem Träger unserer Erbinformation, der DNS, und wie diese in Genen organisiert ist. Sie verfügt heute über ein recht gutes Bild darüber, wie sich Gene durch Mutationen verändern und so Krankheiten auslösen können und wie Gene (und die auf ihnen codierten Eigenschaften oder Merkmale) an spätere Generationen weitervererbt werden.

Immer mehr in den Fokus der Aufmerksamkeit rückt dabei die Epigenetik. DNS-Gruppen, die Erbinformationen enthalten, können je nach Einflüssen durch die Umwelt im Hier und Heute an- und abgeschaltet werden. Das funktioniert über eine chemische Veränderung der DNS, die Methylierung genannt wird. Ein Gen entfaltet seine Eigenschaft nur, wenn es angeschaltet ist. Das kann gefährlich sein, wenn zum Beispiel ein Gen abgeschaltet wurde, das die Zellteilung kontrolliert. Ebenfalls negativ kann es sich auswirken, wenn zum Beispiel ein Gen aktiviert wird, das besser nicht aktiv sein sollte, weil es im Verdacht steht, Krankheiten auszulösen. Umweltgifte, Ernährung, Drogen und Stress können auf die Oberfläche der Gene einwirken und dabei den On- oder Off-Schalter drücken. So wird unser Lebenswandel, auch die Art, wie wir Beziehungen führen oder uns ernähren, zum Bestandteil unserer Erbinformationen. Besonders frühkindliche Traumatisierungen, die auf die Amygdala im Gehirn einwirken, können bereits Gene an- und abschalten und so regelrechte Narben hinterlassen, die biologisch und psychisch verankert sind. Die Narben können später unter Belastung aufreißen und Erkrankungen auslösen. Ob sie vererbt werden können, ist noch nicht abschließend geklärt.

Das NR3C1-Gen codiert beispielsweise, wie empfindlich der Cortisol-Rezeptor auf Stresshormone anspricht. Es spricht derzeit einiges dafür, dass die epigenetische Information umkehrbar ist und durch eine Psychotherapie, die dem Patienten eine sichere Bindungserfahrung vermittelt, eine Stärkung der Stresstoleranz erreicht werden kann.[37] Die Frage, ob eine Erkrankung genetisch oder durch Umwelteinflüsse wie Traumata und schädliche Beziehungserlebnisse ausgelöst wurde, lässt sich in vielen Fällen deshalb nur mit einem Sowohl-als-auch beantworten.

Das Retourensystem

So, wie das Gehirn alle möglichen Informationen in den Organismus ausliefert, gehen auch ständig Informationen beim Gehirn und schließlich in der Psyche ein, und zwar aus allen eben besprochenen Kommunikationskanälen, zudem über unsere fünf Sinne Sehen, Hören, Fühlen, Riechen und Schmecken. Besondere Bedeutung kommt dem System für die Tiefensensibilität zu: Es liefert von überall aus dem Körper Informationen zur Lage im Raum, zur Geschwindigkeit, in der wir uns bewegen usw. Auch können wir über diverse sensible Nerven Schmerzen, Herzschlag, Muskelzustand und andere Zustände innerhalb des Körpers erfassen.

Beim Retourensystem ist das Entscheidende, wie wir die eingehenden Informationen bewerten. Damit meine ich, wie die erhaltenen Infos beim Abgleich mit dem unbewusst laufenden limbischen System bewertet werden, wo Teile unserer emotionalen Erinnerung sitzen. Je nach wachgerufener Erinnerung entscheidet sich, ob die Informationen aus dem Körper Gefahr bedeuten und Ängste oder andere Emotionen auslösen, die uns zu einer Veränderung bewegen sollen.

Auch bei entzündlichen Situationen im Körper, wie unter anderem bei einer Virusgrippe, wirken Entzündungsbotenstoffe wie Zytokine und Leukotriene auf das Gehirn ein und vermitteln ihm: »Schonung ist angezeigt, die ganze Kraft wird für das Immunsystem benötigt – bitte nichts für die Muskeln verschwenden.«

Später werden wir uns ausführlicher damit befassen, dass bei vielen psychosomatischen Krankheiten genau diese Entzündungsbotenstoffe im Körper der Betroffenen für Erschöpfung sorgen, zum Beispiel bei der Depression, die eine schwere körperliche Erschöpfung auslösen kann (siehe 2. Teil im Kapitel »Die Depression: Mehr als traurig« ab Seite 172).

Nachdem Sie sechs wichtige Verbindungen zwischen Kopf und Körper kennengelernt haben, schauen wir uns einige klinische Konzepte an, die in der Psychosomatischen Medizin zur Erklärung von Krankheiten herangezogen werden. Diese Konzepte haben Ähnlichkeiten und Unterschiede und schließen sich nicht gegenseitig aus. Es sind Schablonen, die bei Patienten verschieden gut auf deren Erkrankungsbild passen.

Warum Sie abschalten lernen sollten: Das Stress-Modell

Stress ist für viele ein richtiger Alltagsbegleiter – für Sie womöglich auch. Aber was ist Stress überhaupt? Aus meiner Sicht als Arzt ist Stress etwas anderes als Hektik oder Eile – und auch nicht ein Begriff dafür, dass man viel zu tun hat. Stress ist für mich eine spezielle Reaktion des Organismus.

Anpassung

Stress ist der Name für einen sehr umfangreichen Prozess im menschlichen Organismus, der ständig ein bestimmtes Ziel im Auge hat: sich so gut wie möglich an Aufgaben und Herausforderungen anzupassen.

Wenn Sie um 18 Uhr Besuch zum Abendessen bekommen, obwohl Sie die Nacht zuvor nur fünf Stunden geschlafen haben, und jetzt ist es 15 Uhr, und Sie müssen noch einkaufen, aufräumen und kochen, um dann abends pünktlich gute Stimmung zu erzeugen, passiert etwas in Ihrem Organismus. Dabei ist spannend, dass Sie sich das Wissen um die bevorstehenden Aufgaben nicht besonders vergegenwärtigen müssen. Die Info, was Ihrer Erfahrung nach bei solchen Events anfällt und an Energie benötigt wird, ist in Gedächtnisbereichen gespeichert, die gar nicht mit den Mitteln der Sprache arbeiten, nämlich im limbischen System.

Dieses verborgene Wissen, welche Körperreaktion Sie in welcher Situation benötigen, um mit einer Anforderung zurechtzukommen, wird auch »Leibgedächtnis« genannt[38]. Ihr Wissen wird also unbewusst, ohne Ihr Zutun, über die Fernleitungssysteme des Körpers (autonomes Nervensystem, motorisches Nervensystem, Immunsystem, Hormonsystem) weitergeleitet. Die Reaktion heißt in vielen Fällen: Muskeln anspannen, Stuhlgang einbehalten – es ist wenig Zeit für unnötige Entspannungsphasen oder Unterbrechungen. Es muss stattdessen drei Stunden an einem gelungenen Abendessen gearbeitet werden, und dazu braucht der ganze Körper Sauerstoff. Das bedeutet, dass Herzschlag und Blutdruck zunehmen und die Muskeln und Organe besser mit Sauerstoff beladenen roten Blutzellen beliefert werden.

Was Sie spüren, ist eine gewisse Anspannung – Sie stehen unter Strom. Das Erstaunliche am Stress-Konzept ist, dass Stress in der einen oder anderen Situation als völlig normal und auch notwendig gesehen wird. Auch beim Sport hat der Körper eine Stressreaktion: Der Körper passt sich an eine erhöhte Anforderung an.

Wenn aber im Alltag eine Anpassung nach der anderen gefordert wird und dazwischen keine Gelegenheit besteht, wieder zur Ruhe zu kommen und sich gut zu fühlen, dann wird das Ganze schädlich. Dann läuft der Organismus immer auf Power-Boost und fährt die Belastung nicht mehr herunter, was eigentlich vorgesehen wäre und zur Regeneration wichtig ist. Und weil es keine Pause zur Wartung und zum Ölen gibt, läuft der Körper irgendwann »auf Verschleiß« und kann irreparable Schäden nicht mehr vermeiden.

Daueralarm

Genau das beschreibt das berühmte Stress-Konzept von Hans Selye[39], einem österreichisch-kanadischen Mediziner, der den Begriff Stress prägte. Selye brachte die Bedeutung von Stress in die eigentlich »Maschinenmensch«-dominierte Medizin ein. Er ging davon aus, dass durch Stress ein Gleichgewicht im Körper wiederhergestellt werden soll. Somit sah er Stress als einen Anpassungsversuch. Wenn die »Alarmreaktion« nach dem anspruchsvollen Besuch zum Abendessen nicht nachlässt, weil irgendeine neue Anpassung erbracht werden muss, geht der Körper in die Widerstandsphase, in der die Belastungen irgendwann endgültig überwunden werden oder der Körper sich an das Stresslevel anpasst. Wenn auch das alles misslingt, entsteht ein chronisches Stresssyndrom (das kennen bestimmt zu viele von uns!), auf das die Phase der Erschöpfung folgt, in der der Organismus nachhaltig geschädigt werden kann – und der Mensch krank wird.

Leerlauf

Was heißt das für uns? Ständig Pausen oder Urlaub machen? Keinen erwartungsvollen Besuch mehr einladen?

Ein Anfang wäre sicher zu versuchen, in uns hineinzuhorchen, auf wie viel Dampf wir eigentlich laufen. Stress wird heute, wie das Rauchen, als dosisabhängiges Risiko gesehen. Entscheidend ist dabei, auch Zeiträume zu haben, in denen man nicht ständig am Limit ist. Sonst setzt eine Widerstandsphase ein. Typische Zeichen sind Neigung zu Ärger, Zynismus, Schlafstörungen, erhöhte Infektanfälligkeit, Beziehungskrisen und das Gefühl, nicht mehr viel empfinden zu können. Was akut helfen kann, ist Bewegung an der frischen Luft, ein selbst gekochtes Essen, in Ruhe und vielleicht ohne Besucher genossen, oder etwas machen, das ein vertrautes Wohlgefühl bietet, wie ein heißes Bad nehmen, Musik hören etc. Und einfach einmal Leerlauf, brachliegen und nutzlos sein dürfen.

Wo haben Sie Ihre Schwachstelle? Die »Organwahl«

Im Jahr 1950 hat der Psychosomatiker Franz Alexander sieben Krankheiten beschrieben, von denen er glaubte, sie würden aufgrund bestimmter innerer Konflikte und Gefühle entstehen[40]: Asthma, Magengeschwüre, Rheuma, Neurodermitis, Bluthochdruck, Schilddrüsenüberfunktion (Basedow-Krankheit), Morbus Crohn bzw. Colitis ulzerosa.

Auf dieser Grundlage ging man innerhalb der Psychosomatischen Medizin bis in die 1970er-Jahre zum Beispiel davon aus, dass hinter einem Asthma der »Schrei nach der Mutter« stecke, der als Kind nicht gehört worden sei. Alexander dachte, dass Kinder mit Asthma häufiger emotional vernachlässigt worden seien und so Frustrationen in sich tragen, die durch einen verkappten Schrei im Rahmen der Asthmasymptome ihren Weg in die Gegenwart fänden.

Von solchen Zusammenhängen zwischen bestimmten Gefühlen und dem Befall eines speziellen Organs ist man heute abgekommen. Es gibt *keine* klare Verbindung von kindlichen Erlebnissen und einer organischen Erkrankung. Aber wonach geht es? Welches Organ wird von einer psychosomatischen Symptomatik betroffen?

Sollbruchstelle

Nehmen wir einmal eine Person, die an chronischem Stress leidet und deren Körper dauernd in einem Alarmzustand ist. Wird das Herz, der Darm oder die Haut erkranken?

Das ist nach einem ursprünglichen Modell von Freud, welches inzwischen weiterentwickelt wurde, eine Frage des »körperlichen Entgegenkommens«[41]. Zum einen entsteht hier psychische Spannung, Energie, die sich als Stressreaktion auf den Körper auswirkt: durch Cortisol-Ausschüttung sowie Adrenalin- und Noradrenalin-Ausschüttung. Zum anderen kann eine Sollbruchstelle am oder im Körper entstehen, die der psychischen Problematik entgegenkommt und das Problem – wenn man so will – abnimmt. Wie entsteht aber eine solche Sollbruchstelle an einem Organ?

Dahinter steht meist eine frühere Krankheitserfahrung. Wer als Baby eine stark ausgeprägte Neurodermitis hatte, kann bei späteren Belastungen und Stress leichter wieder mit der Haut reagieren. Auch das Immunsystem hat nämlich die Sollbruchstelle Haut abgespeichert, genau wie die unbewusste Seite der Seele. Eine andere Möglichkeit ist die Folge eines Unfalls, wie ein früher gebrochener Arm, dessen Muskulatur bei Stress und Anspannung besonders stark reagiert und Schmerzen verursacht. Hier findet ein Wechselspiel zwischen dem Wissen des Gehirns – »Hier war mal ein verwundbarer Bereich« –, der Ansteuerung der Muskeln und wiederum der Wahrnehmung des Gehirns statt. Es reagiert schneller und übervorsichtig auf Warnsignale wie die Schmerzreize aus diesem empfindlichen Bereich.

Besetzungen

Eine weitere Möglichkeit der Organwahl sind psychoanalytischer Auffassung nach »Besetzungen«, also subjektive Zuschreibungen, die ein Organ im Laufe des Lebens bekommt. Damit meine ich, dass für die Psyche die einzelnen Organe einen bestimmten Charakter oder einen bestimmten Ruf haben, der sich aus den gemachten Erfahrungen ableitet.

Hat jemand mitbekommen, wie Mutter ständig auf alles Mögliche mit Kopfschmerzen reagiert hat, ist der Kopf für denjenigen auf eine bestimmte Weise besetzt, hat also seine Rolle weg – als Körperbereich, der Überlastung anzeigt und den Raum zum Beispiel ganz dunkel und ruhig braucht. Wir können im Rahmen früher Bindungserfahrungen auch die Organempfindlichkeiten anderer Menschen übernehmen.

Heilsames

Wie können wir selbst mit unseren Schwachstellen umgehen, seien sie seelisch oder körperlich? Der erste und wichtigste Schritt ist, dass wir sie wahrnehmen und dann vielleicht erkennen können, warum der Rücken oder der Magen oder das Herz unsere Schwachstelle ist. Dazu ist es häufig hilfreich, sich beim Denken treiben zu lassen und nicht übertrieben mit dem Verstand zu überlegen, ob etwas medizinisch möglich ist, sondern Eindrücken und Fantasien nachzugehen, die uns kommen. Uns zu erlauben, einfach draufloszufantasieren.

Wenn Sie eine Idee haben, was Ihr verwundbarer Bereich ist, geht es darum, dies anzuerkennen und anzunehmen und nicht unterdrücken zu wollen. Nur wenn wir unsere persönliche Prägung wirklich annehmen, können wir auch einen guten Umgang damit finden.

Und das ist der nächste Schritt: Pflege, und zwar liebevoll. Damit ist gemeint, dass der betroffene Körperbereich, der ja ein Teil unseres Selbst ist, Aufmerksamkeit und Liebe bekommt. Ja, das klingt komisch, aber wer mag das nicht? Ich habe in einem Krankenhaus gearbeitet, in dem Menschen mit Herzerkrankungen gelernt haben, täglich die Region der Brust – über dem Herzen – mit wohltuenden Cremes einzureiben. Wir kennen es ja aus der eigenen Kindheit: Wärmflaschen auf grummelnde Bäuche, viel zu große Pflaster auf winzige Ratscher haben einfach gutgetan, weil wir über unsere Verletzung Aufmerksamkeit und Fürsorge bekommen haben. Und das ist für jeden Menschen und jedes gekränkte Organ heilsam. Nur weil wir als Erwachsene eine härtere

Schale entwickeln mussten, sind wir doch innerlich nicht weniger bedürftig.

Symbolhaftes

Um den »Sprung« eines Symptoms von der Seele in den Körper zu verstehen, ist es also notwendig, die Dinge der materiellen Welt, also auch Gegenstände und Körperteile, als etwas Abstraktes, Symbolisches zu begreifen. Wie ich das meine, möchte ich Ihnen an einem kurzen Beispiel erklären: Meine Tochter war im Alter von sechs Jahren todunglücklich, als sie durch ein Missgeschick einen Porzellanteller zerschmiss, den ihr der Opa zum vierten Geburtstag bemalt hatte. Sie weinte und war wirklich fassungslos, dass ihr geliebter Teller nun aus drei Scherben bestand. Ohne groß darüber nachzudenken, hatte ich den Impuls, den Teller mit Sekundenkleber wieder zusammenzukleben, auch wenn alles aufgrund kleiner Absplitterungen nicht mehr so perfekt zusammenpasste. Meine Tochter wirkte sehr zufrieden mit dem unperfekten Werk, sie war geradezu wiederhergestellt. Sie fühlte sich selbst wieder ganz, wie ich dann verstand. Das war das Entscheidende: Dieser Teller, den sie lieb gewonnen hatte, stand für etwas, das mehr war als ein Teller. Sein Kaputtgehen erschütterte sie tiefer als kaputtes Porzellan.

Dieses symbolische Denken tragen auch wir Erwachsene in uns, wobei wir dazu neigen, die Symbolik hinter den Dingen nicht so stark wahrzunehmen, sondern uns auf das ganz Oberflächliche zu berufen: »Ist ja bloß ein Teller.« Allerdings liegen auf unseren Organen Besetzungen mit Symbolik aus früheren Erfahrungen; daher sind diese Organe besonders anfällig dafür, bei passenden Reizen von außen psychosomatische Symptome (wieder) auszulösen.

Körpersprache: Die Konversionshypothese

Bei der ursprünglichen Konversionshypothese handelt es sich um ein psychosomatisches Vintage-Modell des Neurologen Sigmund Freud und des Internisten Josef Breuer von anno 1895[42]. Die Autoren haben versucht, ein Modell dafür zu entwickeln, wie seelische Spannungen und Konflikte in den Körper wandern und sich dort äußern können.

Besonders im Bereich der Psychosomatik stimmen einige der alten, verstaubt anmutenden Theorien doch sehr mit zeitgemäßer Forschung überein – auch wenn es manchmal frische Wörter gibt, um einen althergebrachten Zusammenhang zu beschreiben.

Abgespalten

Ein gutes Beispiel ist die »dissoziative Bewegungsstörung«, bei der ein Teil des Bewusstseins abgespalten wird. Es handelt sich dabei um einen Schutzmechanismus, um die Seele vor heftigen Emotionen abzuschirmen.

Weil die seelische Energie sich jedoch ihren Weg an die Oberfläche bahnt, zeigt sich die heftige Emotion, die vom Bewusstsein abgespalten wurde, in einem scheinbar neurologischen Körpersymptom. Dieses Symptom wird von der motorischen Hirnrinde (Fernsteuerung) in Zusammenarbeit mit dem emotionalen Gedächtniszentrum, was vornehmlich unbewusst arbeitet, ausgelöst. Das heißt, das neurologische Symptom ist eigentlich gar kein neurologisches (durch eine Nervenkrankheit ausgelöstes) Symptom, sondern es ist ein von der Seele durch die motorischen Nervenfasern – die sonst Arme, Beine und die Mimik bewegen – weitergeleiteter Ausdruck für einen unerträglichen Gedanken, ein unerträgliches Gefühl oder ein nicht zu verarbeitendes Trauma. Ein konkretes Beispiel ist eine psychisch ausgelöste Stimmlosigkeit: Jemand verliert seine Stimme. Er kann die Stimmmuskulatur nicht mehr bewegen, nachdem ihm ein erschreckendes Geheimnis anvertraut wurde.

Ausdruckskrankheiten

Genau diesen Vorgang beschrieben die Ärzte Sigmund Freud und Josef Breuer 1895 unter dem Namen »Konversionsneurose«[43]. Konversion (von lateinisch *conversio* = Umwendung, Umwandlung) meint die Umwandlung von einem seelischen in einen körperlichen Ausdruck, Neurose (von altgriechisch *neuron* = Nerv) ist eine Bezeichnung für eine durch miteinander in Konflikt stehende Gefühle, Gedanken oder Wünsche ausgelöste psychische Störung.

Ich möchte Ihnen gleich einen typischen Fall aus einer meiner Psychotherapien schildern, weil das Konzept der körperlich zum Ausdruck gebrachten Gefühle heute weiterhin aktuell ist und auch künftig erforscht werden wird. In einer Übersichtsarbeit konnte gezeigt werden, dass Emotionen ein wichtiger Faktor bei der Entstehung neurologischer Symptome »ohne Befund« sind. Gerade Menschen, die Schwierigkeiten haben, ihre Emotionen zu spüren und in Form von Sprache zum Ausdruck zu bringen, können dazu neigen, durch die Zusammenarbeit zwischen dem emotionalen Gedächtnis und der motorischen Hirnrinde ihre Probleme durch die Muskulatur des Körpers auszudrücken.[44]

Der bekannte Psychosomatiker Thure von Uexküll nannte diese Erkrankungen »Ausdruckskrankheiten«, weil die Funktion hier ganz eindeutig zu sein scheint, den Menschen um sich herum einen inneren Konflikt zu zeigen – mit der Sprache des Symptoms.

Auf eigenen Beinen

Ich erinnere mich sehr lebhaft an eine unheimlich freundliche Patientin, die mir in meiner Zeit als Stationsarzt in der Klinik für

Psychosomatische Medizin aus der Neurologie überwiesen wurde. Erika saß im Rollstuhl. Umfangreiche neurologische und internistische Untersuchungen hatten keine Erklärung für die Lähmung ihrer Beine gebracht. Die Patientin stand kurz vor der Rente und zeigte sich relativ unbeeindruckt davon, nicht mehr laufen zu können. Ihr Umfeld wiederum war wirklich geschockt. Täglich war ihr Ex-Partner für mehrere Stunden auf der Station und fuhr Erika in die Cafeteria, um lange Gespräche mit ihr zu führen. Auch ihre Schwester, die den Kontakt vor langer Zeit abgebrochen hatte, kam zu Besuch. Erika genoss die Unterhaltungen mit dem Pflegepersonal, war freundlich und dankbar und brachte sich in den Gruppentherapien insbesondere damit ein, anderen bei der Überwindung ihrer Probleme weiterzuhelfen.

Als ich Erika zu den Einzelgesprächen in mein Arztzimmer rollte, stand ich – als recht junger und unerfahrener Arzt – durchaus unter Druck, bald schon eine Ursache und Lösung für das schwerwiegende Problem finden zu müssen. Doch Erika beruhigte mich und hatte eine ganz andere Sorge: nämlich, bloß nicht so bald wieder aus dem Krankenhaus entlassen zu werden. Mit dem Rollstuhl könne sie zu Hause ja nicht zurechtkommen, erklärte sie mir nachvollziehbar.

In den Arztgesprächen beschrieb Erika unter anderem, wie sie ihre Kindheit erlebt hatte: Als nicht geplante Nachzüglerin habe sie – so ihr Wortlaut – ihre Eltern in finanzielle Probleme gebracht, die meistens damit beschäftigt gewesen seien, an Geld zu kommen oder bei Krisen tagelang im Alkoholrausch steckten. Sie habe ganz früh »auf eigenen Beinen stehen« müssen, erzählte sie mir. Im Laufe ihres Lebens sei sie sehr von ihren jeweiligen Partnern unterstützt worden, auch ihr Job als Pförtnerin einer Firma habe ihr gutgetan. Die letzte Partnerschaft sei jedoch etwas Besonderes gewesen, niemals zuvor habe sie sich so angenommen und geschätzt gefühlt: »Micha hat mir wirklich alles von den Lippen abgelesen«, so Erika.

Als ihr Partner sich einige Wochen vor Beginn der Beinlähmung getrennt habe, habe Erika das einfach hingenommen; sie könne es ja nicht ändern, dass Micha das alles zu eng geworden sei. Als sie zu ihrem 63. Geburtstag ihre Schwester, Micha und einige Freunde einlud, aber alle verhindert waren und Erika allein zu Hause saß, wurde sie noch am gleichen Tag in die Notaufnahme eingeliefert wegen akuter Beinlähmung. Man nahm sie in die Neurochirurgie auf, dann in die Neurologie und schließlich in die Psychosomatik. Die Trennung von Micha nahm sie zwar äußerlich hin, aber ihre Weigerung, wieder auf eigenen Beinen zu stehen, symbolisierte sie womöglich durch das Körpersymptom der Beinlähmung.

Ich möchte dabei ganz deutlich machen, dass dies nur eine Interpretationsvariante dieses Beschwerdebildes ist. Der Zugang des Patienten zu einem Modell entscheidet letztlich über die Tauglichkeit.

Erika verließ das Krankenhaus nach vier Wochen in der Psychosomatik im Rollstuhl. Kleine Wege machte sie allein, vor allem an Orte, wo der Rollstuhl nicht hindurchpasste. Sie beschäftigte sich mit den positiven Seiten ihrer Krankheit, beispielsweise so viele Begleiter ihres Lebens um sich zu versammeln. Sie übte, allein durch Worte, Gesten und Einladungen Menschen an sich zu binden und um Hilfe zu bitten, sodass sie nicht mehr nur auf eigenen Beinen stehen und alles allein schultern musste.

Für mich als Arzt ist es eine Herausforderung, mit Krankheiten an der Schnittstelle von Körper und Psyche umzugehen. Der Körper meiner Patientin muss gründlich untersucht werden; und gleichzeitig möchte ich natürlich die seelischen Aspekte mit ins

Gespräch bringen und in den Topf der möglichen Ursachen werfen.

Alle Symbolik, alle Wünsche und Aufforderungen an die Mitmenschen, die man im Symptom von Erika sehen kann, sind nur dann hilfreich, wenn die Betroffene damit etwas anfangen kann. Nur dann, wenn Dinge aufgedeckt werden, die so vorbewusst sind, dass sie demjenigen einen Erkenntnisgewinn bringen und dabei helfen, von der Körpersymbolik einen Weg zurück in die Formulierung zu finden. Es ist dabei wichtig zu sehen, dass das Symptom eine Schutzfunktion der Psyche beinhaltet, sich vor noch mehr Frust, noch mehr Einsamkeit zu schützen. Die möglichen anderen Abwehrmöglichkeiten der Psyche sind womöglich überlastet.

Dass der Sprung vom psychischen Impuls in die Muskulatur funktioniert, und das völlig ungewollt, zeigt sich bei Lachkrämpfen. Ich gehe fest davon aus, dass Sie das kennen. Gerade gestern passierte es mir (mal wieder), dass mein Sohn am Abendbrottisch mit einer Käsescheibe herumblödelte und sie auf sein Gesicht legte, was mich nervte, da ich keine Lust hatte, am Abend noch ein Kind von oben bis unten zu reinigen. Aber ich bekam dann – obwohl ich nicht wollte – einen Lachkrampf, die Situation war so komisch. Ich zeigte also über mein Zwerchfell und die sonstige Atemmuskulatur meine Zustimmung und meine Freude daran, obwohl der Erwachsene in mir lieber zur Vernunft ermahnt hätte. Das Unbewusste äußert sich also sehr wohl durch muskuläre Bewegung, ohne dass wir es wollen.

Mein Körper fühlt, was ich nicht fühle: Die Somatisierung

Es gibt noch eine zweite, ganz andere Art und Weise, wie unbewusst abgewehrte Emotionen sich den Weg in den Körper bahnen können. Sie nennt sich Somatisierung (von altgriechisch *soma* = Körper), was auf Deutsch Verkörperlichung bedeutet. Damit ist gemeint, dass eine ursprünglich seelische Belastung sich in der Fehlfunktion eines Organs widerspiegelt und dies dann seine Funktion nicht mehr ordentlich ausführt. Der psychosomatisch versierte Arzt nennt das Krankheitsbild dann »somatoforme Störung«.

Vielleicht hatten Sie selbst – zumindest vorübergehend – auch schon einmal so ein Symptom. Betroffen sein können beispielweise das Herz, der Darm, die Haut, der Magen, die Blase und – ganz wichtig – die Geschlechtsorgane. Übrigens hat mindestens jeder vierte Patient, der eine Hausarztpraxis betritt, ein Symptom, das durch eine somatoforme Störung entsteht[45] und somit seelischen Ursprunges ist. Etwa fünf Prozent der Deutschen sind von einer handfesten somatoformen Störung betroffen[46].

Körperwesen

Wie entstehen Symptome per Somatisierung wie Herzrasen, Durchfälle, Schmerzen, Potenzstörungen oder Lustlosigkeit?

Zunächst müssen wir wissen, dass Säuglinge und Kinder praktisch alle Emotionen sehr direkt über den Körper empfinden und diese auch ihren Mitmenschen gegenüber ausdrücken. In der Wahrnehmung von Kindern ist es eine gute Art der Beziehung, wenn sie gefüttert oder gestreichelt werden und eine schlechte Form der Beziehung, wenn sie Bauchschmerzen haben. Dann fühlen sie sich schutzlos und sind ihrem Umfeld nicht wohlgesinnt. Kleine Kinder haben keinen fertigen »virtuellen Raum« in ihrer Psyche, in dem sich ihr Zustand abbildet und von ihnen betrachtet werden kann. Sie reagieren, anstatt Emotionen zunächst zu *empfinden* und dann zu reflektieren, sehr direkt, praktisch wie aus einem Reflex heraus, mit körperlichen Zustandsänderungen: Sie weinen, knötern, laufen weg oder machen sich in die Windel, wenn sie erschrocken sind; oder sie sabbern Dinge an, wenn sie neugierig sind. Während diese Körperreaktionen stattfinden, werden sie in einer Art Körpergedächtnis abgespeichert, das auch als »somatische Erinnerung« bezeichnet wird. Da diese somatische Erinnerung sich vor dem Spracherwerb entwickelt, werden diese Erfahrungen niemals sprachlich begriffen, also werden keine Worte diese Gefühlszustände beschreiben können. Wohl aber speichert sich ein Gefühl ab dafür, wie die Welt ist, wie die anderen sich verhalten und was das in einem auslöst.

Körper-Seele-Trennung

Während wir größer und schlussendlich erwachsen werden, erreichen wir – wenn unsere Kindheit halbwegs gut verläuft jedenfalls – immer mehr die Fähigkeit, Gefühle getrennt von der Körperreaktion zu erleben. Also können wir, wenn wir Angst erleben, bei der auch das Herz rast und wir stärker schwitzen, das Gefühl der Angst erkennen, benennen und uns damit auseinandersetzen.

Oft werden die Körperreaktionen, die eine Emotion ausmachen, dann in das Reich des Vorbewussten (unbewusst, aber bewusstseinsfähig) verbannt. Unsere Handlungen beim Autofahren sind ein gutes Exempel für vorbewusstes Handeln: Wir tun Dinge, ohne bewusst darüber nachzudenken, aber wir haben die Möglichkeit, uns klarzumachen, welche Handgriffe wir gerade tun. Bei besonderen Verkehrssituationen wird das Bewusstsein dann zugeschaltet; Kupplung oder Bremse können wir dann bewusst bedienen, um einen Unfall zu verhindern.

Körperrückkehr

Ähnlich verhält es sich bei Erwachsenen mit sehr starken oder überflutenden Gefühlen. Wenn zu viel andrängt an Konflikten, an Kränkungen, an Einflüssen, die verarbeitet werden müssen, kann es passieren (das beschreibt das Modell der Somatisierung jedenfalls), dass die Entkoppelung von Seele und Körper teilweise aufgehoben wird: Bei starker Angst nehmen wir das pochende Herz bewusst wahr, die Aufmerksamkeit wird darauf gebündelt. So geht die Konzentration weg vom Auslöser der Angst hinein in den Körper und seine Reaktionen. Die meisten kennen so eine Somatisierung und erleben sie ab und an im Alltag – der Vorgang selber ist nicht krankhaft.

Dadurch können aber Schlafstörungen, Herzangststörungen, eine nervöse Blase oder vieles andere mehr ausgelöst werden. Es handelt sich um eine Wiederbelebung alter, erlernter Reaktionsweisen. Das Ganze wird auch »Resomatisierung« genannt, weil wir (im besten Fall nur für eine Weile) in einen früheren körperlicheren Zustand zurückkehren. In diesen Phasen sind wir also wieder ein bisschen Kind, das seine Sprache nicht hat, oft weil uns etwas so beschämt oder uns solche Schuld- oder Angstgefühle bereitet, dass unsere Sprache dafür keine Worte bietet. Dann entwickeln wir uns – oft nur in einem Teilbereich – psychisch zurück; die Körperreaktion steht wieder im Mittelpunkt, während das eigentliche Gefühl zunächst weggeschoben wird. Dabei wird das Organ angesprochen, das früher in der »körperlichen Erinnerung« zu dem jeweiligen Gefühl abgespeichert wurde[47]. Deshalb reagieren wir auch individuell sehr unterschiedlich auf starke Emotionen oder Herausforderungen im Leben.

Symptomfalle

Problematisch wird das dann, wenn das Symptom eine eigene Kraft entwickelt und wir nicht wieder davon loskommen. Gehen wir damit zum Arzt, findet dieser oft nichts. Oder er findet eine Kleinigkeit, die unser Sorgenkarussell weiter antreibt. Wenn sich das eigentliche Gefühl in einem Organ verfestigt und keine Ruhe mehr gibt, kann man richtig krank werden: einfache somatoforme Störungen betreffen dabei nur ein Organsystem, beispielsweise den Magen-Darm-Trakt. Bei Somatisierungsstörungen wandert das Problem im Körper über Jahre umher, betrifft mal das eine, mal das andere Organ oder Organsystem.

Das Problem bei Somatisierungen entsteht häufig dann, wenn wir zum Hausarzt gehen, dessen Kernkompetenz es ist, in den Körpersystemen nach Fehlern zu suchen. Dann wird das auslösende Gefühl immer weiter aus der Wahrnehmung verschwinden, während man eine Lösung für ein ganz anderes Problem will, nämlich den verstopften Darm oder das stolpernde Herz – die ja letztlich nicht die Ursache, sondern nur das Symptom sind.

Raus aus der Psychosomatik-Falle Nr. 05: Ein Gefühl hinter dem Symptom suchen

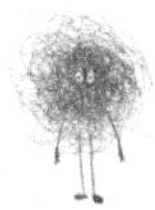

Natürlich muss bei körperlichen Beschwerden gründlich körpermedizinisch untersucht werden, ob alles in Ordnung ist. Parallel dazu tut man sich aber einen Gefallen, auch über die eigentlich »kindlichen« Ursachen von Bauchweh und Herzklopfen nachzudenken: Welches Gefühl könnte dahinterstehen, und woher könnte es kommen?

Achtung, Gegenverkehr: Psychosomatik umgekehrt

Ängstlichkeit, Niedergeschlagenheit und zum Beispiel Gedächtnisstörungen können ihre Ursachen in körperlichen Erkrankungen haben. Es handelt sich dabei um psychische Symptome, deren Ursachen aber gar nicht in der Psyche liegen. Ein häufiges Beispiel ist die Grippe, die Niedergeschlagenheit und oft auch eine depressive Stimmung auslöst, was unter anderem mit Entzündungsprozessen und ihrer Wirkung auf das Gehirn zu tun hat. Das Unpraktische daran ist, dass man selbst normalerweise nicht unterscheiden kann, ob ein Symptom durch einen Auslöser im Körper oder in der Psyche entsteht.

Für einen Psychosomatiker ist das eine der größten Herausforderungen im Alltag, und manchmal gibt es auch keine klaren Antworten. Insbesondere wenn jemand körperliche und psychische Vorerkrankungen hat und womöglich noch Medikamente einnimmt, wird es sehr unübersichtlich. Denn viele Medikamente – und übrigens auch Drogen – können als Nebenwirkung zum Beispiel depressive Beschwerden oder auch Ängste auslösen. Außerdem gibt es über 6.000 seltene Erkrankungen, die in einer normalen Arztpraxis gar nicht ausgeschlossen werden können; spezielle Zentren an den Unikliniken übernehmen hier eine Diagnosestellung.

Häufige körperliche Erkrankungen, bei denen die Psyche mitreagiert, sind: Schilddrüsenüber- oder -unterfunktion, Tinnitus, Rücken- oder Gelenkschmerzen, Multiple Sklerose, Herzinfarkt, Leberentzündungen, Rheuma, chronisch-obstruktive Lungenerkrankung, Grippe und Asthma, aber auch viele andere mehr.

Medikamente, die häufig psychische Beschwerden auslösen, sind Blutdrucksenker, starke Schmerzmittel wie Opioide, die Antibabypille, Schlafmittel, Antiallergika und Kortison.

Raus aus der Psychosomatik-Falle Nr. 06: Schilddrüsenkrankheiten bei Depression oder Angst erkennen

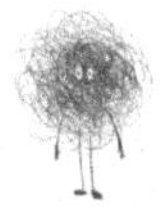

Unser kleines Stoffwechselorgan namens Schilddrüse liegt am Hals vor der Luftröhre und direkt unter dem Kehlkopf. Auch wenn sie klein ist, kann sie große Wirkungen im Körper entfalten. Die Schilddrüse speichert Jod und bildet daraus hauptsächlich das Schilddrüsenhormon Thyroxin (T4), zu einem geringeren Teil auch Trijodthyronin (T3). Diese Schilddrüsenhormone sind über einen komplexen Regelkreis für den Energiestoffwechsel der Körperzellen von großer Bedeutung. Ein weiteres von der Schilddrüse gebildetes Hormon ist Calcitonin, welches eine Rolle bei der Regulierung des Knochenstoffwechsels spielt. Werden diese Hormone beispielsweise aufgrund extremen Jodmangels, durch bestimmte Medikamente, autoimmune Entzündungen oder Tumore verstärkt oder vermindert an die Blutbahn abgegeben, entsteht das Syndrom einer Unter- oder Überfunktion der Schilddrüse.

- **Hauptsymptome der Überfunktion:** Schwitzen, Herzklopfen, Herzrhythmusstörungen, Gewichtsverlust, Nervosität, Angst, innere Unruhe, Zittern
- **Hauptsymptome der Unterfunktion:** Frieren, Müdigkeit, Gewichtszunahme, depressive Stimmung, Antriebsmangel, Verstopfung, Abnahme von sexueller Lust und Potenz

Unabhängig von der Ursache kann eine Über- oder Unterfunktion auch die Symptome einer Angsterkrankung oder einer Depression zeigen. Dann ist ein wichtiger Behandlungsschritt, dem Schilddrüsenstoffwechsel durch die Einnahme von Hormonen, Hormonblockern oder durch eine OP zu seinem Gleichgewicht zu verhelfen.

Bei Schilddrüsenerkrankungen bestehen überdurchschnittlich häufig psychische Beschwerden, sodass eine Behandlung auf körperlicher und psychischer Ebene notwendig ist[48]. Das bedeutet, dass der Schilddrüsen-Stoffwechsel in Ordnung gebracht werden muss und eine womöglich gleichzeitig bestehende Depression oder Angststörung parallel psychotherapeutisch oder medikamentös behandelt wird.

Wichtig ist eine Schilddrüsen-Diagnostik auch, wenn der Stoffwechsel in einem groben Screening (mittels TSH-Messung) normal erscheint. Die recht verbreitete Hashimoto-Krankheit kann nämlich aufgrund der Entzündungsreaktion auch emotionale Veränderungen bewirken, selbst wenn der Schilddrüsen-Stoffwechsel noch völlig normal scheint; das haben Versuche an Mäusen gezeigt[49].

Bei allen körperlichen Symptomen lassen Sie sich bitte unbedingt gründlich untersuchen – hinter allen scheinbaren psychisch bedingten Beschwerden können Organkrankheiten stecken. Ihr Hausarzt ist Ihr Ansprechpartner.

Wir haben über das Leib-Seele-Problem gesprochen, über unsere psychische Entwicklung, über die Bedeutung der Gefühle und über den Zusammenhang von Körper und Seele. Nun möchte ich mit Ihnen den Blick auf die Psyche lenken und die Frage stellen: Was genau kann die Psyche eigentlich krank machen?

Wie die Psyche funktioniert und was sie krank macht

Wir können psychische Einflüsse von körperlichen Einflüssen auf die Organfunktionen nicht klar trennen. Sobald jemand einen Schreck bekommt und sein Herz zu rasen beginnt, ist das Herzrasen ein Körpersymptom und kein psychisches Symptom mehr. Um das Herz zum Rasen zu bringen, braucht der Schreck unser Bewusstsein auch gar nicht zu erreichen. Blitzartig wird das Ganze über die Amygdala (das Angstzentrum) und dann über das »Glasfaserkabel« Sympathikusnerv zum Herzen weitergeleitet, wie wir bereits gesehen haben – erst danach wird uns bewusst, was eigentlich passiert ist.

Kein Symptom ist nur körperlich oder nur psychisch.

Ich möchte Sie jetzt in ein Konzept einweihen, das sich mit den psychischen Anteilen von Krankheitsauslösern befasst. Ich nenne sie die »unsichtbaren Auslöser«, weil sie sich nicht nachweisen oder beweisen lassen, wie Hormone oder Entzündungszellen im Blut es tun. Sie sind Schubladensysteme, also Hilfskonstrukte, die eine Annäherung an die in der Seele herrschenden Kräfte ermöglichen sollen.

Ja, nein – jein! Die Theorie der inneren Konflikte

Menschen haben innere Konflikte, und sie interessieren sich für Konflikte. Sie dürfen über einen Roman Ihrer Wahl nachdenken, und ich verrate Ihnen, warum der Roman spannend war: wegen des Konflikts des Protagonisten. Er hat Sie für den Moment des

Lesens mit Ihrer eigenen konflikthaften Innenwelt in Kontakt gebracht, aber nicht zu sehr – es war ja nur ein Buch ...

Konflikte sind deshalb so anregend für uns, weil sie ein Lebenselixier sind, sie bedeuten Lebendigkeit und (im gesunden Fall) Entwicklung. Freud erwähnt in seiner »Triebtheorie«[50] bereits Anfang des 20. Jahrhunderts die Idee der inneren Konfliktpole von Aggression und Liebe, die seiner Ansicht nach einerseits der Selbsterhaltung und andererseits der Arterhaltung dienen. Auch die Begriffe »Lebenstrieb« und »Todestrieb« als inneres Spannungsfeld werden Ihnen vielleicht bekannt vorkommen.

Zuerst möchte ich die Gelegenheit nutzen, mit einem verbreiteten Irrtum über Konflikte aufzuräumen. Häufig hört man: »Du musst deine Konflikte lösen, um gesund zu werden!« oder »Du musst lernen, in Konflikten ›Nein‹ zu sagen«. Im Alltag meinen wir mit Konflikten solche zwischen Menschen, zwischen Gruppen oder sogar Staaten. Im Rahmen der Psychosomatik ist mit den inneren Konflikten etwas ganz anderes gemeint: die Konflikte innerhalb der Psyche einer Person. Das klingt natürlich etwas abstrakt, weil wir uns ja meistens in Konflikten mit anderen wie Kollegen, Familienmitgliedern oder mit einer Hotline-Mitarbeiterin wiederfinden. Was soll also ein innerer Konflikt sein – wir sind doch einfach wir, oder?

Unbewusst unlösbar

Als psychodynamisch ausgebildeter Psychotherapeut gehe ich davon aus, dass in der menschlichen Psyche ständig Wünsche, Anforderungen und Erfordernisse miteinander im Widerstreit stehen. Wenn in der frühen Kindheit – wir hatten in einem vorherigen Kapitel darüber gesprochen – Bedürfnisse oder natürliche Triebe aus Angst oder Scham oder Schuld ins Unbewusste verdrängt werden mussten, kristallisiert sich so etwas wie ein chronischer und scheinbar unlösbarer Grundkonflikt für die betreffende Person heraus.

Ich denke an Patienten von mir wie einen Lehrer, der nicht auf den Tisch hauen konnte, wenn ihm etwas nicht passte, oder eine Studentin, die sich nicht von ihrem Freund trennte, obwohl sie eine Liste mit 27 Gründen gegen eine Fortsetzung der Partnerschaft verfasst hatte. Sie litten unter einem unbewussten und unlösbaren Konflikt. Warum lösten sie diesen nicht einfach?

Um uns tagtäglich nicht zu sehr zu überanstrengen mit den Auswertungen von Sinneseindrücken und Vorerfahrungen, arbeitet unsere Psyche zu etwa 95 Prozent unbewusst. Das Gehirn läuft auf Autopilot und spart sich so eine Menge Energie. Sie haben richtig gelesen, nur fünf Prozent von dem, was sich in uns abspielt, nehmen wir bewusst wahr als Gedanke, Bedürfnis, Gefühl oder Impuls[51].

Unsere Psyche hat Schutzmechanismen, die unerwünschte, weil unlösbare Konflikte und die daraus resultierenden Spannungen in den unbewussten Bereich abdrängen. Darüber haben wir bereits gesprochen. Die Psyche kann lästige Regungen unter anderem verleugnen (»Nein, mir geht es doch total gut!«), auf andere Personen projizieren (»Der ist immer so gierig!«) oder auch gegen ein Ersatzziel tauschen (Sublimierung). Hierher passt das Beispiel mit dem teuren Ferrari, wenn sexuelle Bedürfnisse auf der Strecke bleiben. Das Ganze bleibt meist unerkannt und wird erst dann schwierig, wenn diese Schutzmechanismen, die psychische Abwehr, so stark und unflexibel sind, dass ständig die Automatik läuft. Ich möchte Ihnen ein Beispiel geben, wann diese Automatik zum Problem werden kann.

Automatik und Konfliktspannung

Wahrscheinlich entscheiden Sie sich nicht jeden Morgen bewusst, ob (und zu welcher Zeit) Sie Ihre Arbeitsstelle aufsuchen. Womöglich haben Sie auch nicht jeden Morgen Lust, arbeiten zu gehen, aber Sie tun es trotzdem. Warum?

Die Interessenabwägung wird automatisch und unbewusst durchgeführt, Ihre Psyche belastet Sie erst gar nicht damit. Gegen die Arbeit steht vielleicht, dass Sie müde sind und keine Lust haben. Für die Arbeit spricht, dass Sie Geld dafür bekommen und Ihre Kollegen Sie erwarten. Ohne Sie aktiv damit zu belästigen, überwindet Ihre Psyche die Unlust, schickt Sie zum Duschen, Anziehen und zum Frühstücken – und Sie verlassen das Haus in Richtung Arbeit.

Vielleicht denken Sie jetzt: »Es muss ja sein, ich muss zur Arbeit.« Aber stimmt das?

Nein, natürlich nicht. Sie malen sich gar nicht zu Ende aus, was passieren würde, wenn Sie nicht bei der Arbeit erschienen. Durch das »Ich muss ja« nimmt Ihnen Ihr Autopilot die Last ab, alle Aspekte erneut zu beleuchten, und macht es Ihnen einfach mit dem Müssen.

In Wahrheit ist es aber eine ständige unbewusste Entscheidung, die Sie auf der Grundlage Ihrer inneren Ziele und Lebenserfahrungen treffen. Sie hätten es womöglich durchaus in der Hand, Nein zu sagen und im Bett liegen zu bleiben.

Doch der Autopilot der Psyche schützt uns vor einem Zuviel an Entscheidungen.

Es kann aber auch passieren, dass die Sache mit dem Autopiloten sehr schiefläuft! Stellen wir uns einmal vor, Ihre Arbeit macht Ihnen seit Monaten keinen Spaß mehr, die Wertschätzung fehlt, die Aufgaben sind nicht zu bewältigen und die Arbeitsabläufe kaum von Ihnen beeinflussbar: Burn-out-Risiken pur!

Warum machen Sie trotzdem einfach weiter? Warum dringt die Entscheidungsmöglichkeit, arbeiten zu gehen oder zu Hause zu bleiben, nicht in Ihr Bewusstsein vor?

Genau das passiert gar nicht so selten: Menschen tun lange Zeit Dinge, mit denen es ihrer Gesundheit schlechter und schlechter geht. Die Ursache ist ein innerer Konflikt, der unbewusst vom Autopiloten ständig gelöst wird, um uns die Konfliktspannung zu ersparen. Die Einstellung des Autopiloten erfolgte bereits in früheren Situationen, oft in der Kindheit. Wenn das Kind in der Phase der Autonomie und Machterprobung im zweiten bis vierten Lebensjahr lernt, nicht aufmüpfig sein zu dürfen und immer gut mitzumachen, hat der Erwachsene später die Neigung, eigene Bedürfnisse wegzudrücken und alles für andere, beispielsweise den Arbeitgeber, zu tun. Das kann so stark ausgeprägt sein, dass die Idee, ein Gespräch mit dem Chef oder einen besseren Job zu suchen, nicht einmal ins Bewusstsein vordringt.

Das nennt man eine Neurose: Sie treffen eine Ihnen nicht bewusste Entscheidung, bekommen aber die Gründe dafür gar nicht mit. Sie empfinden es so, als ob Sie keine Wahl hätten.

Sie können sich ausmalen, dass das die Freiheit, selbstbestimmt zu leben, erheblich einschränkt und es dazu führt, dass Betroffene hinter ihren Möglichkeiten bleiben, ihr Leben ausgeglichen zu gestalten.

Die Folgen sind nicht selten psychosomatische Beschwerden, Ängste und Depressionen, weil sich die unterdrückte Konfliktspannung körperlich durchaus zeigt. Wir haben die sechs dafür nötigen großen Verbindungswege zwischen Psyche und Körper bereits im Kapitel »Die sechs Wege der Kommunikation zwischen Psyche, Gehirn und Organismus« ab Seite 84 betrachtet.

Verhandlungssache

Als Prototyp der konflikthaften Psyche hat Sigmund Freud 1923 das »Instanzenmodell« veröffentlicht[52]. Heute gibt es zahlreiche Weiterentwicklungen dieses Modells. Freud sagte damals, unsere Psyche habe drei innere Instanzen, die so etwas wie Verhandlungspartner seien. Wie an einem runden Tisch sitzen das »Es«, das für die Triebe, also alles Lustvolle und Spaßige, aber auch Aggressive eintritt, das »Über-Ich«, das die moralischen Werte, Verpflichtungen und Verbote vertritt, und schließlich das »Ich«, das ständig zwischen den beiden Interessensvertretern abwägen und vermitteln muss, beisammen. Das »Ich« ist somit das Realitätsprinzip, das sich darum kümmern muss, welche Wünsche gerade realisiert werden können und welche Notwendigkeiten unausweichlich sind.

Krankheitsanfällig ist man dann, wenn das »Über-Ich« als Gewissen alles Schöne und Entspannte verbietet oder das Lustprinzip des »Es« eine durchzechte Partynacht nach der anderen fordert. So kann das »Ich« überfordert werden, was Angst erzeugt und zur Verschiebung des Konflikts ins Reich des Unbewussten wirkt. Dann ist man in einer Endlosspirale gefangen.

Psychosomatische Symptome entstehen nun, wenn der lustvolle Anteil immer zugunsten des Gewissens verliert und die Konfliktspannung so groß wird, dass wir krank werden. Ohne dass wir bewusst verstehen, weshalb wir plötzlich unruhig, niedergeschlagen oder von Körpersymptomen geplagt sind, steht nicht selten ein psychischer Konflikt dahinter. Gefühle zeigen sich dann als körperliches Symptom, während sich durch die Verdrängungsmechanismen die Bedeutung des Gefühls unserer Wahrnehmung entzieht – das hat der Neurowissenschaftler und Psychoanalytiker Mark Solms recht überzeugend dargelegt[53]. Er hat in Untersuchungen herausgefunden, dass in diesen Fällen verstärkt die Amygdala im Gehirn gehemmt wird, was mit der Verdrängung von emotionalem Erleben aus dem Bewusstsein übereinzubringen ist.

Ausgleich und was ihn schwierig macht

Wobei kann uns das Konflikt-Modell der Psyche helfen?

Ich möchte Ihnen dazu sagen, wie es mir gerade geht: Draußen sehe ich durch mein Fenster einen wunderbaren Herbsttag mit goldenem Laub und dem Licht der blauen Stunde. Aber mein »Über-Ich« sagt mir unmissverständlich, dass ich hier am Schreibtisch zu bleiben habe, um Ihnen als Leser, dem Buch und dem Abgabetermin beim Verlag gerecht zu werden. Ziemlich viele gute Gründe also, trotz des Sogs der Berliner Flanierlust sitzen zu bleiben und weiterzuschreiben. Aber was ich tun kann, ist, im Auge zu behalten, dass mein »Es«, mein Amüsierzentrum, spätestens morgen seinen Ausflug und sein Croissant mit Kaffee bekommt. Aufgeschoben ist nicht aufgehoben.

Ausgleich zwischen sich widerstrebenden Zielen, von denen beide wichtig sind, lautet die Devise. Es hilft schon, einmal in sich zu horchen und sich zu vergegenwärtigen, dass da diese beiden Seiten, also »Über-Ich« und »Es« sind, und beide ihre Berücksichtigung wünschen.

Es bleibt die Frage offen, warum bestimmte Menschen bestimmte gegensätzliche Tendenzen schlecht moderieren können.

Auch hier hat die Psychoanalyse früh ein Konzept vorgelegt, das heute von der Hirnforschung untermauert wird: Auf den verschiedenen Stufen der frühkindlichen Entwicklung – siehe dazu auch das Kapitel »Die Anatomie der Psychosomatik« ab Seite 44 – gibt es unterschiedliche Bedürfnisse: das Bedürfnis, gehalten und gestillt zu werden, dann das Bedürfnis nach Bindung und Nähe, darauf das Bedürfnis nach Selbstbehauptung und Entdeckung der Welt usw. Keine Eltern der Welt sind perfekt, und wenn eines dieser Bedürfnisse nicht oder nur zum Teil erfüllt wird, wird der Grundstein gelegt, bei inneren Konflikten einseitig auf das eine oder andere zu achten. Beispielsweise wird jemand, der in der Phase der Selbstbehauptung, also der Trotzphase, stark eingeschränkt und bevormundet wurde, später vielleicht stark in der Abhängigkeit zu anderen bleiben, da er gelernt hat, dass Impulse nach Selbstbehauptung und Unabhängigkeit zu nichts Gutem führen. Er könnte dann die Elternrolle auf die Rolle seines Arbeitsgebers übertragen und besonders gehorsam sein. Oder das Gegenteil: Derjenige wird bei jeder Gelegenheit aus der Reihe tanzen, weil es als Erwachsener endlich möglich ist, und es seinen »Eltern« endlich mal zeigen. Das kann im Laufe des Lebens zur dauerhaften Missachtung bestimmter Grundbedürfnisse und Motivationen führen, was nicht selten krank macht.

Außerdem entwickeln wir durch die frühe Prägung unbewusst die Tendenz, Beziehungen immer wieder im Sinne unseres Grundkonflikts zu führen. Im Beispiel mit der Arbeit hieße das, immer wieder überfordernde, nicht glücklich machende Arbeit zu wählen, weil bei jemandem früh der Fokus auf Pflicht, Müssen und Durchhalten gelegt wurde. Das Gehirn liebt das Bekannte. Und ist es für uns persönlich auch noch so hinderlich und ungesund: Das Gehirn schüttet in bereits bekannten Situationen deutlich mehr vom Motivationshormon Dopamin aus, um uns – wie bei einer Sucht – zu signalisieren: Du tust das Richtige! Ganz einfach, weil es früher auch richtig war. In der Psychotherapie nennen wir das den »Wiederholungszwang«. Manche Menschen bleiben dadurch sehr lange Zeit in verhärteten inneren Konflikten gefangen, ohne davon Notiz zu nehmen. Das Einzige, was sie bemerken, sind einschränkende, quälende Symptome – psychisch oder physisch. Ich habe bereits erwähnt, dass sich das Neurose nennt.

Raus aus der Psychosomatik-Falle Nr. 07: Symptome nicht nur negativ sehen

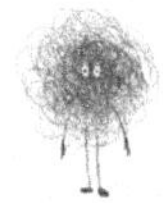

Wenn Sie plagende Rückenschmerzen haben, wenn Sie wegen Schwindel kaum gerade laufen können oder aufgrund schweißiger Handflächen anderen nicht die Hände schütteln möchten, sind Sie sicher unzufrieden mit Ihren Symptomen. In meiner psychosomatischen Sprechstunde antworten die meisten meiner Patienten auf die Frage, was eine gute Fee mit drei freien Wünschen im Angebot für sie tun dürfte: »Die Symptome wegmachen!«

Ich kann das gut verstehen, muss jedoch hier meistens bremsen. Wenn die Symptome aufgrund innerer Konflikte entstehen, haben sie häufig auch eine Funktion: Sie bringen einen Konflikt zu einer vorübergehenden Lösung, um Schlimmeres zu verhindern.

Das Symptom kann Sie vor zu heftiger Entladung aufgestauter Wut an der falschen Stelle schützen, vor weiterer Erniedrigung durch die Kollegen oder vor noch einer Aufopferung für andere. Auch depressive Symptome und der Rückzug von der Welt können zu Beginn ein natürlicher Schutz sein. Wer ein Symptom hat, kann meist etwas Bestimmtes nicht mehr tun – und das kann eine Notlösung in einer Situation sein, die es erst mal zu verstehen gilt. Sehen Sie die Situation später klarer, können Sie freier entscheiden, was Sie daraus machen – und das Symptom wird oft nutzlos und verschwindet. Kompromisse sind heute nicht immer gerne gesehen, aber auch der menschliche Organismus funktioniert dank Kompromissen, um sein Gleichgewicht aufrechtzuerhalten.

Kommen wir im nächsten Kapitel zu den Einschränkungen des »Ichs«, das doch eigentlich alles fest im Griff haben soll.

Wenn die Entwicklung hakt: Störungen der Ich-Struktur

Stellen Sie sich einmal vor, Sie sind mit einer Bekannten auf einen Kaffee verabredet. Sie kommen gerade vom Hausarzt, bei dem Sie wegen einer beginnenden Zuckerkrankheit nun häufiger vorbeischauen, und freuen sich schon sehr auf das Treffen. Als Sie gemeinsam in der Nachmittagssonne sitzen, bestellt sich Ihre Bekannte einen großen Schokoladen-Sahne-Becher. Sie denken, Sie hören nicht richtig. So einen großen Eisbecher? Sie wissen ja, wie schädlich der Zucker bei Ihnen war, was er angerichtet hat. Ihr Herz beginnt zu pochen, und Ihnen wird richtig übel bei dem Gedanken an einen Supersize-me-Eisbecher. »Sag mal, hast du sie noch alle?«, hauen Sie vor lauter Ekel heraus. Weil Sie Diabetes haben, fühlen Sie sich von ihr unverstanden und ignoriert. Sie springen auf, lassen die Bekannte sitzen und laufen nach Hause. Dort angekommen zittern Sie am ganzen Leib, und es dauert eine Weile, bis Ihr Ärger nachlässt.

Vielen Dank, dass Sie kurz in die Rolle der emotional wenig stabilen Frau mit dem beginnenden Diabetes geschlüpft sind. Sie haben einen Eindruck bekommen, wie es sein könnte, die Welt schwarz-weiß zu sehen und sehr stark wechselnde Stimmungslagen zu haben. Instabile Persönlichkeiten können Impulse nicht gut kontrollieren und haben überhöhte Erwartungen an andere: Diese mögen sich immer auf die eigenen Wünsche einstellen.

In dieser Beispielszene war Ihre mentale Vorstellung davon, was die Bekannte motivieren oder auch abhalten könnte, einen Eisbecher zu bestellen, undifferenziert und eindimensional. Ihre Reaktion war sehr einseitig auf Sie selbst bezogen. Diese und ähnliche Mechanismen spielen unter anderem bei Persönlichkeitsstörungen, schweren Essstörungen, Süchten und Selbstschädigungen wie dem Ritzen an Armen oder Beinen eine Rolle.

Nachbeelterung

Die »Ich-Funktionen« sind ein Netz aus mentalen Strukturen, die in Resonanz und Spiegelung durch andere gelernt werden und zur Fähigkeit führen, mit den Herausforderungen des Alltags umzugehen.

In unserem Beispiel dürften sich die realistische Wahrnehmung anderer sowie die Selbstwahrnehmung und Selbststeuerung problematisch entwickelt haben, was sich aufgrund der neuen Diabetes-Diagnose verschärft haben könnte. Selbstkontrolle und das Unterscheiden zwischen Eigenem und Fremdem wären hier konkrete Herausforderungen, an denen ich in einer Therapie mit der Patientin arbeiten würde.

Bei gestörten Ich-Funktionen geht es um das Nachholen von Resonanz für die Bedürfnisse der Patientin. Ich würde mich um Wertschätzung, Spiegelung ihrer Gefühlszustände, aber auch um die Korrektur ihrer verzerrten Wahrnehmung im Zweierkontakt der Therapie kümmern. Die Patientin könnte lernen, für ihre Defizite Verantwortung zu übernehmen, und gemeinsam mit mir ihre Ressourcen herausarbeiten, denn – ganz sicher – hat sie an anderer Stelle erhebliche Stärken, die sie noch viel besser zum Ausgleich ihrer Probleme nutzen kann.

Raus aus der Psychosomatik-Falle
Nr. 08: Die eigenen Stärken vor Augen führen

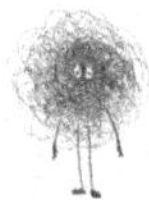

Wir sind im Alltag viel zu oft auf unsere Defizite fokussiert, auf das, was wir nicht können. Auch die Psychotherapie von heute ist manchmal noch zu stark auf Defekte gerichtet, die »repariert« werden sollen. Störungen der Ich-Funktionen lassen sich oft nicht vollständig verbessern, können aber meistens mit Stärken ausgeglichen werden, vor allem wenn man diese Stärken fördert. Das können kleine Dinge sein, wie aufrichtiges Zuhören, Freundlichkeit, Zurückhaltung oder einfach ein Freund zu sein, der keine treulose Tomate ist, sondern ein echter Lebensbegleiter.

Aus der Therapiearbeit weiß ich, dass die meisten Menschen in viel mehr Dingen gut sind, als ihnen bewusst ist. Erinnern Sie sich an den Autopiloten des Gehirns? Alles, was funktioniert, macht das Gehirn automatisch. Das spart Energie, aber Sie sind dann gar nicht mehr stolz darauf. Nehmen Sie sich ein Blatt Papier (kein Smartphone) und einen Stift und schreiben Sie alles auf, was Sie können. Alles! Was Ihnen selbstverständlich erscheint natürlich auch, denn es ist ja nur eine Illusion mit der Selbstverständlichkeit.

Hier ein paar Vorschläge: andere gut einschätzen, schreiben, Gefühle wahrnehmen, Beziehungen eingehen, sich trennen, dem eigenen Körper zuhören, die Fantasie nutzen, sich freuen, Bücher lesen, andere verstehen, sich durchsetzen, die Natur genießen … Überlegen Sie bitte weiter, was Sie noch alles können. Am Ende schauen Sie sich den Zettel an und konzentrieren sich auf all diese Fähigkeiten – vielleicht können Sie morgen eine davon gezielt einsetzen.

Die Angst in der Kapsel: Psychische Traumata

Nehmen wir einmal an, die Funktionen unseres Ichs, also Beziehungen einzugehen und zu lösen, Gefühle wahrzunehmen und Impulse herunterzuregeln, hätten sich gut ausgebildet. Es gab für uns ausreichend gute Beziehungen während unserer seelischen Entwicklung. Unsere inneren Konflikte führen immer wieder zu einem passenden Ausgleich unserer sich widerstrebenden Interessen. Wir führen ein Leben, mit dem wir zufrieden sind.

Gepachtet haben wir die Sicherheit dennoch nicht. Durch ein Trauma – egal in welchem Lebensabschnitt – kann viel von dem zerstört werden, was uns innere Stabilität gibt.

Dabei werden zwei Arten von Traumata unterschieden.

Es gibt das einzelne Trauma im Rahmen einer konkreten Traumatisierung (Banküberfall), das beschrieben wird als »Situation (…) außergewöhnlicher Bedrohung mit katastrophenartigem Ausmaß, die bei fast jedem Menschen eine tiefe Verzweiflung hervorrufen würde«[54].

Außerdem gibt es komplexe Traumatisierungen, bei denen mehrere Traumata aufeinander folgen, die dann zusammengenommen ein zerstörerisches Ausmaß für die Betroffenen annehmen. Beispiele dafür sind Verwahrlosung, Gewalt oder Missbrauch. Das Erleben von Hilflosigkeit und Ohnmacht in der inneren Welt der Betroffenen spielt hier eine entscheidende Rolle. Die Opfer können sich häufig nicht von den Geschehnissen distanzieren und mit den aufkommenden Gefühlen wie Ärger, Wut und Angst nicht umgehen. Ihre Ich-Funktion der Regulationsfähigkeit ist überlastet, was zu Wutausbrüchen, Selbstverletzung oder Selbstberuhigungsversuchen mit Alkohol oder anderen Drogen führen kann.

Oft sind Kinder die Opfer. Meistens im Verborgenen erleiden sie beispielsweise emotionalen Missbrauch. Dabei werden Grundbedürfnisse des Kleinen missachtet, für die es selbst nicht sorgen kann, wie die Ernährung. Wutausbrüche und andere verzweifelte Gefühle des Kindes werden bestraft. Zudem werden unrealistische Erwartungen an das Kind gestellt, oder es wird durch Vergleiche abgewertet (»Du bist wie dein Vater«). Besonders schwerwiegend kann es für ein Kind sein, in die Auseinandersetzung um eine Trennung der Eltern mit hineingezogen zu werden, während das Erleben des Verlassenwerdens ohnehin oft tief greifende Ängste aktiviert und nicht selten zu einer späteren Angst vor erneuten Verlusten führt.

Es gibt viele weitere Formen des emotionalen Missbrauchs, die häufig mitten in der Gesellschaft stattfinden und auch von den Opfern lange unausgesprochen bleiben.

Traumafolgen

Weil traumatische Ereignisse so überflutend und bedrohlich sind und für den Betroffenen eigentlich eine Art Selbstzerstörung bedeuten, können Traumata meist nicht in die Seele integriert werden. Sie werden dann vom übrigen Denken und Fühlen wie in einer Blase abgespalten – ein Fremdkörper, der nicht in den Organismus integriert wird. Das hat auch eine Schutzfunktion, da es dem Traumatisierten erst einmal ein Weiterleben ermöglicht. Allerdings bleiben die körperlichen Anteile der unerträglichen abgekapselten Gefühle. Dies kann dann, manchmal erst eine ganze Weile nach dem traumatischen Ereignis, zu schweren psychosomatischen Symptomen führen.

Typische Traumasymptome sind »Intrusionen«, also einschießende Erinnerungen oder Bausteine der Erinnerung, die plötzlich an die Oberfläche kommen und so heftig wirken, als wenn das Ereignis gerade nochmals ablaufen würde – mit allen körperlichen Begleitsymptomen.

Meist leiden die Betroffenen auch unter einem Vermeidungsverhalten, sodass sie sich von allem, was an das Trauma erinnern könnte, intuitiv fernhalten. Zusätzlich leiden Betroffene an einer nervlichen Übererregbarkeit des ganzen Körpers, genannt »Hyperarousal«, sowie an einer ständigen Alarmbereitschaft. Die meisten Opfer entwickeln in der Folge ein sehr negatives Selbstbild.

Traumata können nicht nur psychisch krank machen, sondern auch körperlich: Sie schädigen das Immunsystem, steigern die

Anfälligkeit für Autoimmunerkrankungen wie Diabetes und machen empfindlicher gegenüber Stress[55].

In der Psychotherapie ist es bei einer Erkrankung mit Traumaursache vor allem wichtig, erst einmal eine neue Sicherheit, einen neuen »Schutzraum« aufzubauen – und erst später das Geschehene zu betrachten, es zur Sprache zu bringen und es in das übrige seelische Leben zu integrieren.

Exkurs: Die ACE-Studie – körperliche Krankheit durch psychische Traumata

Der oft verkannte, weil unsichtbare Zusammenhang von schlechten Erfahrungen in der Kindheit und späteren körperlichen Krankheiten ist eindeutig belegt[56]. Forscher haben im Rahmen der ACE-Studie (ACE = Adverse Childhood Experience = negative/ungünstige Kindheitserfahrungen) ab den 1990er-Jahren über 17.000 Erwachsene in den USA bezüglich Traumatisierungen interviewt. Sie suchten nach körperlichen Misshandlungen, sexuellem und emotionalem Missbrauch, Vernachlässigung, Gewalt gegenüber der Mutter, Trennung und Suchtmittelgebrauch der Eltern. Bei zwei Dritteln der untersuchten Probanden aus der Mittelschicht mit guter Bildung und festem Job wurde mindestens ein Trauma gefunden, bei 12,5 Prozent lagen vier und mehr Traumata in der Vergangenheit. Die Verknüpfung mit der Gesundheitssituation als Erwachsener zeigte eine starke Erhöhung des Risikos für körperliche Erkrankungen wie Leber-, Herz- und Lungenkrankheiten, Krebs, Knochenbrüche, spätere Totgeburten, aber auch für Nikotinabhängigkeit, Depressionen, Selbstmordversuche und Geschlechtskrankheiten. Überaus erstaunlich an dieser Untersuchung ist: Für die

meisten Erkrankungen und Spätfolgen steigt das Risiko recht gleichmäßig mit der Summe der Traumata an. Das heißt, dass auch bei negativen Kindheitserlebnissen die Dosis das Gift macht.
Wir sehen daran, wie sehr es sich lohnt, überall, wo wir können, auf die Jüngsten achtzugeben. Doch wir können auch als Erwachsene verlorene Sicherheit zurückgewinnen und Spuren von Abwertung und Vernachlässigung teilweise überschreiben – dazu mehr im dritten Teil »DIY – Ihre psychosomatische Gesundheit fördern« ab Seite 231.

Trauma aus Sicht der Neurobiologie

Die Annahme, dass das Trauma in einer Blase, getrennt vom übrigen Gedächtnis, abgelegt wird, lässt sich auch in neurobiologischen Modellen wiederfinden[57]. Die Traumatisierung kann eine langfristig erhöhte Ausschüttung des Stresshormons Cortisol auslösen, das auf den Hippocampus im Gehirn einwirkt. Diese Gehirnstruktur sorgt eigentlich für die Speicherung von Sinneseindrücken wie Bilder, Geräusche oder Gerüche als ganz klar benennbare Gedächtnisinhalte. Durch den traumatisch bedingten Stress wird das Erlebte ohne sprachliche Verknüpfung gespeichert, sodass die Erlebnisse nicht verarbeitet werden können. Die Folgen von Misshandlungen brennen sich über die Methylierung (Epigenetik) sogar in die Gehirnzellen im Hippocampus ein. Außerdem kann der mediale präfrontale Kortex die Amygdala nicht mehr herunterregulieren, die nun auf alle möglichen Sinneseindrücke, die in der Traumasituation vorkamen, völlig ungehemmt mit Alarm reagiert. Dies passiert, weil verschiedene, eigentlich ungefährliche Eindrücke als Bedrohung interpretiert werden und ein SOS an den Organismus gemeldet wird. Mit einer Psychotherapie ist dieser Prozess abzuschwächen, und Sicherheit kann zurückgewonnen werden.

Beziehungsmedizin

Beziehungen – ob zu frühen Bezugspersonen oder zu Menschen im Hier und Heute – stehen für unsere körperliche und psychische Gesundheit viel mehr im Mittelpunkt, als lange gedacht.

Wer traumatische Erfahrungen mit anderen gemacht hat, begegnet seinen Mitmenschen daraufhin anders: misstrauisch und mit Angst. Bei der Überwindung psychosomatischer Beschwerden, die auf Traumata beruhen, können wir an unserem heutigen Beziehungsgeflecht ansetzen, um ungünstige oder destruktive Entwicklungen mithilfe von psychotherapeutischen, aber auch anderen Halt gebenden Beziehungen überwinden zu können. Menschen, die Traumatisierungen erlebt haben, müssen ein neues Gefühl der Zugehörigkeit lernen. Oft brauchen sie dazu die Unterstützung eines Therapeuten – sie und die Menschen in ihrem Umfeld können aber auch selbst einiges tun.

Raus aus der Psychosomatik-Falle Nr. 09: Wie wir Zugehörigkeit und Sicherheitsgefühl fördern

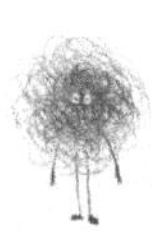

1. Zeigen wir anderen, dass sie »gemeint« sind, und setzen allgegenwärtiger leiser Zerstörung etwas Konstruktivität entgegen. Augenkontakt und ein freundliches Wort mit der Kassiererin im Supermarkt, mit der Oma an der Fußgängerampel oder der Kellnerin im Restaurant – jeder hat den Wunsch, wahrgenommen und geschätzt zu werden. Mit ein paar Se-

kunden, die wir uns mehr nehmen, werden wir unserem gegenseitigen Wunsch nach Kontakt und Sicherheit eher gerecht.

2. Versuchen wir, beispielsweise ein schwieriges Thema durch die Augen des anderen zu sehen. Wie wird er sich fühlen? Welche (traumatischen) Erfahrungen hat er womöglich gemacht? Was wird Situation XY bei ihm auslösen, und wie wird meine Haltung dazu in seinen Ohren klingen?
3. Nach Traumatisierungen bestehen häufig Ängste, deren Auslöser mit Vernunft nicht zu verstehen sind (weil der Körper sich an etwas erinnert, die psychische Erfahrung aber abgespalten wurde). Zum Beispiel können geschlossene Räume (Tür zu, Fenster zu) Angst erzeugen, wenn man als Kind eingesperrt wurde. Hier lohnt es sich, die Situationen heute nicht dauerhaft zu vermeiden, sondern sie langsam, wohlwollend und mit viel Geduld, meistens mit stützenden Begleitern, neu aushalten zu lernen.
4. Wenn Sie den Wunsch haben, Emotionales aus Beziehungen möge an Ihnen abprallen und Sie würden lieber ein dickeres Fell bekommen und traumatische Beziehungserfahrungen einfach löschen: Vergessen Sie es. Das Bedürfnis nach Beziehungen und ihre Wirkungen auf uns sind so stark, dass wir uns davor nicht verschließen können. Der Weg führt über die aktive und bewusste Auseinandersetzung. Dann werden heilsame Erfahrungen möglich.

Körper an Seele: Somatopsychische Störungen

Eine unterschätzte Herausforderung für unsere Psyche ist es, körperliche Krankheiten zu verarbeiten. Ganz besonders trifft dies für chronische Krankheiten zu, mit denen der Betroffene fortan leben muss. Aber auch Krankenhausaufenthalte, Operationen oder Dialyse als Ersatz der Nierenfunktion sind Situationen, die uns eine große Anpassungsleistung abverlangen.

Bewältigung intensiver Gefühle von Angst und Bedrohung, aber auch Sorge um den Verlust der bisher bedienten Rolle als Mutter, Vater oder Mitarbeiter kosten psychische Kraft.

Gelingt die Anpassung an eine körperliche Krankheit oder einen körperlichen Schaden, können Betroffene ein neues Selbstbild entwickeln, vielleicht mit einer anderen Zukunft und ganz anderen Prioritäten. Dafür ist meist ein Trauerprozess nötig. Körperliche Krankheit kann aber auch zu intensiven Scham- oder Schuldgefühlen bis hin zur Depression führen – typische somatopsychische Störungen. Die Erkrankten verleugnen dann häufig viel von ihrem Leid, das die Menschen in ihrem Umfeld oft sehr intensiv erleben.

Wenn Sie körperlich krank sind und sich belastet oder innerlich leer und hoffnungslos fühlen, ist eine psychosomatische Diagnostik unbedingt anzuraten. Eine somatopsychische Störung kann mit Psychotherapie behandelt werden.

Gesellschaftliche und kulturelle Gründe

Durch unsere gesellschaftliche Prägung werden wir erst zu den Wesen, die wir sind. Freud beschrieb unsere Sozialisierung in seinem kulturkritischen Werk »Das Unbehagen in der Kultur«[58] als einen in das psychische Leben stark eingreifenden Prozess, bei dem ein Teil unserer Sexual- und Aggressionstriebe in Schuldgefühle umgewandelt werden müsse, damit wir als Gemeinschaft funktionsfähig seien.

Klar – wir finden, wie wir leben, normal, doch geben wir tatsächlich einiges an Freiheit auf, um Schutz und Versorgung durch die Gesellschaft zu erhalten. Wir ordnen uns unter, um unsere Energie auf andere, als höher anerkannte Ziele umzulenken, statt den instinkthaften Trieben nachzugeben. Wir sind Teil eines Systems, und das System ist ein meist nicht hinterfragter Teil von uns. Ein ganzes Stück bewusster haben wir das Machtmonopol des Staates zu Beginn der Corona-Pandemie und des Lockdowns spüren können. Es gab viele neue Regeln wie die Mundschutzpflicht im Supermarkt. Uns wurde vor Augen geführt, dass wir regelmäßig eigene Impulse (sich den Mundschutz vom Gesicht zu ziehen, um frei atmen zu können) zugunsten gesellschaftlicher Erwartungen (unsere Mitwirkung am Schutz anderer vor Tröpfcheninfektion) unterdrücken müssen. Das ist der Preis, um uns unsere Akzeptanz in der Gesellschaft zu sichern.

Ich möchte zumindest Spotlights auf drei bedeutsame gesellschaftsbedingte Krankheitsmotoren unserer Zeit werfen, die uns als Individuen schädlich beeinflussen können.

Beschleunigung

Dass alles schneller wird, gilt als Fortschritt. Vielleicht kennen Sie das auch, dass Sie gar nicht mehr bereit sind, mehr als 48 Stunden auf eine Internetbestellung zu warten? Wer sich für etwas entschieden hat, will es sofort – bei mir ist das jedenfalls so. Und gleichzeitig ist das kein großes Problem, denn wenn mir irgendetwas an meinem neuen Produkt nicht gefällt, sende ich es wieder zurück. Ich finde, das hat Vorteile. Andererseits ist das, glaube ich, für Mitarbeiter moderner Service- und Online-Unternehmen wirklich aufreibend – sie müssen sich als Sklave von Algorithmen und anonymer Erwartungshaltung fühlen. Schnelles Reagieren, Preiskämpfe und das Wecken von Begehrlichkeiten spielen mit unseren unbewussten Wünschen und Bedürfnissen. Leider werden diese, je schneller gehandelt wird (und geklickt, gekauft, bewertet wird), immer weniger verstanden. Die Gefahr ist, dass wir so zu Spielbällen der Ökonomie werden, und unsere menschlichen Stärken, wie das Reflektieren und Verstehen, eher zu einem Nachteil gegenüber den exakteren und schnelleren Computer-Brains.

Nicht selten sehe ich auch »schnelle« Patienten, die es kaum aushalten, für einige Minuten zu bremsen und nur zu *sein* – und in der Zeit nichts zu tun. Die Seele ist kein D-Zug, die Gefühlswelt lässt sich nicht beschleunigen und braucht ihre Zeit. Einige Patienten sind richtig enttäuscht darüber. Gleichzeitig leiden sie unter körperlichen Beschwerden, die auf eine ständige Aktivität des Stresssystems hindeuten: Schlafstörungen, Herzrasen, Schwitzen, Durchfall und Konzentrationsmangel.

Wir sollten uns wieder mehr auf den Rhythmus des Lebens besinnen, in dem alles seine Zeit hat und Geduld erfordert – das Lachen, das Trauern, das Suchen, das Schweigen, das Sprechen, das Warten, das Klagen.

Auflösung

Vielleicht ahnen Sie, dass ich mich beim Ende des vorausgehenden Abschnitts auf die Bibel bezogen habe, in der es heißt: »Ein Jegliches hat seine Zeit, und alles Vorhaben unter dem Himmel hat seine Stunde: (...)«[59].

Genau das ist der nächste Punkt: Viele Sinnzusammenhänge, die die Menschheit über Jahrhunderte oder Jahrtausende gewohnt war, lösen sich auf. Das sind nicht nur religiöse Gemeinschaften, die Sicherheits- und Zugehörigkeitsgefühl bedeuteten. Geborgenheit entsteht auch durch Beziehungen und Vertrauen, die durch schnellere Jobwechsel, Partnerschaftswechsel bis hin zur Flexibilisierung des Wohnorts kaum noch wachsen können. Wirtschaftliches Wachstum benötigt Beschleunigung, und Beschleunigung benötigt Flexibilität. Auf mangelnde Geborgenheit reagieren Menschen allerdings mit Angst. Und tatsächlich haben wir einen erheblichen Anstieg von diagnostizierten Angsterkrankungen – sie sind die häufigsten psychisch-psychosomatischen Krankheiten überhaupt[60].

Als neues Konzept steht der teilweisen Auflösung alter Strukturen wie den Sportvereinen, den Kegelklubs und den Jugendhäusern die digitale Vernetzung gegenüber, die uns unendliche Freiheiten und Möglichkeiten suggeriert – und vielleicht auch tatsächlich bietet. Bei allen Vorteilen ist womöglich ein Nachteil, dass das Internet nie zu Ende und ausgelesen ist. Es gibt nie eine Sinneinheit, die ich beiseitelegen kann. Auch nach Feierabend strömen Informationen und Newsletter auf mich ein. Dieses Buch können Sie zuklappen und später an der gleichen Stelle weiterlesen – ohne dass Sie etwas verpassen. Es hat einen Anfang und ein Ende. Wenn es Ihnen nicht gefällt, verschenken Sie es. Das Internet wächst ständig, entwickelt sich immer weiter. Das hat ja auch sein Gutes, aber unsere Psyche braucht ihrer Natur nach Strukturen und Grenzen, vor allem wenn sie gesund bleiben will – und da ist der Umgang mit dem Internet eine Herausforderung.

Polarisierung

Die Polarisierung unserer Gesellschaft ist wahrscheinlich der am meisten öffentlich debattierte Faktor für psychische Belastungen.

Für die psychische Gesundheit sind Extreme eher schwierig: Jemand ist gut oder böse, links oder rechts, ein Flüchtling oder kein Flüchtling, ein Populist oder kein Populist. Diese Etiketten dienen auf unbewusster Ebene auch dazu, sich nicht mit dem Fremden auseinandersetzen zu müssen und sich als besserer Mensch abgrenzen zu können. Bei jeder Polarisierung, die wir für uns übernehmen oder bei der wir uns zuordnen, wird eine innere Tür zugeschlagen, die einen Raum zur Selbsterkenntnis verschließt.

Die Wahrheit ist, dass wir unheimlich viele Facetten und innere Anteile haben, auch aggressive und bösartige. Je mehr wir diese Anteile nur den anderen zuschreiben und ganz und gar nichts damit zu tun haben wollen, desto größer ist die Chance, dass wir diese Seiten irgendwann unbewusst ausleben (ausagieren) *müssen.* Je mehr wir uns erlauben, damit in Kontakt zu treten und sie anzuerkennen, desto mehr Verständnis haben wir auch für andere – und ihre unschönen Persönlichkeitsanteile.

Bei stark polarisierenden Patienten ist es oft nicht möglich, bestimmte Eigenschaften, die sie nur ihren Feinden zuschreiben, bei ihnen selbst zu betrachten. Die Folgen sind verzerrte und unrealistische Welt- und Selbstbilder.

Das war unsere Reise durch die Grundlagen, Theorien und Zusammenhänge der Psychosomatischen Medizin. Im Folgenden möchte ich Ihnen einen Eindruck davon vermitteln, wie diese Erkenntnisse in der praktischen ärztlichen Arbeit angewendet werden.

2. TEIL

Psychosomatik von Kopf bis Fuß

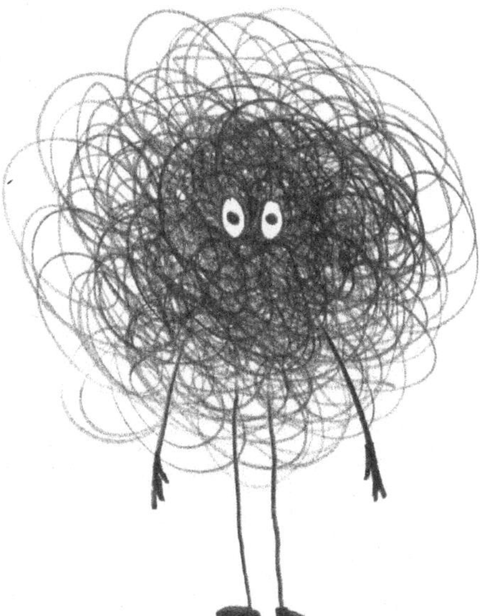

Auf unserer nächsten Etappe machen wir eine Reise von den Haarspitzen bis zu den Zehennägeln, um die Psychosomatik direkt am und im menschlichen Körper besser zu verstehen.

Es sei vorab erwähnt, dass ich alle folgenden Krankheitsbilder vornehmlich aus psychosomatischer und psychotherapeutischer Perspektive vorstelle. Eine gründliche körpermedizinische Diagnostik setzte ich immer voraus. Die Ursachen psychosomatischer Erkrankungen sind extrem weitreichend, und der Krankheitsauslösung liegt ein Bündel an Einflüssen zugrunde. Mein Pochen auf innerseelische und biografische Gründe kommt daher, dass wir als Psychosomatiker dort unsere Einflussmöglichkeit in der Therapie verorten – und deshalb diese Faktoren in den Vordergrund rücken.

Zum Haareraufen

Haare, ganz praktisch

Haare haben viele Funktionen. Sie schützen uns vor Licht, Regen und Schnee, sind eine gute Wärmedämmung und können Schweiß aufnehmen. Im Laufe der Evolution haben wir Menschen die meisten davon verloren, weil wir sie in weiten Teilen nicht mehr so intensiv benötigen. Wofür gibt es schließlich die iPhone-Wetter-App?

Das verbliebene Gestrüpp an bestimmten Körperstellen rasieren sich viele von uns ab. Außer am Kopf! Da haben die meisten einen ordentlichen Haarwuchs. Den nutzen wir gerne für eine Sache, die ich noch nicht erwähnt habe: zum Imponieren und Drohen. Haare haben nämlich auch eine soziale und kommunikative Funktion: anderen zu signalisieren, wer wir sind – und ob wir in guten oder bösen Absichten kommen. Ob nun der zackige Haarschnitt mit lila Strähnchen oder das lange blonde Haar einer schönen Frau für das eine oder das andere steht, entscheidet natürlich der Betrachter. Haare sind also eine Möglichkeit zu zeigen, wie wir gesehen werden wollen. Gerade Jugendliche verändern häufiger ihren Haarschnitt bzw. ihre Frisur, was als Ausdruck innerer Veränderungen und der Anpassung der eigenen Identität gesehen werden kann[61].

Und wenn wir uns die Haare krümmen?

Was aber, wenn uns jemand unsere Haare beschädigen würde? Und wie sollen wir damit umgehen, wenn derjenige wir selbst sind?

Eine psychosomatische Haarkrankheit, bei der genau das passiert, ist die Trichotillomanie (griechisch *tricho* = das Haar; *tillo* = ziehen; *manie* = Vorliebe/Wahnsinn für etwas). Zunächst sehen wir an dem Wort deutlich, wie verquer medizinische Begriffe manchmal sind – damit ein Laie bloß nicht versteht, worum es geht. Da sind wir heute zum Glück ein gutes Stück weiter.

Wer von der Trichotillomanie betroffen ist, reißt sich zwanghaft die Haare aus. Das heißt, er tut es immer wieder und kann es einfach nicht lassen, obwohl es nicht als sinnvoll empfunden wird – und er es gerne lassen würde. Es entstehen dadurch, meistens auf dem Kopf oder im Intimbereich, kahle Stellen, was oft zu Schamgefühlen führt. Lange dachte man, die Krankheit sei selten und käme nur bei unter einem Prozent der Bevölkerung vor. Doch vielen Betroffenen ist es zu peinlich, sich Hilfe zu suchen – sie gehen deshalb nicht zum Arzt und erscheinen daher auch nicht in der Statistik.

Das Haareraufen wird zur Abfuhr innerer Spannungen genutzt, wahrscheinlich aber auch zur Stimulation bei Langeweile oder innerer Leere. Es gehört in die Gruppe der Impulskontrollstörungen: Betroffene möchten es lassen, aber es ist in dem Moment so befriedigend, dass sie es einfach machen *müssen*. Der Impuls kann trotz besseren Wissens nicht kontrolliert werden. Einen ähnlichen Mechanismus hat das Nägelkauen. Beides beginnt oft in der Kindheit, im jugendlichen Alter oder als junger Erwachsener.

Die unbewusste Seite der Haare

Schon einer der ersten psychosomatisch denkenden Ärzte in Deutschland, Georg Groddeck[62], beschrieb in den 1930er-Jahren seine (sehr gewagte) Theorie, dass verlorene Haare mit der Zurückentwicklung in das Stadium als Säugling einhergingen, in der innere Konflikte und Spannungen noch nicht ausgehalten werden mussten, sondern von den Eltern »gehalten« wurden. So können Spannungen oder Langeweile und Leeregefühle über das Haarerupfen bewältigt werden, wobei die dahinterstehende Symbolik der verdeckte Wunsch zurück zur wenig behaarten Zeit im Bauch der Mutter sein könne.

Ich finde, diese psychoanalytischen Erklärungen haben manchmal etwas Abgedrehtes. Sie können aber auch helfen, in verschiedene Richtungen zu denken und die Einengung auf unseren ständig in den Vordergrund drängenden rationalen Verstand zu verlassen, der sagt: »Ich habe ein Problem, eine Lösung muss her.« Für uns ist es eben meist frustrierend, wenn es keine einfache Lösung gibt. Wir sollten aber im Hinterkopf behalten, dass wir uns bezüglich der psychisch wirksamen Muster im Reich der Spekulation bewegen.

Wenn man die Haare als Bestandteil der Körperhülle namens Haut betrachtet, stellt sich die Frage, warum jemand seine Schutzschicht und körpereigene Wärmedämmung angreift oder aufgibt. Es scheint sich bei vielen Patienten in meiner Sprechstunde um Aggressionen und (problematische) Abgrenzung von anderen zu drehen. Über die Haut als Abgrenzungsorgan sprechen wir noch weiter unten.

Was tun?

Die Trichotillomanie kann psychische Auslöser wie vermehrte Anspannung oder eine innere Leere haben – wie diese jeweils entstehen, ist nur im Einzelfall zu erforschen. Häufig wird das Verhalten dann immer automatischer weitergeführt und hat schließlich eine große Macht über den Betroffenen: Durch die ständigen Wiederholungen wird im Gehirn eine Art Neuronenautobahn gelegt, sodass eine liebe Gewohnheit wie das Rupfen immer leichter fortgesetzt wird.

Der Besuch einer Selbsthilfegruppe kann Entlastung bringen. Je nach Ausprägung der kahlen Stellen und nach Leidensdruck sollte die professionelle psychotherapeutische oder eine medikamentöse Behandlung erfolgen. Es können Antidepressiva zum Einsatz kommen, die die Wiederaufnahme von Serotonin an einer bestimmten Stelle der Synapsen hemmen (»SSRI«) und so für mehr Serotonin im Gehirn sorgen, wie zum Beispiel Escitalopram. Manchmal wird auch eine Kombination aus Psychotherapie und Medikament angewendet. Das Ziel ist ein deutlicher Rückgang des zwanghaften Haarereißens.

Wir rutschen nun die Haare herunter bis zur Wurzel und wenden uns dem Kopf zu.

Kopfschmerzen

Wofür sind Kopfschmerzen bekannt?

Kopfschmerzen kennt fast jeder. Viele meiner Patienten haben häufig Kopfschmerzen, auch wenn sie eigentlich wegen einer Depression, Angsterkrankung oder Essstörung in die Behandlung kommen. Wer Kopfschmerzen hat, nimmt diese oft hin, verordnet sich vielleicht selbst eine Schmerztablette wie Paracetamol oder Aspirin – und schenkt der Sache keine weitere Beachtung. Manche legen sich auch in einen abgedunkelten Raum und warten auf Besserung.

Mehr als jeder zweite Deutsche soll mindestens einmal im Jahr unter dem berühmten Spannungskopfschmerz leiden. Diesen zeichnet das typische Gefühl aus, »als wenn der Kopf in einem Schraubstock eingespannt ist« oder »fast platzen« könnte.

Was sind die Ursachen?

Die Ursachen für Kopfschmerzen sind sehr unterschiedlich. Es werden zwischen 200 und 300 Gründe von der wissenschaftlichen Literatur beschrieben; sie reichen von äußerst gefährlich bis unbedenklich. Es gibt direkte Kopfschmerzerkrankungen wie Migräne oder Clusterkopfschmerz und diverse Formen von Kopfschmerzen, die durch andere Krankheiten wie Tumoren und Infektionen oder auch durch psychische Ursachen wie Schmerzstörungen oder Depressionen ausgelöst werden können.

Jeder schwere, ungewöhnliche Kopfschmerz ist ein Notfall und sollte umgehend ärztlich abgeklärt werden. Auch bei wiederkehrenden Kopfschmerzen ist eine gründliche Diagnostik wichtig.

Denn: Die meisten Kopfschmerzarten lassen sich, wenn andere körperliche Ursachen ausgeschlossen wurden, konkret behandeln. Bei chronischen Kopfschmerzen kann man selbst beginnen, ein Schmerztagebuch zu führen, um herauszufinden, was gegebenenfalls die Kopfschmerzen auslöst, verstärken oder verbessern kann.

Auch das Seelenleben kann sich auf verschiedene Formen von Kopfschmerzen wie Migräne oder Spannungskopfschmerzen auswirken, diese mitbedingen oder aufrechterhalten. Wichtig ist, wenn man in diese Richtung denkt, dass vorher gefährliche körperliche Ursachen wie eine Blutung, ein Tumor, eine Infektion oder eine Sinusvenenthrombose (verstopfte Vene im Gehirn) ausgeschlossen sind – bei neu auftretenden Kopfschmerzen also am besten erst mal zum Arzt.

Kopfstress

Haben Sie chronische Kopfschmerzen, lohnt es sich womöglich, dass Sie sich psychisch näher kennenlernen. Denn: Ziemlich sicher ist, dass Kopfschmerzen damit zusammenhängen, wie der Betroffene mit Stress umgeht und wie er Informationen verarbeitet[63]. So neigen Kopfschmerzpatienten und Migränepatienten dazu, in belastenden Situationen diese eher mit sich allein auszumachen und nehmen nur ungern Unterstützung durch die Menschen in ihrer Umgebung in Anspruch – anders als Personen aus einer Vergleichsgruppe, die nicht unter Kopfschmerzen leiden[64]. Den eigenen Umgang mit Stress und Belastung anzuschauen könnte sich also lohnen. So etwas wie eine Migräne-Persönlichkeit, bei der bestimmte Charaktermerkmale gehäuft auftreten, lässt sich wiederum nicht belegen.

Wiederkehrende Kopfschmerzen können je nach Fall für eine Rettung stehen und jemandem dabei helfen, die Reißleine zu ziehen, weil der Kopf im Schraubstock ist. So »erspart« es sich der Betroffene unbewusst, direkt zu sagen, dass er überlastet ist oder eine Pause braucht. Nicht selten findet sich auch ein weggeschobener psychischer Schmerz, der sich als Kopfschmerz seinen Weg an die Oberfläche suchen kann. Hier wäre es die Aufgabe in einer Therapie, Worte für das noch nicht Aussprechbare zu finden.

Raus aus der Psychosomatik-Falle Nr. 10: Kopfschmerz durch Schmerzmittel

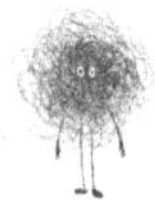

Viele von uns sind es gewohnt, die Signale des Körpers zu betäuben, auch wenn diese uns eine Überforderung anzeigen. Wir pfeifen uns gerne die eine oder andere Ibuprofen rein, weil wir dann einfach weitermachen können und uns nicht damit beschäftigen müssen, warum uns die Kopfschmerzen womöglich ausbremsen. Doch zu häufig eingenommene Schmerztabletten werden schnell zu einem eigenen Problem: dem Analgetika-Kopfschmerz, der manchmal sogar täglich auftritt (Analgetika = Schmerzmittel). Dabei handelt es sich um schon am Morgen auftretende, dumpf-drückende Dauerkopfschmerzen, die sich vom Spannungskopfschmerz, der häufig am Beginn der ganzen Misere stand, gar nicht unterscheiden lassen. Der psychische Motor des zugrunde liegenden Schmerzmittelmissbrauchs ist die Angst vor weiteren Kopfschmerzanfällen. Aus Angst werden viel zu oft und zu früh Schmerzmittel genommen. Das führt dann schneller, als man glaubt, zu Entzugskopfschmerzen, wenn man die Tabletten nach ein paar Tagen oder Wochen vergisst oder wieder absetzen möchte. Der Weg aus dieser Falle führt in erster Linie über eine qualifizierte Entzugsbehandlung. Danach geht es darum, die Angst vor dem Kopfschmerz zu verstehen, der uns Anspannung und Überlastung signalisieren kann. Es braucht dann neue Wege der Entspannung – ohne Medikamente.

Rückenschmerzen: Die häufigste somatoforme Schmerzstörung

Unter dem Kopf kommt der Hals- und Nackenbereich, der direkt in den Rücken übergeht.

Schmerzen am Rücken werden oft chronisch. Durch unseren aufrechten Gang und die hohe Belastung unseres Bewegungsapparats aus Knochen, Bändern, Sehnen, Gelenken und Muskeln durch zu viel Sitzen und Bewegungsmangel kommt das filigrane System leicht durcheinander. Häufig gibt es zudem tatsächlich kleine Abnutzungserscheinungen am Skelett, die sich durch einen gewissen Schmerz bemerkbar machen und auf die wir – sofern wir anfällig dafür sind – mit einer Schonhaltung oder reflexartiger Anspannung der Muskulatur reagieren – ganz unbewusst. Nicht selten beginnt dabei ein Teufelskreis, bei dem muskuläre Anspannung neue Schmerzen auslöst und der Schmerz zu verstärkter Anspannung der Muskeln führt. Der Großteil der Rückenschmerzen, die zu langen Krankschreibungen, vorzeitiger Berentung und unnötiger Diagnostik führen, ist ein solcher Schmerz, der durch unsere Bewertung und unseren Umgang damit (meist Schonung) aufrechterhalten wird.

Es gibt Fälle von einem organisch ausgelösten Rückenschmerz, wie etwa bei akutem Bandscheibenvorfall, bei Rheuma oder Tumoren. Deshalb muss der Rücken gründlich untersucht und bei diesen Ursachen speziell behandelt werden. Bei vielen »unspezifischen« Rückenschmerzen (wie wir Mediziner sie nennen, weil sich nicht eine spezifische Ursache finden lässt) wissen wir aber, dass zu viel Schonung einerseits oder ein stressreiches Leben andererseits das fein ausbalancierte Haltesystem der Wirbelsäule in ein Ungleichgewicht bringt. Die Wirbelsäule und der ganze Bewegungsapparat sind auf Bewegung ausgelegt und können auch nur, wenn sie dieser Funktion nachkommen, langfristig gut in Form bleiben. Bewegungsmangel steigert das Risiko, sich zum Beispiel bei einer falschen Bewegung eine Verrenkung einzufangen.

Unsere Schmerzverarbeitung im Gehirn ist außerdem davon abhängig, wie es uns emotional geht. Vielleicht kennen Sie das: Wenn man einen schlechten Tag hat, üble Post, bei der Arbeit nicht vorangekommen und schlechte Nachrichten aus der Schule oder dem Pflegeheim, fühlen sich die eigenen Schmerzen doch ernsthafter und bedrohlicher an als am Tag zuvor. Wie können wir also unsere Schmerzverarbeitung bei Rückenschmerzen verbessern? Hilfreich kann es sein, Ungelöstes wie Konflikte aktiver anzugehen, anstatt sie länger als Last mit sich herumzutragen und sich zurückzuziehen. Statt sich zu schonen oder sogar hinzulegen, sollte man sich trotz Rückenschmerzen bewegen, herumlaufen, schwimmen oder Fahrrad fahren. Schreibtischarbeit kann mit entsprechenden Tischaufsätzen auch wechselweise im Stehen erledigt werden. Aber Rückzug und Schonung sind genau das Falsche.

Arbeiten wir uns nun in die spannende Innenwelt des Kopfes vor.

Gedankenschleifen und Zwangshandlungen

In unserem Kopf werden Erleben, Sprache und Gedanken ständig in elektrische Signale und Biologie umgewandelt. Aus gespeicherten biologischen Fakten im Gehirn wird dann wiederum die Welt unserer Gedanken und Empfindungen erzeugt. Wie bei einem Beamer, der aus Datenmaterial einen Film an die Tapete zaubert. Ist das nicht großartig? So ein feines System ist leider auch fehleranfällig.

Grübeln

Ich kann mir vorstellen, dass Sie es kennen, unter Zwängen zu leiden. Auch Grübeleien (Gedanken ohne Ergebnisse), die sich im Kreis drehen, sind ein Zwangsphänomen, wenn auch noch nicht unbedingt eine Erkrankung.

Horrorszenarien laufen in Ihrem Kopf ab, wenn Sie sich ein schwieriges Gespräch im Büro ausmalen. Wiederkehrende Sorgen bilden ein realistisches Preview, was Ihnen selbst oder einer Ihnen nahestehenden Person passieren könnte. Vielleicht liegen Sie aber auch einfach im Bett und würden gerne einschlafen, während Sie im Kopf bekannte Pros und Kontras für eine anstehende Entscheidung auflisten, ohne dass Sie den Eindruck haben, jemals zu einem Ende kommen zu können.

Solche zwanghaften Gedanken haben das charakteristische Merkmal, dass man sie nicht abschalten kann, obwohl sie absolut nicht zielführend sind und man sie gar nicht denken möchte.

Es ist alles eine Frage der Heftigkeit; jeder klebt mal mehr an einem Thema oder Gedanken, verbeißt sich in Gedankenschleifen. Entscheidend ist, wie stark einen diese Neigung auffrisst und wie viel Zeit man damit verbringt. In extremeren Formen können die Gedanken auch »magische« Ausprägungen annehmen. Betroffene haben dann die Vorstellung, dass durch die eigenen Gedanken tatsächlich jemandem etwas passieren könnte. Oder es dreht sich der Gedanke im Kopf, wie es wäre, andere aus Versehen zu verletzen. Ganz wichtig: Das alles passiert, *obwohl* der Betroffene es (auf bewusster Ebene) gar nicht möchte.

Wieso uns Gedanken quälen

Es gibt viele Gründe für Zwangsgedanken. Ein verbreitetes Erklärungsmodell ist die Idee eines inneren Konflikts zwischen Ärger einerseits und dem Verbot, dieses Gefühl auszuleben, andererseits. Der Impuls, auf den Tisch zu hauen oder jemanden anzugreifen, in seine Schranken zu verweisen etc., wird dann gekappt. Was bleibt, sind kreisende Gedanken, allenfalls aggressive Fantasien. Die motorische Energie der Aggression wird in unser Hadern, Zögern, Grübeln umgesetzt. Die Angst vor der eigenen Wut wird so zunächst neutralisiert, was uns angenehm entlastet; vor allem wird eine gefürchtete Auseinandersetzung vermieden.

Die Neigung zu Zwängen wird oftmals während der analen Phase im zweiten bis zum dritten Lebensjahr geprägt, wenn aufgrund der zunehmenden Autonomietendenzen des Kindes, das sich allein wegbewegen kann und Kontrolle über Blase und Darm erhält, Machtspiele zwischen Eltern und Sprössling ausgefochten werden. Wenn Eltern diese Tendenzen bei ihren Kindern bestrafen, müssen Kinder ihre Impulse unterdrücken.

Zwänge haben also etwas zu tun mit der Unterdrückung von unliebsamen Impulsen. Durch die eigenen Gedankengerüste und die innere Logik wird etwas kanalisiert, was ursprünglich ein Gefühl oder ein Drang war, der uns jedoch angesichts der biografischen Erfahrungen zu gefährlich erscheint. So kann aus dem Ärger über den nervigen Vorgesetzten schnell ein kreisender Gedanke werden, ob man kündigen sollte oder besser nicht, was wir in der Psychosomatischen Medizin als »Verschiebung« kennen. Die Verschiebung ist ein Abwehrmechanismus. Die Psyche sucht sich dabei zur Entlastung ein anderes Ziel, wenn der eigentliche Empfänger (der Chef) nicht für das Gefühl (Ärger) erreichbar erscheint und der Impuls Angst macht und uns zurückschrecken lässt.

Kurzbeispiel Zwang

Mein Patient Mirko, ein zurückgezogen lebender junger Mann, hatte eine sehr ordentliche und auf Sauberkeit bedachte Mutter, wie die Diagnosegespräche ergaben. Kurz nach seiner Geburt hatte Mirkos Vater die Familie verlassen, da die ewige Kritik der Mutter über seine Unordnung und Nachlässigkeit für ihn wohl nicht mehr zu ertragen gewesen war. Mirko hatte keine Wahl. Er kooperierte mit seiner Mutter, ohne das alles zu hinterfragen.

Mit Beginn seiner ersten Partnerschaft entwickelte er aus heiterem Himmel starke Zwangssymptome, ohne dass ihm der Hintergrund dazu bewusst gewesen wäre. Er kontrollierte manchmal vor Verlassen der Wohnung so lange, ob die Fenster geschlossen waren und der Herd aus war, bis er seinem Freund die ganze Verabredung absagen musste. Vor allem wenn die beiden etwas besonders Schönes vorhatten oder in ihrer Beziehung einen Schritt weitergekommen waren, wurden die Zwänge sehr stark und einschränkend.

Aus psychodynamischer Sicht besteht bei Mirko eine Zwangskrankheit mit Kontrollzwängen und – wie sich zeigte – Zwangsgedanken, was alles Furchtbares passieren könnte, wenn er etwas übersähe oder einen Fehler machte, was zu einem Brand führen könnte. Ganz typisch ist, dass starke Ängste auftauchten, sobald Mirko versuchte, seine Kontrollen nicht mehr durchzuführen.

Ursächlich war in diesem Fall, dass der Patient unter der rigiden, strengen Mutter keine Erfahrungen damit hatte machen können, Impulsen nach Lust, Sexualität, aber auch Aggression nachzugeben. Die Mutter hatte immer schon die Regeln aufgestellt und für Ordnung gesorgt, ehe er als Zwei-, Drei- oder Vierjähriger in die Versuchung gekommen war, an seine Grenzen zu gehen und etwas auszuprobieren.

Wenn nun als Erwachsener Bedürfnisse nach sexueller Neugier oder lustvollen Momenten andrängten, die nur in der Fantasie mit Kontrollverlust einherzugehen drohten, musste Mirko diese abwehren, da sie eine Bedrohung für sein psychisches Gleichgewicht darstellten (»So was hat es früher auch nicht gegeben«). Dafür zahlte er den Preis, die bedrohlichen Wünsche unbewusst mithilfe der Zwangssymptome vermeiden und »überspielen« zu müssen. So hatte er wie früher die Illusion, gar nicht in Kontakt mit so manchen Fragen zu kommen (»Wie viel Nähe möchte ich zulassen?«). Allerdings litt er oft unter Schamgefühlen wegen seiner Zwangssymptome.

Ergänzend zur Erklärung von Mirkos Zwängen möchte ich erwähnen, dass es auch Erkrankungen gibt, bei denen Zwangssymptome eine andere Bedeutung haben. Beispielsweise bei Schizophrenien oder emotional-instabilen Persönlichkeitsstörungen dienen die zwanghaften Symptome vielmehr dazu, die Persönlichkeit »zusammenzuhalten« und eine gefürchtete Verlorenheit und innere Selbstauflösung zu verhindern. Zwangsmuster als Geländer, an dem sich die Betroffenen festhalten können. Deshalb erfolgt die Behandlung von Zwangskrankheiten heute nur nach sehr genauer Einordnung der Krankheit, denn sie haben nicht selten vor allem eine Schutzfunktion für die in Not geratene Psyche.

Was kann man tun?

Zunächst ist eine Erkenntnis ganz wichtig: Zwänge lassen sich, wie ihr Name schon verrät, nicht einfach unterdrücken, nur weil man das möchte. Betroffene sind *gezwungen*, etwas zu denken oder zu tun. In vielen Fällen ist das Unterdrücken eines Zwanges auch gar nicht sinnvoll, weil das Zwangssymptom ja gerade versucht, ein seelisches Gleichgewicht notfallmäßig wiederherzustellen und aufrechtzuerhalten. Die Heftigkeit von Zwängen dürfen Sie sich in etwa so vorstellen, als würden Sie versuchen, einen bergab rollenden Bus aufzuhalten, indem Sie sich ihm in den Weg stellen. Das Ergebnis wäre, dass Sie umgefahren würden und der Bus weiterrollt. Also sollten wir uns von dieser Illusion trennen.

Begrenzen

Betroffene können eine feste Verabredung mit sich selbst treffen, die Zeiträume für bestimmte Gedanken, Kontrollgänge und Tätigkeiten festlegen und versuchen, sich zum Beispiel auf achtmal Händewaschen am Tag oder dreimal zehn Minuten Kontrollieren des Herdes täglich zu begrenzen.

Dazu gehört es, die Zwänge als Teil des eigenen Lebens anzunehmen und ihnen einen freundlichen Namen zu geben. Sie arbeiten schließlich im Sinne unseres inneren Gleichgewichts. Wer eine Behandlung anstrebt und beim Arzt vorstellig wird, was bei starkem Leidensdruck durch Zwänge sinnvoll ist, kann zuvor beginnen, die Zwangsgedanken oder -handlungen mit Dauer und eigener emotionaler Verfassung in einem kleinen Symptomtagebuch zu notieren. Kleine Oktavhefte (Vokabelhefte, vielleicht noch bekannt aus der Schulzeit) eignen sich dazu gut. Man notiert jeweils das Tagesdatum und darunter chronologisch die Uhrzeit, Symptome mit Dauer oder Anzahl der Wiederholungen und die psychische Verfassung bzw. wahrnehmbare Gefühle.

Eine häufige Funktion von Zwängen ist es, Ängste in Schach zu halten und durch Ordnung und Kontrolle gefühlt die Oberhand zu behalten. Um den Wurzeln der Zwänge auf die Spur zu kommen, kann es also helfen zu überlegen, ob es etwas im eigenen Leben gibt, das einen ängstigt: Droht ein Verlust? Wurde man Opfer einer Straftat oder hat selbst eine begangen? Ist man im Begriff, jemanden zu überflügeln, und erlaubt sich das nicht? Könnte ein Traum in Erfüllung gehen?

Auslöser für psychische und psychosomatische Krankheiten sind keineswegs immer nur negative Ereignisse wie Jobverlust, Trennung vom Partner oder Geldverluste. Auch scheinbar Schönes, wie eine Hochzeit, eine Erbschaft oder die Chance, die Karriereleiter heraufzuklettern, kann schwere psychische Konflikte auslösen.

Entlastung

Für Betroffene kann ebenfalls hilfreich sein, Aufgaben an andere abzugeben oder – wenn möglich – ganz bleiben zu lassen, um sich erst einmal nicht weiter zu verzetteln. Damit kann man versuchen, dem zwanghaften Muster den Treibstoff zu entziehen. Dafür müssen Zwangspatienten natürlich üben, die Verantwortung abzugeben, was bei vielen Aufgaben sicher eine gute Sache ist. Man sollte sich auch einmal genau überlegen und gegebenenfalls aufschreiben, was eigentlich die Konsequenz wäre, wenn bestimmte Dinge weniger perfekt und pedantisch ausgeführt würden: Katastrophe oder vielleicht doch komplett vertretbar?

Was bei Zwängen ebenfalls wichtig zu wissen ist: In bestimmten Phasen der Kindheit und Jugend sind Zwänge etwas ganz Normales. Vielleicht ist Ihnen bekannt, wie sehr Kinder Rituale – wie immer die gleiche Gutenachtgeschichte oder sich wiederholende Abläufe – mögen. Das bietet ihnen Sicherheit und reduziert Ängste. Zwang hat immer auch mit dem Festhalten am Bewährten zu tun und gehört zu einer gesunden Entwicklung dazu.

Wer Zwangssymptome entwickelt, hat häufig zwanghafte Charaktereigenschaften, die sich durch Sinn für Ordnung, ein hohes Pflichtbewusstsein, Sparsamkeit und manchmal auch einen gewissen Eigensinn zeigen. Das sind Eigenschaften, die oft im Leben helfen und dazu beitragen, verlässlich zu sein.

Ohne meine eigenen »zwanghaften« Charakteranteile hätte ich es wohl weder geschafft, das Medizinstudium zu Ende zu bringen, noch dieses Buch zu schreiben. Wir sollten unsere zwanghaften inneren Anteile daher bis zu einem gewissen Grad auch gebührend schätzen.

Psychotherapie bei Zwangsstörungen

Wenn Zwänge das Leben einengen, ist eine Behandlung angezeigt, wobei eine Psychotherapie der Goldstandard ist. Lange ging man davon aus, eine Verhaltenstherapie, bei der man die Zwänge wieder »verlernt«, sei das Beste, doch psychodynamische Therapieverfahren als Einzel- oder Gruppenbehandlung stellen eine gute Veränderbarkeit von Zwangssymptomen unter Beweis[65], auch wenn hier noch viel geforscht werden muss. Psychodynamische Psychotherapien sind für diejenigen Patienten, die einmal entschieden haben, sich darauf einzulassen, eine wirklich tief greifende Hilfe.

Wir machen uns in einer Therapie auf den Weg, die hinter dem Symptom stehende Ursache zu finden. Es ist also sinnvoll, sich nicht 25 Sitzungen lang nur mit dem Herd oder der zu kontrollierenden Tür zu befassen. Das ist allerdings nicht immer leicht, denn ein von Zwängen betroffener Mensch neigt dazu, Erfahrungen mit anderen Menschen wenig Bedeutung beizumessen. Seine Abwehr, die zu seiner vorübergehenden Stabilisierung beiträgt, besteht ja gerade darin, alles auf scheinbar sachlicher Ebene oder im Rahmen von Kontrollhandlungen zu verarbeiten und eben nichts emotional erleben zu müssen.

Was zwanghaft Erkrankte alles tun, scheint oft richtig und logisch, nur ist es in der ständigen Wiederholung und Einseitigkeit ein Garant für eine Einschränkung der eigenen Freiheitsgrade und ein Energieverlust.

Zunächst muss eine vertrauensvolle und tragende Beziehung zwischen Patient und Therapeut aufgebaut werden. Danach gilt es für den Betroffenen, die unliebsamen Wünsche, Impulse und Gefühle zulassen zu lernen und in die eigene Persönlichkeit zu integrieren – das ist oft ein weiter und steiniger Weg. Wenn das gelingt, sind die Zwangssymptome meist nicht mehr oder in geringerem Ausmaß notwendig und der Patient wird freier, lebendiger und genussfähiger. Ebenso wird er nicht selten für andere verträglicher, weil er sich zutraut, mehr von dem zu zeigen, was er fühlt, und nicht mehr so viel in die Zwangssymptome abführen muss. Das macht ihn für andere erkennbarer und authentischer.

Zwangssymptome können übrigens auch hirnphysiologisch betrachtet werden: Die Basalganglien, unter anderem der Nucleus caudatus (ein Gebiet im Großhirn), sollen hier eine tragende Rolle spielen. Spannend ist, dass, eine bei Zwangserkrankungen erhöhte Nervenaktivität dieses Hirnkerngebiets, nach einer erfolgreichen Psychotherapie, in der auch alle Symptome sehr stark abnahmen, sich auch im Hirnscan wieder normalisiert[66].

Raus aus der Psychosomatik-Falle Nr. 11: Einschlafstörungen und Grübeln überwinden

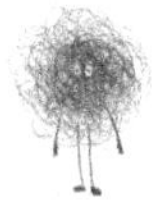

Einschlafstörungen, die häufig mit Grübeln verbunden sind, kennen viele von uns. Oft kommt dazu beim Blick auf die Uhr ein Riesenärger darüber, dass man verdammt noch mal nicht einschlafen kann. Die wenigen verbleibenden Stunden sind schnell überschlagen – das löst Stress im Körper aus: Adrenalin und andere aktivierende Hormone werden aus der Nebenniere ausgeschüttet. Man ist hellwach und denkt in einer Dauerschleife darüber nach, wie sich so unausgeschlafen wohl der nächste Tag bewältigen lässt.
Dieser Problematik liegt der gleiche Mechanismus wie den vorher beschriebenen Zwangssymptomen zugrunde – und sie lässt sich nicht direkt mit Willenskraft bekämpfen. Viel zielführender ist es, sich in der Situation der Schlaflosigkeit klarzumachen, dass der Schlaf nicht über den *Willen* herbeigeführt werden kann. Vielmehr sollte man gedanklich immer wiederholen: »Schlaf ist ganz gleichgültig – der Körper nimmt sich den Schlaf, den er braucht.«[67] Die Kunst besteht also darin, weniger zu tun und den Körper selber machen zu lassen.
Eine andere Möglichkeit ist, sich zu fragen, wie man die durch die Schlafstörung gewonnene Zeit nutzen könnte, um dann aufzustehen und genau das zu tun. Die Auswirkungen des Schlafentzugs auf den nächsten Tag werden in der nächtlichen Schwarzmalerei schnell überschätzt, und viele sind auch nach einem Einschlafen

erst in den frühen Morgenstunden überrascht, wie gut sie nach dem Ende einer kurzen Nacht dann doch in den Tag kommen.

Abends, vor dem Einschlafen, am besten Blaulichtstrahlung vom Display des Laptops, Handys, Tablets oder Fernsehers meiden, ganz zu schweigen von den ganzen Likes und News oder sogar Fake News aus den sozialen Netzwerken. So etwas wühlt nur auf und regt die Psyche und damit auch den Körper an, anstatt zu beruhigen. Dann lieber heiße Milch vor dem Schlafengehen trinken, diese enthält Melatonin und Tryptophan als schlaffördernde Substanzen – zwar sehr wenig, aber Sie wissen ja: reine Kopfsache. Und das Ritual – vielleicht ein Relikt aus der eigenen Kindheit – wirkt auf jeden Fall.

Um Schlafstörungen zu vermeiden, ist nach einer durchwachten Nacht wichtig, niemals tagsüber den Schlaf nachzuholen – dann ist der Teufelskreis mit erneutem abendlichem Wachliegen nämlich vorprogrammiert, und der Rhythmus verschiebt sich immer weiter.

Diagnose Hypochondrie: Krankheitsangst

An der Schnittstelle zwischen Denken und Fühlen einerseits und den körperlichen Organen andererseits finden wir ein verbreitetes Phänomen namens Hypochondrie.

Was ist das?

Viele von uns sind manchmal hypochondrisch, oder sie kennen zumindest jemanden, der es ist.

Hypochondrie bedeutet, starke Angst davor zu haben, unter einer schweren Erkrankung zu leiden, sich daher viel mit der eigenen Gesundheit zu beschäftigen und vor allem den Körper ständig zu beobachten, während der Arzt wieder und wieder nur das eine findet: nämlich nichts.

Ich arbeite gerne mit hypochondrischen Menschen zusammen, aber ich weiß, dass das nicht allen Kollegen so geht. Ich finde, die Tragik des Lebens zeigt sich auf eine natürliche Weise, wenn wir Sorge haben, unser Körper funktioniere nicht mehr richtig. Wie könnte ich dieses menschliche Bedürfnis nach Unversehrtheit jemandem absprechen? Natürlich war ich als Medizinstudent auch manchmal hypochondrisch. Es ist ein offenes Geheimnis unter Medizinern, dass man auf sehr persönliche Art die Krankheiten, die man gerade in der Uni lernt, auch selbst durchmacht – zumindest in den eigenen Albträumen und Ängsten.

Krankheitsängste sind übrigens weit verbreitet: In einer durchschnittlichen Arztpraxis kann mit einem Anteil von fünf bis zehn Prozent von Hypochondern gerechnet werden[68].

Was steckt dahinter?

Wie so oft in der Psychosomatik steckt hinter den Ängsten vor Krankheiten etwas Tieferes: das Unbewusste, das uns durch Versprecher, Verwechslungen oder Symptome etwas zeigt, was wir nicht bewusst wissen. Darauf werden wir immer wieder stoßen, wenn wir den Körper von Kopf bis Fuß auf psychosomatische Zusammenhänge abtasten.

Es ist grundsätzlich so, dass bei Hypochondern die Beruhigung, die Ärzte nach einer Untersuchung ohne krankhaften Befund geben können, nicht lange anhält. Was bei hypochondrischen Menschen auffällt, ist, dass an die Stelle von Empfindungen Wahrnehmungen treten[69].

Wie ist das gemeint? Wenn man Betroffene beobachtet, sieht man, wie sie in sich gekehrt sind, in den Körper horchen oder sogar etwas ertasten, zum Beispiel die Hand auf das Gebiet über dem Herzen legen und die Organe in ihrer Funktion »analysieren«. Betroffene sind einerseits auf die Geschehnisse in ihrem Körper bezogen, nehmen diese sehr genau wahr, andererseits haben sie nicht selten eine Art Gefühlsblindheit und empfinden nicht wirklich, was in ihnen vorgeht. Sie sind wie in einer Blase, ganz mit ihren Gedanken und Befürchtungen beschäftigt, und erkennen das nicht an, was der Arzt ihnen sagt oder was Befunde zeigen. Sie haben, was ihren Körper angeht, sozusagen eine eigene Realität. Das bringt andere dazu, sie nicht ernst zu nehmen oder über sie zu schmunzeln.

Die früh erworbene biografische Voraussetzung für hypochondrische Züge ist die überbesorgte, ängstliche Mutter. Aufgrund dieser intensiven frühen Lernerfahrungen ist es kein Wunder, dass sich Betroffene später in die Körperängste zurückziehen, sobald schwierige Aufgaben oder innere Konflikte auf sie zukommen (siehe dazu auch den Kasten »Raus aus der Psychosomatik-Falle Nr. 12« auf der nächsten Seite). Die ständige Beschäftigung mit dem Körper, mit dem Essen, mit der Beobachtung der Organfunktionen und ihrer Kontrolle ist nicht nur eine Hinwendung zum eigenen Körper, sondern auch ein Rückzug und eine Abschottung von der Welt, die außerhalb der eigenen Haut liegt. Und gleichzeitig bindet die Hypochondrie diffuse Ängste, die sich auf nichts Konkretes beziehen und die wir alle dem Leben gegenüber haben – mal mehr und mal weniger bemerkt. Für den Moment kann die Wendung nach innen hilfreich sein, auf Dauer aber führt das womöglich zu einer schwer ausgeprägten Form von Hypochondrie.

Raus aus der Psychosomatik-Falle Nr. 12: Sich wieder auf sich verlassen können

Hinter überzogener Sorge und Angst um die Gesundheit und den Körper steckt meist ein verinnerlichtes Muster: sich scheinbar nicht auf sich selbst und die eigenen Organfunktionen verlassen zu können. Dieses Muster kann sich unter anderem dadurch entwickeln, dass man als Kind mit ängstlichen, besorgten Bezugspersonen zu tun hatte und sich deren »Alarmreaktionen« einbrannten: »Achtung, du tust dir gleich weh!« oder »Das darfst du niemals machen, niemals!«. Dabei spielt eine Rolle, mit wie großer eigener Ängstlichkeit der Eltern diese Sätze vermittelt werden, also was sich zwischen den Zeilen emotional überträgt. Als Kind hätte man durch fürsorgliches, liebevolles Verhalten der Eltern, gelernt, sich später auch selbst zu beruhigen und so Ängste in den Griff zu bekommen.

Falls das nicht passiert ist, heißt es für Sie heute als Erwachsener: selber machen! Jetzt können Sie üben, worauf Sie als Kind noch von den Eltern angewiesen waren.

Sich selber beruhigen – wie soll das funktionieren, fragen Sie sich vielleicht? Dazu stellen wir uns unsere Innenwelt in verschiedenen Anteilen vor: Da gibt es das ängstliche, verunsicherte Kind. Es fürchtet sich, dass etwas mit ihm nicht stimmt; allein kommt es da nicht heraus. Dann gibt es aber auch einen gesunden Erwachsenen[70], der es bis zu dem heutigen Punkt in Ihrem Leben geschafft und viel erreicht hat. Sie können nun überlegen, was dieser Erwachsene dem verängstigten Kind sagen würde. Und auch, ob er das Kind berühren oder was er tun würde, um es zu beruhigen. Wichtig ist, es hier nicht bei Allgemeinplätzen zu belassen, sondern sich ungestört bequem aufs Sofa oder auf einen Teppich zu setzen und das Szenario in Ruhe zu fantasieren. Was braucht dieses Kind?

Wenn zwei oder drei Ideen entstanden sind, versuchen Sie sich diese gut einzuprägen. Wenn hypochondrische Ängste hochkommen, kann man auf diese Worte oder Berührungen in der Fantasie zurückgreifen. Wenn es nötig ist, können Sie auch wieder intensiver in diese Fantasie eintauchen.

Eine Sache noch: Bei neuen, völlig unklaren Beschwerden sollten Sie sich zuerst von einem Arzt untersuchen lassen!

Was kann man tun?

Eine hypochondrische Störung kann das Leben der Betroffenen stark auf die Ängste und ständige Selbstbeobachtung einengen. Hier ist eine professionelle Psychotherapie notwendig.

Mit einigen Methoden können Betroffene aber auch selbst mit der Behandlung beginnen. Ein Hausarzt, mit dem man gut zurechtkommt und sich auch mit Angst vor Krankheiten anvertrauen kann, ist sehr wichtig. Entscheidend ist, diesem Arzt und seinen Diagnosen zu vertrauen und nicht immer weitere Untersuchungen herauszuhandeln – es wird dadurch nur schlimmer. Wenn man viel im Internet recherchiert, um die Angst in Schach zu halten, bringt es wahrscheinlich wenig, dies *ganz* aufgeben zu wollen. Aber die Reduktion auf eine festgelegte Dauer, zum Beispiel auf dreimal 15 Minuten pro Tag, kann hier helfen, dem Ganzen eine erste Grenze zu setzen.

Hilfreich ist es zudem, die Krankheit auch positiv zu sehen: Wer viel auf seinen Körper achtet, wird tatsächlich verschiedene Krankheiten eher entdecken und besser behandeln können. Eine hypochondrische Neigung kann also auch Vorteile haben.

Betroffene können zudem überlegen, wie in ihrer Familie Mutter, Vater und Geschwister mit eigenen Krankheiten oder auch

Angst umgegangen sind. Sie können sich fragen, ob sie selbst einmal körperlich erkrankt waren. Vielleicht gibt es da etwas, das Ausdruck verlangt und endlich zur Sprache kommen muss, weil es sonst weiter an der eigenen Körpersicherheit nagt. Hier kann tatsächlich ein Psychotherapeut am besten weiterhelfen. Denn viele Hypochonder haben Angehörige, die schwer krank waren oder früh verstorben sind, was nach bewusster Auseinandersetzung verlangt – dann kann die Spirale der Krankheitsangst auch gestoppt werden.

Psyche und Ernährung: Was uns Essen bedeutet

Wir sind auf unserer Reise durch den Menschen weiter nach unten gelangt, bis zum Mund. Von hier aus erstreckt sich der Verdauungstrakt von der Mundhöhle über die Speiseröhre, den Magen, die Gedärme bis zum Enddarm. Wir wollen uns nun mit dem Essen und seiner psychosomatischen Bedeutung beschäftigen.

Es gibt verschiedene Typen von Essstörungen, die gut belegbare Beispiele für psychosomatische Erkrankungen sind.

Wir sind Esser

Essen hat für jeden von uns, auch für die Gesunden, sowohl biologisch als auch psychisch eine große Bedeutung, selbst wenn uns dies im Alltag kaum bewusst ist.

Was hat es mit der Ernährung auf sich, abgesehen von den biologischen Inhaltsstoffen?

Zunächst einmal halten wir fest, dass wir neun Monate lang vor der Geburt von unserer Mutter mit Nahrungsstoffen versorgt wurden, und zwar über den Mutterkuchen (die Plazenta) und die Nabelschnur. Danach wurden die meisten von uns gestillt – Ernährung ist demnach für uns alle eine frühe Prägung, bei der es um das Ernährt*werden* geht, das notwendigerweise in Abhängigkeit von einem anderen geschieht. So können wir in der Muttermilch nur Stoffe finden, die die Mutter vorher in irgendeiner Form zu sich genommen oder selbst produziert hat.

Gleichzeitig wissen wir aus älteren, durchaus brachialen Tierversuchen, dass Affenkinder, die zwar technisch von Drahtgestellen ernährt wurden, aber keine zärtliche Zuwendung erhielten, später schwere Verhaltensstörungen zeigten. Sie interessierten sich nicht für die Bindung zu anderen Tieren und konnten auch den eigenen Nachwuchs nicht aufziehen[71]. Ernährung ist viel mehr als das Zuführen von Nahrung. Für einen gesunden Umgang mit dem Thema Ernährung kommt es auf die gelungene Kombination von Nahrungszufuhr und körperlicher Zuwendung (durch Berührung) bereits in den ersten Monaten an, in denen die Bezugsperson die Ernährungsbedürfnisse des Säuglings erkennt und respektiert. Das kann übrigens auch der Vater mit der Flasche sein!

Ernährung und die Beziehung zum anderen gehören zusammen.

Leider kommen Beziehungen in unserer Gesellschaft oft zu kurz. Erst wenn eine Depression da ist, wenn eine Essstörung da ist, kommt der Betroffene mitunter an Personen wie Therapeuten, die im Appetitmangel das seelische Leiden sehen und behandeln.

Und wie sieht es mit den Gesunden unter uns im Alltag aus? Wir haben unstillbaren Heißhunger auf Süßes oder Pommes. Gleichzeitig machen viele eine Diät. Nicht wenige haben Angst vor der Schädlichkeit von Gluten, dem Weizenkleber, oder vor den Auswirkungen von Kuhmilch.

Was hindert uns daran, einmal tiefer zu fragen, welche alten Beziehungserfahrungen, die wir innerlich abgespeichert haben, da noch ausgehandelt werden? Mit welchen Ernährungsmythen sind wir unbewusst identifiziert? Oder: Von wem wollen wir uns abgrenzen, wenn wir alles Mögliche nicht »vertragen« und nicht essen mögen?

Raus aus der Psychosomatik-Falle Nr. 13: Unverträglichkeiten und Allergien abklären – und dann mit Freude essen

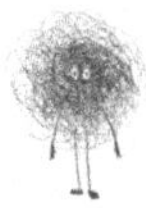

Aus psychosomatischer Sicht empfehle ich bei Magen-Darm-Beschwerden auf jeden Fall eine gründliche Diagnostik vom Arzt. Dazu gehört die Untersuchung auf Lebensmittelunverträglichkeiten, wie Laktose- oder Fructose-Intoleranz, wovon etwa 15 bis 30 Prozent der Volljährigen in Deutschland betroffen sind. Auch auf Lebensmittelallergien können Betroffene bei Bedarf untersucht werden, wobei hierunter nur ein bis zwei Prozent der Bevölkerung leiden. Die gefürchtete Zöliakie, die echte Glutenunverträglichkeit, betrifft nur etwa jeden Hundertsten, während noch nicht festgestellt werden konnte, wie viele Menschen tatsächlich unter einer Glutensensitivität (Empfindlichkeit auf Weizenkleber) leiden und durch Gluten milde Symptome wie Bauchschmerzen, Durchfall, aber auch Kopfschmerzen und Erschöpfung bekommen können. Subjektiv halten sich in allen Gruppen allerdings deutlich mehr Menschen für von der Unverträglichkeit oder Allergie betroffen, als die medizinischen Befunde bestätigen. Dies kann unter anderem daran liegen, dass es zunächst einmal hilft, eine »einfache« Ursache für unklare Darmbeschwerden verantwortlich zu machen, an der man selber sogar etwas ändern kann – indem man den vermeintlich unverträglichen Nahrungsbestandteil einfach weglässt. Je allgemeiner und verbreiteter die Symptome sind, desto leichter kann man sie auf eine Ursachenschablone legen, die einen selbst überzeugt.

Wenn man sich nach einer Diagnostik gemäß seiner Unverträglichkeit ernährt, bringt das die Magen-Darm-Beschwerden oft komplett zum Abklingen.

Wenn die Untersuchungen aber unauffällig sind, sollten Betroffene sich wieder ganz normal[72], mit Appetit und Freude, ernähren – auch und vor allem in Gesellschaft. Gelingt das Essen aber nicht unbeschwert, können mögliche psychosomatische Komponenten in einer Diagnostik herausgearbeitet werden.

Die Schokoladenorgie bei Stress ist ein möglicher Weg, Sättigung zu inszenieren.

Wenn wir uns mit Psychosomatik beschäftigen, sollten wir Worte wie »satt sein« nicht nur im engeren Sinn verstehen, sondern auch im übertragenen. Die Psyche unterscheidet nicht zwischen dem Sattsein beim Essen und dem Sattsein von menschlicher Nähe und Zuwendung. So können wir den Hunger beim übergewichtigen Menschen, den er dauernd mit Essen zu stillen versucht, auch als den emotionalen Hunger nach Nähe verstehen oder nach etwas, das in seiner Lebensgeschichte zu kurz kam.

Das Symptom Essstörung und seine Funktion

Gestörtes Essverhalten kommt im Zusammenhang mit zahlreichen Erkrankungen vor. In der Psychosomatischen Medizin versuchen wir, ein Symptom auch als notfallmäßigen Lösungsversuch der Psyche zu begreifen. Dabei neigt das Symptom zum Verschwinden, wenn man nach Erkennen des Problems einen Lösungsversuch unternimmt, der reifer, also altersgemäßer erscheint und bei dem der Betroffene das Problem aktiv in Angriff nimmt.

Mit Blick auf die individuellen psychischen Muster (die dazu beitragen, dass jemand psychosomatisch krank wird) entstehen Essstörungen in der oralen Phase, im ersten bis zweiten Lebensjahr (vgl. Kapitel »Krabbeln und Anlecken: Das erste bis zweite Lebensjahr« ab Seite 54), während der wir mit Nahrung viele Erfahrungen machen. In dieser Phase ist nicht unwichtig, dass wir uns Essen einverleiben wollen, dabei aber noch auf andere angewiesen sind, die uns in einem angemessenen Tempo, rücksichtsvoll und möglichst in unserem Rhythmus, füttern und versorgen müssen. Eine prägende Zeit für Ernährungserfahrungen, die unbemerkt bahnt, ob wir Essen später als etwas Aufdringliches oder Unkontrollierbares erleben, was Essstörungen begünstigen kann.

Ein anderer, ganz bedeutsamer Zeitpunkt, an dem der Grundstein für spätere Essstörungen gelegt werden kann, ist die Phase der Autonomie-Entwicklung, über die wir im ersten Buchteil gesprochen haben. Wenn es Kindern langfristig nicht gestattet wird, offen zu rebellieren und eigene Entscheidungen zu treffen, kann dies auf die Nahrungsaufnahme verlagert werden. Hier *kann* jeder selbst entscheiden, heimlich zu essen oder das Essen zu verweigern, ohne dass die Bezugspersonen es verhindern können. Die Frage des Essens erleben von Essstörungen Betroffene häufig als ihren eigenen Bereich, den ihnen niemand streitig machen kann und den sie komplett selbst beherrschen.

Als Nächstes kommen wir nun zu zwei typischen Beispielen von Essstörungen:

Esssucht (Hyperphagie)

Hyperphagie (von altgriechisch *phagein* = essen und *hyper* = über) bezeichnet ein gesteigertes, übermäßiges Essverhalten. Vielleicht muss der ein oder andere bei griechischen Vokabeln auch an Soutzoukakia-Platten und Imiglykos denken, womit wir ebenso beim Thema wären. Esssucht ist durch Übergewicht gekennzeichnet, das ab einem Body-Mass-Index (BMI) von 30 kg Körpergewicht/Körpergröße in m^2 vorliegt.

Exkurs: Bin ich normal-, über- oder untergewichtig?

Ob Sie Übergewicht oder Untergewicht haben, wird in der Medizin mithilfe des Body-Mass-Index (BMI) bestimmt. Die Berechnung kann auch deshalb für Sie interessant sein, weil das eigene »Körperschema« manchmal verzerrt wahrgenommen wird. Betroffene fühlen sich dann schlanker, als sie sind, oder auch völlig unrealistisch zu dick.

Die Berechnung können Sie ganz einfach mit einem Taschenrechner vornehmen. Zuerst rechnen Sie Ihre Körpergröße in Metern mal Ihre Körpergröße und notieren das Ergebnis (z. B. 1,68 m x 1,68 m = 2,8). Dann bitte alles löschen. Schließlich berechnen Sie Ihr aktuelles Körpergewicht in Kilogramm geteilt durch das vorherige Ergebnis (z. B. 70 kg / 2,8 = 25). 25 wäre somit Ihr BMI. Die Formel lautet also: BMI = Körpergewicht (in kg) / Körpergröße x Körpergröße (in m).

Die Weltgesundheitsorganisation[73] bietet eine Tabelle mit Richtwerten an. Das Beispiel mit einem BMI von 25 ist an der Grenze von Normal- zu geringem Übergewicht:

BMI (kg/m²)	Einordnung
unter 18,5	Untergewicht
18,5 bis 24,9	Normalgewicht
25 bis 29,9	beginnendes Übergewicht
30 bis 34,9	Adipositas Grad 1
35 bis 39,9	Adipositas Grad 2
über 40	Adipositas Grad 3

Beim Übergewicht, der Adipositas, nimmt das Risiko für Zuckerkrankheit, Herzinfarkt und Schlaganfall, Gicht, Demenz und viele andere Folgeerkrankungen mit ansteigendem Grad stetig zu.

Übergewicht und Essanfälle oder ein dauerhaftes Zu-viel-Essen sind charakteristische Merkmale für eine Esssucht oder Hyperphagie.

Ursachen können mit Blick auf die früher erworbenen und heimlich weiter wirkenden psychischen Muster Verwöhnung in der Kindheit als Ersatz für emotionale Zuwendung sein. Wenn Kindern bei allem Kummer schnell der »Mund gestopft« wird, weil die Eltern Angst hatten, dem Kind emotional nicht genug geben zu können, kann dies zum Muster werden. Menschen werden sich dann auch später mit einem reichhaltigen Essen beruhigen, anstatt sich mit ihren Problemen zu beschäftigen. Sie haben nicht gut gelernt, sich konstruktiv mit Anforderungen auseinanderzusetzen, eben weil so viel über das Essen geregelt wurde. So lässt sich auch eine familiäre Häufung erklären: Es gibt Familien, in denen Zuwendung und Füttern stark zusammengehören. Essen als Liebesersatz.

Übergewicht hat zudem eine genetische Komponente.

Weitere Risikofaktoren sind Bewegungsmangel, Schlafmangel und Stress, weil Stress zum Essen verführt und in diesem Zustand mehr vom Hormon Cortisol ausgeschüttet wird, das wiederum den Appetit und Hunger verstärkt. Auch viele Medikamente können als Nebenwirkung Übergewicht verursachen – sprechen Sie darüber am besten mit Ihrem Arzt.

Magersucht (Anorexie)

Anorexie (von griechisch *orexis* = Verlangen) ist das ausbleibende Verlangen. Die Erkrankung, die vor allem (jüngere) Frauen betrifft, bedeutet allerdings nicht, dass kein Hunger mehr da ist. Vielmehr steht der innere Drang im Vordergrund, das Körpergewicht zu verringern. Dies wird durch die Minderung der Nahrungsaufnahme, aber auch durch Maßnahmen wie übermäßige Bewegung oder die Einnahme von Abführmitteln erreicht. Betrachten wir die Magersucht, dann wird deutlich, wie das Erleben, das Verhalten, die Körperfunktionen und das soziale Umfeld miteinander zusammenhängen:

- Erleben: »Ich bin zu dick.«
- Verhalten: »Ich esse fast nicht mehr.«
- Körper: magert ab und zeigt Mangelerscheinungen
- Umfeld: schockiert und in Sorge, will helfen

In dieser Spirale gibt es dann wiederum Rückwirkungen vom Körper auf die Psyche, die darunter leidet, wenn der Körper zu spärlich mit Nährstoffen und Energie versorgt wird. Das führt zu Erschöpfung, Konzentrationsstörungen und eingeengtem Denken, weil die Energie dazu fehlt – und das Gehirn benötigt viel Energie. Durch diesen Teufelskreis wird es immer schwieriger, der Magersucht zu entkommen.

Die Magersucht zeigt sich nur in Gesellschaften, in denen Lebensmittel im Überfluss vorhanden sind: der Mensch, das widersprüchliche Wesen …

Im Krankenhaus habe ich schwer kranke Patientinnen gesehen, die wie ihr eigenes Skelett im Bett lagen, völlig entkräftet, im Gehirn schon so unterversorgt, dass sie sich kaum auf ein Gespräch konzentrieren konnten. Wir haben zwischenzeitlich versucht, die Betroffenen mit Magensonden mit den nötigen Nährstoffen zu versorgen, wobei sie sich die Sonden oft gezogen haben. Wenn die Erkrankung richtig ausgebrochen ist, läuft sie fast automatisch und unheimlich kraftvoll ab. Auch wenn die gesunden inneren Anteile an einer Besserung der Lebenssituation interessiert sind, schaffen es die Patientinnen oft nicht mehr umzukehren. Eine Seite in ihnen, zu der ihr Stoffwechsel und das Belohnungssystem gehören, ist so sehr auf das Magersein geeicht, dass sie es sich nicht mehr einfach anders überlegen können. Kaum vorstellbar, welche Kraft die Psyche dabei über den Körper hat.

Ich möchte unbedingt erwähnen, dass es, wie beim gesteigerten Essen auch, harmlosere Formen gibt: die anorektische Reaktion. Kommt es im Alter der Pubertät oder im Übergang ins Erwachsenenalter zu Schwierigkeiten in der Entwicklung des eigenen Rollenbildes oder zu sexuellen Problemen, kann es zu Phasen der Nahrungsverweigerung oder der Gewichtsabnahme kommen, ohne dass es in einer Katastrophe endet. Diese Form der Anorexie hat eine hohe Spontanbesserungsrate.

Mein Rat an Eltern ist daher, nicht gleich in Panik zu verfallen, sondern in Ruhe mit dem Haus- oder Kinderarzt darüber zu sprechen, natürlich ohne der oder dem Betroffenen Vorwürfe zu machen. Bei einer Magersucht können die Folgen des Nahrungsmangels neben dem sichtbaren Untergewicht sein: ausbleibende

Regelblutung, Verschiebung der Blutsalze mit Herzrhythmusstörungen und Knochenabbau. Gründliche medizinische Untersuchungen des Körpers sind neben einem psychotherapeutischen Handeln nötig!

Für diese Krankheit gibt es neben genetischen Einflüssen gehäuft psychische Muster, wie jemand sich und die anderen wahrnimmt. Eine Kernthematik bei Patienten mit Essstörung kann die Ablehnung der biologischen und auch gesellschaftlichen Rolle der Frau sein. Diese Angst und Ablehnung werden aber ins Unbewusste verdrängt; sie zeigen sich im Symptom des Abnehmenwollens. Dünn zu sein steht dafür, nicht weiblich zu erscheinen und kindlich zu bleiben, was den Betroffenen aber meist nicht bewusst ist.

Gleichzeitig bekommt der junge Mensch durch die Magersucht die volle Kontrolle über seinen Körper und begrenzt die Einwirkung von außen (symbolisiert durch die Reduktion der Nahrungszufuhr), sodass sich die Betroffenen sehr unabhängig von anderen erleben können. Interessant ist, dass es dem Patienten in der eigenen Familie häufig nicht gut möglich war, sich von anderen zu lösen, ein wenig selbstständiger zu werden und das enge Band zwischen Eltern und Kind zu zerschneiden. Wenn Eltern aus verständlichen Gründen das Beste für ihr Kind wollen und alles in ihrer Macht Stehende tun, um es »aufzufüttern«, stoßen sie beim Nachwuchs oft auf Gegenwehr und verstärken das heimliche Nichtessen. Diesen Teufelskreis aus Hilfsbereitschaft der Angehörigen und Verweigerung der Betroffenen musste ich schon häufig beobachten.

Essstörungen, die keine sind

Ich möchte Ihnen grundsätzlich empfehlen, mit Gewichtsabnahme immer zum Arzt zu gehen. Denn es gibt unheimlich viele

Möglichkeiten, die zu einer Reduzierung des Körpergewichts führen können und teilweise speziell zu behandeln sind.

Da sind die depressiven Erkrankungen, bei denen die Appetitlosigkeit im Vordergrund steht. Dann gibt es das Erbrechen aufgrund eines inneren Konflikts, also eine Konversionsstörung, die sich direkt auf die Muskulatur des Magens, des Zwerchfells etc. auswirkt – ebenfalls mit Symbolcharakter. Daneben die schizophrenen Erkrankungen, also Psychosen, bei denen eine paranoide Angst wie beispielsweise ein Vergiftungswahn zur verminderten Nahrungsaufnahme führen kann. Auch eine Reihe von körperlichen Erkrankungen ziehen einen Gewichtsverlust nach sich, wie zum Beispiel Tumorerkrankungen oder auch Störungen des Stoffwechsels wie Schilddrüsenüberfunktion, daneben versteckte Infektionen und viele seltene Erkrankungen wie die Achalasie, bei der ein Speiseröhrenschließmuskel nicht mehr vernünftig funktioniert.

Das Erkennen von Essstörungen innerhalb der Familie, aber auch beim Arzt, ist schwierig, da Betroffene Symptome verheimlichen und Maßnahmen wie Erbrechen, Abführmittel oder auch Essanfälle bei der Esssucht verleugnen, was zur Krankheit dazugehört.

Was tun?

Die Magersucht ist eine gefährliche Krankheit. Von allen Essstörungen verzeichnet sie die höchste Sterblichkeitsrate durch Unterernährung oder Suizid und sollte sehr ernst genommen werden. Sie kann, wie die Bulimie (Ess-Brech-Sucht) und die Binge-Eating-Krankheit (Esssucht), meist nur mittels einer Therapie aus mehreren Bausteinen in Zusammenarbeit von Kinderarzt, Hausarzt, Psychosomatiker, Internist sowie Psychotherapeuten behandelt werden. Oft sind sowohl Behandlungsabschnitte im Fachkrankenhaus für Psychosomatik oder in der Inneren Medizin notwendig, die mit einer langfristigen ambulanten Behandlung kombiniert werden sollten, wobei hier individuell ist, wie das im Detail auszusehen hat.

Essen ist ein Thema, das tief in unsere Kultur und jeweiligen Familiengeschichten hineinreicht. Durch folgende Maßnahmen kann es für uns möglich werden, etwas für uns zu verbessern.

Raus aus der Psychosomatik-Falle Nr. 14: Die individuelle Bedeutung von Essen erforschen

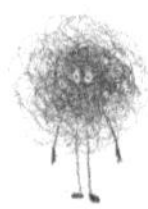

- Wir alle sind sehr individuell, was Essen angeht; keiner ist beziehungs- und ernährungstechnisch den Weg gegangen, den wir hinter uns haben. Also müssen wir uns auch nicht innerlich zurechtweisen, wenn genormte, vorgegebene Diäten und Speisepläne uns nicht helfen und für uns nicht einfach zu befolgen sind. Wie sollten sie auch?
- Identitätssuche auf dem Teller: Nehmen Sie sich einmal die Zeit zu überlegen, wie in Ihrer (Herkunfts-)Familie gegessen wurde. Welchen Wert hatte das Essen, was gab es und wer hat es zubereitet? Waren Sie ein guter Esser? Hatte Essen bei Ihnen zu Hause weitere Funktionen, war es Trost oder Beruhigung?
- Wenn Sie gesünder, regelmäßiger oder weniger essen wollen, brauchen Sie zunächst einmal eines: einen Familientisch. Ich bezeichne als Familientisch einen Tisch, an dem jeder aus Ihrer Familie oder eben nur Sie allein einen angenehmen Platz hat bzw. haben und der so aufgeräumt ist, dass Sie gemütlich jeden Abend daran essen, in Ruhe über Ihren Tag nachdenken oder

sprechen. Ganz vielen meiner Patienten mit Essstörungen und Übergewicht hat das sehr geholfen. Es hat einige Jahre gedauert, bis ich herausgefunden habe, dass fast alle Patienten, die Probleme mit dem Essen haben, auf dem Boden, vor dem Fernseher, am Schreibtisch oder im Stehen essen.

- Kochen Sie sich etwas Schönes. Von der Idee über die Rezeptsuche und das Einkaufen bis hin zum Kochen und schließlich Essen können durchaus zwei bis vier Stunden vergehen, die sich dann aber gelohnt haben. Ihr Ergebnis muss dabei nicht perfekt sein, sondern persönlich und individuell. Sie dürfen gerne stolz sein. Wenn Sie mit anderen gemeinsam essen, was Sie für sie gekocht haben, stärkt das zugleich das Zusammengehörigkeitsgefühl und hat einen nachweisbar positiven Effekt auf Ihre Gesundheit[74].
- Ernährungsumstellung beginnt im Kopf: Es lohnt sich, sich über gesunde Ernährung und leckere Gerichte zu informieren. Mahlzeiten selber zuzubereiten wird zu einer Steigerung Ihres Genusses führen. Ein Trick ist übrigens, einfach anzufangen, wenn man ein Rezept, das einem gefällt, entdeckt hat. Der Rest ist dann oft ein Selbstläufer, schließlich bekommen Sie beim Kochen ja Appetit.
- Machen Sie sich keine Sorgen über fehlende Vitamine, wenn Sie sich ausgewogen mit viel Obst und Gemüse, manchmal Fisch oder Fleisch und Milchprodukten ernähren und gesund sind. Ihr Bedarf an Spurenelementen und Vitaminen wird so wunderbar gedeckt. Wenn Sie eine Essstörung bei sich vermuten, zeigt eine Blutuntersuchung, ob Mangelzustände bestehen.

Die Depression: Mehr als traurig

Wo im Körper finden wir die Volkskrankheit Depression? Sowohl in der Psyche als auch im Körper. Depression ist ein Sammelbegriff für eine Reihe von Erkrankungen, die den ganzen Menschen in seinem Denken, in seinem Fühlen, Erleben und in seinem Handeln zutiefst beeinträchtigen. Deshalb habe ich die Depression in der Körpermitte, also im Zentrum, einsortiert.

Depressionen sind weltweit die Krankheit Nummer eins, die zu den meisten krankheitsbedingten Einschränkungen und zu Arbeitsunfähigkeit führen. Über fünf Prozent der Menschen in Deutschland sind im Laufe ihres Lebens von einer Depression betroffen (und etwa genauso viele von einer Angsterkrankung), wobei durch die steigende Lebenserwartung zunehmend auch alte Menschen an der Erkrankung leiden. Sie sind wie Jugendliche und Frauen nach der Geburt besonders gefährdet[75].

Depression geht uns alle an

Seit mehreren Jahren unterrichte ich zum Thema Depression im Weiterbildungslehrgang »Psychosomatische Grundversorgung« Hausärzte, Frauenärzte, Urologen und Ärzte weiterer Fachgebiete. Meine Kollegen werden durch den Kurs qualifiziert, in ihren Sprechstunden eine schnelle, auf die bestehende Patient-Arzt-Beziehung aufbauende Hilfe bei psychosomatischen Krankheiten leisten zu können. Dabei treffen sich rund 50 Ärzte in meinem mehrstündigen Seminar. Oft ist es wirklich ergreifend, wenn wir diskutieren, weil klar wird, dass Depression ein Thema ist, das uns alle angeht. Entweder kennen wir es aus eigener Erfahrung oder durch mindestens eine Person im näheren Umfeld, die mit einer Depression zu kämpfen hatte oder hat. Viele Ärzte aus meinem Seminar, egal aus welchem Kerngebiet, haben sich schon rührend um Patienten gekümmert, denen durch eine Depression von heute auf morgen die Lebenslust abhandengekommen ist.

Unverbunden

Eine Frage, die mir immer wieder gestellt wird, ist, was eine Depression vom Gefühl der Trauer unterscheidet. Um uns der Antwort zu nähern, stellen wir uns zwei Menschen vor, die miteinander eine Straße entlanglaufen. Der eine trauert, der andere ist depressiv erkrankt. Der Traurige hat verweinte Augen und ist ein wenig langsam und wackelig auf den Beinen, während der Depressive starr und unbeteiligt in die Welt blickt und sich angespannt wie ein Roboter bewegt. Die beiden kommen an einem Restaurant vorbei. Im Restaurant ist einiges los, man hört Gespräche, es spielt Musik und der Duft einer frischen Kräutersoße zieht von der Terrasse herüber. Ein Kellner bittet den Traurigen und den Depressiven freundlich herein. Wenn wir uns das Innenleben der beiden anschauen, zeigt sich nun der Unterschied. Der Traurige beginnt zu überlegen: »Vielleicht lenkt es mich etwas ab, mich auf die Terrasse des Restaurants zu setzen. Eine Stärkung könnte mir guttun. Womöglich könnte ich mit jemandem über meine Trauer sprechen. Es riecht jedenfalls gut. Normalerweise würde mir solch ein Restaurant gefallen.« Der Depressive sieht zwar die anderen Gäste, riecht zwar die Soße, hört Musik und Gespräche, aber ihn *erreicht* davon nichts. Das Restaurant hat mit ihm nichts zu tun. Er erkennt, was es ist, das Ganze löst jedoch kein Gefühl bei ihm aus. Die Situation fordert ihn nicht zum Eintreten auf, und er kann sich nicht erklären, was anderen daran gefallen könnte.

Der Traurige ist also fähig, sich von einer Stimmung anstecken zu lassen, und fühlt sich durch bestimmte Situationen zum Handeln aufgefordert. Der Depressive spürt keine Lebendigkeit, für ihn haben die Welt und das Restaurant ihren Aufforderungscharakter verloren; er fühlt sich von der Welt isoliert, dem Soßenduft zum Trotz.

Beim Traurigen ist das Herz voll Traurigkeit; das kann er immerhin als inneren Kompass nutzen und sich daran orientieren, wohingegen der Depressive innerlich leer ist.

Mit einer Depression fühlen sich Betroffene bedrückt bis niedergeschlagen, antriebs- und wertlos und machen sich Selbstvorwürfe (»Ich würde die anderen Restaurantbesucher nur stören«). Nicht selten fühlen sie sich schuldig an Miseren, für die sie nun wirklich nichts können. Häufig resultiert aus einem Hilflosigkeitsgefühl heraus die Tendenz, sich blind an andere zu klammern.

Unsichtbar

Die gefürchtetste Folge einer Depression ist die Selbsttötung (Suizid). Einige Betroffene erleiden so starke innere Qualen, die so aussichtslos erscheinen können und jede Hoffnung rauben, dass das der letzte Ausweg scheint.

Das macht diese Erkrankung so furchtbar grausam, denn für jede noch so schwere Depression gibt es Therapien, die funktionieren. Wichtig ist, dass Betroffene zum Arzt gehen und die jeweilige Form der Depression erkannt wird. Denn das große Problem bei dieser Krankheit ist, dass wir damit nach außen ganz zufrieden oder sogar überangepasst wirken können und auch für den Arzt gesund aussehen, innerlich aber zerbrechen. Der Widerspruch zwischen dem, was man äußerlich sieht, und den tatsächlichen inneren Qualen macht die Depression mit aus.

Selbst ein gebrochener Arm in Gips, der gut und fast folgenlos wieder ausheilt, macht mehr her als eine gut versteckte Depression. Meiner Meinung nach eine Schwachstelle von uns allen: Es gibt Dinge, die uns gleichgültig sind, weil wir sie nicht sehen können und weil ihre Folgen für uns nicht unmittelbar erkennbar sind.

Es ist also gut, die Augen und Ohren offen zu halten und Mitmenschen Hilfe anzubieten, die sich zurückziehen und ihren üblichen Tätigkeiten nicht mehr nachgehen oder Kontakte sogar gezielt vermeiden.

Eine Depression ist behandelbar. Sind Sie oder ein Freund, Angehöriger oder Ihr Nachbar in innerer Not und vielleicht sogar gefährdet, sich etwas anzutun, suchen Sie die Notaufnahme eines Krankenhauses auf, gehen Sie zum Arzt Ihres Vertrauens oder wenden Sie sich 24 Stunden am Tag an die Telefonseelsorge unter 0800/1110111. In dem von mir mitgegründeten und mitherausgegebenen Podcast PsychCast.de[76], den ich mit meinem Freund, dem Psychiater Jan Dreher, gemeinsam produziere, besprechen wir Psycho-Themen aus unterschiedlichen Blickwinkeln. Da wir einmal eine Podcast-Folge über Suizidalität[77] aufgenommen haben, hatte ich bereits Kontakt mit den Ansprechpartnern der Telefonseelsorge. Sie helfen verantwortungsvoll in der Not. Ich finde das eine richtig gute Sache.

Im folgenden Abschnitt möchte ich Ihnen – ganz im Sinne der versteckten Vorgänge – zeigen, was sich im Inneren des Körpers bei depressiven Erkrankungen vermutlich abspielt. Denn die Depression ist aktuellen Erkenntnissen nach[78] keineswegs eine reine Kopfsache.

Körper und Psyche – in einem Boot

»Depressionen – das kommt doch alles von zwischen den Ohren!« oder »Alles psychisch« sind Aussagen, die man immer wieder hört. Viele würden das, ohne zu überlegen, unterschreiben.

Einige Interessengruppen wollen dieses Image der Depression fördern, um dann ihre nichtmedizinischen Fähigkeiten auf die Erkrankten anzuwenden. Leider ist das viel zu oft nicht zum Wohle der Patienten. Ich stelle folgende These auf und werde sie Ihnen gleich gut begründen:

Die Depression ist die typische psychosomatische Erkrankung – sie betrifft Körper und Psyche gleichermaßen.

Die Depression im Organismus

Wir psychosomatisch tätigen Ärzte haben in den letzten Jahren viel aus der Psychoneuroimmunologie gelernt. Diese junge medizinische Forschungsrichtung untersucht das Zusammenspiel von Psyche, Immunsystem und Nervensystem, dem größten Super-Organsystem, das wir haben.

Das Wort der Stunde in der psychoneuroimmunologischen Forschung ist »Allostatic Load«, das Konzept der Allostase. Es beschreibt, dass das Gehirn unser größtes Stressorgan ist. Entsprechend verschiedener Bedarfslagen steuert es ihm untergeordnete Systeme. Bei Vorliegen einer Depression ist dieser Mechanismus aus dem Gleichgewicht gekommen und signalisiert dem Organismus eine anhaltende Stressreaktion, die eine Veränderung zentralnervöser Strukturen nach sich zieht, zum Beispiel am Hippocampus (einer Hirnregion, die unter anderem für die Gedächtnisbildung wichtig ist). Als Auslöser einer allostatischen Last wurden vor allem soziale Stressoren wie Ausgrenzung, Herabwürdigung und Beschämung identifiziert.

Die anhaltende Stressreaktion führt in der weiteren Folge zu *körperlichen* Veränderungen[79]: Dazu gehören reduzierte serotonerge Neurotransmission, erhöhte Aktivität des Corticotropin-Releasing-Faktors (CRF), Störungen im Norepinephrin-Kreislauf, Minderaktivität im Dopamin-System, Aktivierung des Immunsystems, Hyperaktivität in der Hypothalamus-Hypophysen-Nebennieren-Achse, Abweichungen in der Plättchenaktivierung, reduzierte Variabilität in der Herzfrequenz und noch mehr. Bitte sehen Sie mir die Sammlung an Fachwörtern nach – ich möchte damit zeigen: Es passiert dabei eine ganze Menge im Körper!

Die Symptome der Depression sind übrigens denen sehr ähnlich, die durch ein überaktiviertes Immunsystem entstehen (auch Cytokine-induced Sickness Behavior genannt): Krankheitsgefühl, Lustlosigkeit, erhöhtes Schlafbedürfnis, Appetitmangel, sozialer Rückzug, Konzentrationsmangel, erhöhte Schmerzsensibilität, Schwäche ... Die Auswirkungen einer Depression schlagen sich ebenso körperlich nieder wie die derjenigen Erkrankungen, die wir direkt als »körperlich« oder »somatisch« bezeichnen.

Daher ist eine verschleppte Depression zum Beispiel auch ein unabhängiger Risikofaktor für die koronare Herzkrankheit (»Verkalkung« der Herzkranzarterien) – und zwar genauso stark wie das Tabakrauchen.

Die Depression ist demnach *keine* rein psychische Erkrankung, weder »eingebildet« noch flüchtig, sondern eine medizinisch hochkomplexe Erkrankung der Psyche, des Gehirns und des Körpers mit lebensbedrohlichen Folgerisiken.

Weshalb wird man depressiv?

Wir haben besprochen, dass eine Depression auf körperlicher und auch psychischer Ebene das Leben durcheinanderbringt. Aber wie fängt man sich eine Depression ein? »Ist es Zufall, kann es jeden treffen und kann ich dem vorbeugen?«, fragen mich meine Patienten immer wieder.

Körpercheck

Das Allererste und wirklich Wichtige, wenn jemand depressive Symptome zeigt, ist es, diverse körperliche Ursachen auszuschließen, die genau diese Symptome verursachen können.

Denn wenn jemand depressiv wirkt, heißt das noch lange nicht, dass er eine Depression hat. Ich habe schon einen Patienten erlebt, der sich bereitwillig einer Depressionstherapie unterzogen hat, aber eigentlich unter einem Hirntumor litt. Auch eine Schilddrüsenunterfunktion, eine Hepatitis oder eine schleichende Entzündung können depressive Symptome hervorrufen. Ebenso kann eine Blutarmut, also ein Mangel an roten Blutkörperchen, der Grund für ähnliche Beschwerden sein.

Oftmals spielen sowohl psychische wie körperliche Ursachen eine Rolle, und es ist wichtig, dass wir hier auch an beiden Hebeln ansetzen, an Psyche und Körper.

Die Depression ist als Erklärung für vieles in Mode. Daher ist es oberstes Gebot, hier gründlich körperlich abklären zu lassen, und zwar von einem Arzt.

Formen und Ursachen

Die Depression ist eine affektive Erkrankung, was so viel heißt wie Stimmungs- oder Gemütskrankheit. Es gibt mehrere Formen von Depressionen. Zu unterscheiden sind einmalige Phasen (Episoden genannt) und wiederkehrende Episoden. Es gibt leichte bis schwere Verläufe. Auf belastende Lebensereignisse wie Scheidung, Arbeitslosigkeit oder Tod von nahestehenden Menschen reagieren einige von uns mit reaktiven Depressionen, bei denen jemand ein für ihn belastendes Ereignis nicht so bewältigen kann, dass er sich dabei wohlfühlt. Und es gibt die sogenannte chronische neurotische Depression, auch Dysthymia genannt, unter der Betroffene dauerhaft leiden, die aber die Lebensführung nicht zu sehr einschränkt. Ursächlich sind dabei oft psychische Muster, die in der Vergangenheit erworben wurden und das Erleben im Heute in einer ungünstigen Weise verzerren. Es gibt auch die Gruppe von endogenen Depressionen (altgriechisch für »von innen«), die ihren Namen tragen, da sich kein äußerer Zusammenhang mit einer Lebensveränderung finden lässt. Es wird daher schon lange angenommen, dass diese Form der Depression ihren Ausgang in Veränderungen des Serotonin-Systems (eines Neurotransmitter-Systems) im Gehirn hat. Die Wahrheit, welche Form der Depression jemand hat, liegt meistens irgendwo zwischen diesen Erklärungsmodellen – in einer Mischung.

Die Depression hat psychische, soziale und biologische Auslöser, die alle zusammenspielen. Auch die Genetik, also Verletzbarkeiten durch Vererbung, spielt eine Rolle[80], wobei sich bisher in Studien keine eindeutigen Anhaltspunkte haben finden lassen, die nachweisbar für eine Erkrankung codieren[81].

Wir wollen uns jetzt mit psychischen Faktoren beschäftigen.

Grundstein Kindheit

Die Art und Weise, wie ein Mensch die Welt erlebt, kann eine Depression wahrscheinlicher machen oder auslösen. Das hat mit Erlebnissen und Erfahrungen der Kindheit zu tun, wie emotionale Entbehrungen, Überbehütung oder sogar traumatische Verluste, die im Unbewussten abgespeichert wurden. Irgendwann können diese erworbenen Erfahrungsmuster durch schwierige Lebenssituationen oder auch nur Gedanken erneut aktiviert werden und sehr unvorhersehbar zum Ausbruch einer Depression führen.

Ein typisches Beispiel ist mein Patient Martin. Seine Eltern haben sich getrennt, als Martin sechs Jahre alt war, was seine Mutter in eine Krise gestürzt hat. Martin berichtete mir, dass er häufig früher als seine Mitschüler von seiner Mutter aus der Schule abgeholt wurde, da sie nach der Trennung nicht gut allein sein konnte. Martin erinnert sich jedoch nur an wenige Situationen, in denen es um ihn und seine kindlichen Wünsche und Ideen gegangen sei. Vielmehr sei er laut seiner Mutter der neue »Mann im Haus« gewesen.

Diese Episode aus Martins Kindheit ist sehr typisch für Depressionskranke. Kinder haben Bedürfnisse nach Zuwendung und Liebe. Wird dieser Wunsch frustriert und haben sie bereits früh so zu funktionieren, wie andere sich das vorstellen, entstehen Enttäuschung, Ärger und Aggression, manchmal sogar Hass. Weil Kinder wie Martin aber sehr schlaue und anpassungsfähige Wesen sind, lassen sie ihre Aggressionen nicht heraus oder poltern los. Warum sie das nicht tun? Weil sie dann auch das bisschen Zuneigung, das sie bekommen, noch aufs Spiel setzen würden. Kinder sind notgedrungen diplomatisch. Da sich aber Gefühle und Impulse wie Aggressivität und Enttäuschung nicht einfach neutralisieren lassen, wenden die Kinder diese unerwünschten Gefühle lieber gegen sich selbst. Das hat den kurzfristigen Vorteil, dass sie nicht mit ihren wichtigen Bezugspersonen wie den Eltern weitere Probleme riskieren. Sie sagen sich also: »Ich bin es wohl nicht wert, dass Mama meine Bedürfnisse erfüllt« oder »Ich verlange von Mama zu viel«. So verlieren sie ihre Bezugspersonen nicht ganz und halten die spannungsgeladenen Gefühle aus der Beziehung fern.

Erkennen Sie schon die depressiven Denkmuster? Wertlosigkeit, das Gefühl, zu wenig zu bekommen oder zu viel zu verlangen, und die Frage, wofür man überhaupt aufstehen soll.

Mit diesem Muster gehen Menschen, die einen solchen depressiven Grundkonflikt in sich tragen, durch die Welt. Sie sagen meist nicht, was sie wollen, weil das in ihrer Kindheit besser war. Wenn andere aber nicht erkennen, was sie brauchen, ziehen sie sich enttäuscht zurück. Und hierin liegt sehr häufig der Auslöser für eine Depression.

So war es auch bei Martin. Als Verkäufer in einem Autohaus hatte er tolle Umsatzzahlen, viele zufriedene Kunden und eine klasse Beziehung zu seinen Kollegen. Doch als der Job des Verkaufsleiters neu zu besetzen war, erhielt sein Kollege Ingo den Zuschlag, der schon lange davon sprach, diese Herausforderung annehmen zu wollen. Martin hatte gehofft, in seinen Fähigkeiten erkannt zu werden und den Zuschlag zu erhalten, wie er in einer Kurzzeit-Psychotherapie mit mir herausarbeiten konnte. Am Tag von Ingos Ernennung bekam Martin eine Depression und wurde krankgeschrieben. Bereits zehn Tage später lernte ich ihn sehr gehemmt, leise und niedergeschlagen im Rahmen meiner Sprechstunde kennen. »Ich bin völlig unfähig in meinem Job«, konstatierte er und hatte seit zehn Tagen mit dem Gedanken gerungen, sich etwas anzutun, weil niemand jemanden wie ihn gebrauchen könne.

Martin ging es relativ schnell wieder besser, da es ihm gelang, sich auf die Erforschung seiner Depression einzulassen. Er begriff, warum er von anderen als so zögerlich wahrgenommen wurde. Er konnte nach und nach lernen, für sich selbst zu fordern und anderen auf die Füße zu treten, ohne gravierende Folgen, wie er es als Kind von seiner Mutter hatte befürchten müssen.

Später bekam er durch Nachfragen heraus, dass die Kollegen und Vorgesetzten nicht davon ausgegangen waren, dass er bereit gewesen wäre, die Verantwortung eines Verkaufsleiters zu übernehmen. Er hätte den Job bekommen können. Diese Erkenntnis ließ ihn sich viel freier fühlen. Er wollte nun endlich sein Leben in die Hand nehmen.

Was wirkt antidepressiv?

Ich setze Antidepressiva dann ein, wenn ein Zugang zum Problem durch Gespräche nicht möglich bzw. gewünscht ist oder die Symptome zu stark sind. Aber im Falle von durch bestimmte Erlebnisse ausgelösten depressiven Erkrankungen, zum Beispiel auch bei Martin, machen sie meist keinen Sinn. Martin hätte dadurch womöglich einen etwas gesteigerten Antrieb erreichen können, was allenfalls dazu geführt hätte, dass er sich wieder zur Arbeit hätte schleppen können. Aber das dahinterliegende Problem und damit der Motor der Depression, der jederzeit wieder hätte anspringen können, wäre völlig unberührt geblieben.

Außerdem: Eine Depression hat etwas von einer geheimen Schutzfunktion. Sie hat Martin zunächst einmal aus der angespannten und für ihn unklaren Situation am Arbeitsplatz herausgenommen. Die Depressivität hat dazu geführt, dass er eine Vollbremsung hinlegt (um beim Autohaus zu bleiben) und sich zunächst einmal um seine Krankheit und sich selbst kümmert. Mit einem antriebssteigernden Medikament hätte ich ihm zwar neuen Treibstoff gegeben, aber wohin er damit fahren soll, wäre ihm weiterhin unklar geblieben. Auch hätte er die Pillen als Beweis interpretieren können, dass ich den Schlüssel zur Lösung seines Problems habe, nicht er.

Ich fürchte, das Beste an den Antidepressiva sind ihr Name, der nämlich weckt große Hoffnungen: dass eine Depression plus Antidepressiva gleich Gesundheit bedeutet. Und das hat sich in unseren Köpfen eingeprägt.

Es gibt auch Formen von Depressionen, bei denen sich keine Erklärung in den Denkmustern und verinnerlichten Beziehungserlebnissen der Patienten findet. Gerade in diesen Fällen sind medikamentöse Therapieversuche zu unternehmen. Wenn akute Symptome wie Schlafstörungen, Antriebsschwäche oder Todessehnsucht damit unterbrochen werden können und es dem Kranken möglich wird, neuen Mut zu fassen, sind antidepressive Medikamente und beruhigende Arzneimittel angezeigt.

First Aid – Erste Hilfe

Was könnte eine erste Maßnahme sein, um sich aus einem depressiven Zustand zu bewegen? Häufig ist ja die Rede von positiver Psychologie und dem Ersetzen negativer durch unterstützende Gedanken. Ist das realistisch und machbar?

Meine Antwort: nein und ja. Die neurobiologische Forschung zeigt uns inzwischen sehr genau, unter welchen Bedingungen positive Handlungen eine heilsame Wirkung entfalten. Listen mit 100 Stichwörtern wie kochen, spazieren gehen und Freunde treffen sind leider nur sehr begrenzt hilfreich. Sie sind zu allgemein und beschreiben oft Dinge, die man gerade wegen der Depression nicht als positiv erleben kann.

Wir können uns die verinnerlichten positiven Muster aus frühen Erfahrungen zunutze machen. Wir versuchen schließlich auch ungünstige psychische Muster und Beziehungserfahrungen zu verstehen, um uns den Ausbruch einer Depression zu erklären. Als erste Maßnahme zur Therapie ist daher natürlich naheliegend zu eruieren, welche Ressourcen, also hilfreiche Fähigkeiten und Auswege, wir bereits in der Vergangenheit gewählt haben, die momentan nur verschüttet und nicht erkennbar sind.

Durch den Aufbau des Gehirns bedingt und durch die Arbeitsweise seines Belohnungssystems ist es praktisch unmöglich, Dingen, die bisher keine besondere Bedeutung für uns hatten, plötzlich eine solche Bedeutung zu geben. Gerade wenn jemand depressiv ist, denkt und empfindet er ja nicht mehr flexibel und kann sich kaum für neue Aktivitäten begeistern. Anzuknüpfen an bestehende Ressourcen, das funktioniert dagegen. Bei meinem Patienten Martin war es so, dass er sich früher in die Welt von Elektronik-Baukästen geflüchtet und eigene Geräte zusammengelötet hatte.

Er konnte so in seine eigene Welt abtauchen und war nicht auf Zuspruch und Bewunderung durch seine Mutter angewiesen. Wenn er mit dem Löten fertig war, war er stolz, was seinen Selbstwert hob – so verstanden Martin und ich die Abläufe jedenfalls später.

Das Erste, was Martin während seiner Psychotherapie wieder mit Ausdauer und sogar ein bisschen Freude und Stolz machen konnte, war, einen Weltempfänger-Bausatz zusammenzubasteln.

Raus aus der Psychosomatik-Falle Nr. 15: Fragen, die sich Depressive stellen sollten

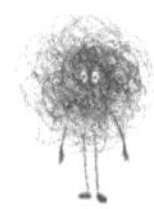

1. Was hat mir früher eigentlich Spaß gemacht: als Kind, als Schüler, als Auszubildender oder Student, als junger Erwachsener? Hier kann man anknüpfen!
2. Für welchen nahe- oder fernstehenden Menschen würde es sich lohnen, die Depression zu überwinden, um bald wieder Zeit mit demjenigen verbringen zu können?
3. Wer an einer Depression leidet, sollte sich unbedingt krankschreiben lassen. Das ist notwendig und absolut legitim. Wie lässt sich die Zeit nun nutzen, die man durch die Depression »gewonnen« hat? Gibt es etwas, das man schon immer einmal ausprobieren wollte, es aber aufgrund des stressigen All-

tags nicht konnte? Was davon könnte man nun trotz der depressiven Symptome endlich tun?

4. Betroffene sollten eine Liste machen, wie viel Alkohol, Nikotin oder andere Drogen sie zu sich nehmen, um sich selbst zu »helfen«. Tatsächlich verschlimmern diese Mittel die Depression. Es ist gut, sich zu fragen, ob man den Konsum reduzieren möchte und kann.
5. Welche unangenehme Auseinandersetzung, welchen Streit, welchen Eklat, welche Katastrophen und welche Konfrontation möchte man durch die Symptome vielleicht vermeiden? Betroffene können mit Vertrauenspersonen darüber sprechen, ob sie ihnen die jeweilige Situation trotz der Depression zutrauen. Würde eine Klärung die Situation erleichtern?
6. Und das Allerwichtigste: Bewegung. Ist es möglich, Nordic Walking zu beginnen? Eine Aktivierung des Körpers mithilfe von Nordic Walking wirkt fast genauso gut antidepressiv wie eine spezielle Bewegungstherapie[82]. Die Frage ist, ob es mit dieser Aussicht trotz der Symptome gelingen kann, sich dazu zu motivieren.

Und jetzt erst mal durchatmen.

Luftnot und Angst

Wir landen eine ganze Etage tiefer, bei der Lunge und einem Zitat von Theodor Fontane, der schrieb: »Es ist und bleibt ein Glück (vielleicht das Höchste), frei atmen zu können.«[83]

Die Lunge und die Freiheit

Wenn wir gesund sind, erachten wir es als eine Selbstverständlichkeit, frei atmen zu können. Wer Asthma oder eine chronisch obstruktive Lungenerkrankung (COPD) hat, weiß, dass Luftnot eine unheimliche Angst macht.

Zu spüren, nicht mehr genug lebensnotwendigen Sauerstoff zu bekommen, löst ein Gefühl von Panik aus. Ähnlich wie in einer Erstickungssituation unter Wasser möchte uns die Angst helfen, uns zu befreien und automatisch zu flüchten, ohne dass wir groß darüber nachdenken müssen: »Ich bekomme keine Luft, also weg hier!«

Luftnot, die durch eine Bronchien- oder Lungenerkrankung ausgelöst wird, führt per Aktivierung des Sympathikusnervensystems, das für Flucht zuständig ist, zu einer hohen Cortisol-, also Stresshormon-Ausschüttung sowie zu einer Erhöhung des Blutdrucks. Zu dieser automatisch gesteuerten Körperreaktion gehört wiederum eine höhere Erregung des Gehirns, das den Angstmodus des Organismus verstärkt. Kurz gesagt, sind Körper und Psyche in einem Angstkreislauf gefangen, was es Betroffenen, deren Angehörigen und auch deren Ärzten schwer macht zu helfen.

Einen Menschen mit Atemnot zu sehen ist schwer zu ertragen. Die Angst färbt auf die Menschen in der Umgebung ab. Die eigene Atemfrequenz steigt. Gerade bei chronischen Erkrankungen meiden Angehörige daher manchmal ihre Liebsten, weil es so schrecklich mit anzusehen ist. Das kann zum Wahrwerden der schlimmsten Befürchtungen – der Angst vor Isolation und Einsamkeit der Betroffenen – führen. In diesen Fällen ist ganz dringend die Einsamkeit und die Angst in der medizinischen Behandlung mitzuberücksichtigen. Betroffene oder Angehörige sollten sich auch um psychotherapeutische Unterstützung bemühen.

Panik verursacht Hyperventilation

Wenn wir im Bereich der Lunge und der Bronchien sind, gibt es einen psychosomatischen Mechanismus, den Sie vielleicht auch schon bei sich oder anderen erlebt haben. Ich erinnere mich sehr gut daran, dass ich als Jugendlicher mehrmals mitbekommen habe, wie aufgebrachte Mitschülerinnen in eine vom Lehrer vor ihren Mund gehaltene Tüte geatmet haben; sie hatten dabei einen angstvollen Blick, ihre Hände waren in einer Art Pfötchenstellung verkrampft.

Dieses »Hyperventilationssyndrom« geht meistens schnell und folgenlos vorüber. Bestimmend dabei sind Angst, Unruhe, schnelle Atmung, Herzrasen, Kribbeln und Lähmungen oder auch Verkrampfungen. Es gehört zu den somatoformen Störungen, die den Eindruck einer körperlichen Erkrankung vermitteln, jedoch eigentlich in massiven psychischen Spannungen ihren Ausgangspunkt haben und sehr oft durch Ärger und Wut in zwischenmenschlichen Konflikten ausgelöst werden. Das Hyperventilationssyndrom tritt häufiger auf, wenn man ohnehin mit gesteigerter Ängstlichkeit oder einer Angststörung zu tun hat.

Die panische Angst vor den eigenen Gefühlen führt zu schnellem, hechelndem Atem, was eine vermehrte Abatmung von Kohlenstoffdioxid (eigentlich ein Abfallprodukt, das der Mensch ausatmet) zur Folge hat. Der pH-Wert des Blutes steigt, es wird alkalisch (das Gegenteil von übersäuert), woraufhin ein bestimmter Kalziumanteil im Blut abnimmt, was eine Übererregbarkeit der Nerven und der Muskulatur auslöst. Zu wenig von diesem Abfallprodukt führt also auch zu einer Schieflage des Stoffwechsels. Es kommt zu Muskelverkrampfungen und Empfindungsstörungen der Nerven, sodass sich Betroffene manchmal an Armen oder Beinen wie gelähmt fühlen – was wiederum die Angst und schnelle Atmung verstärkt, sodass ein Teufelskreis der Panik entsteht. Es ist in solchen Fällen wichtig zu verstehen, dass man zu viel atmet, nicht zu wenig.

Betroffenen kann auf zwei Arten geholfen werden: Sie können mit ihnen reden, sie trösten oder in den Arm nehmen und beruhigen; auch ein Plastikbeutel, den jemand mit Hyperventilationssyndrom bei Aus- und Einatmung mehrere Minuten vor den Mund hält, schafft Abhilfe. Bei der ersten Methode vermindern Sie die zugrunde liegenden Emotionen durch das ruhige Sprechen. Die zweite Methode führt zu einer erneuten Einatmung des ausgeatmeten CO_2, was durch eine Normalisierung des Blutgas-Gleichgewichtes den Symptomkreislauf unterbricht.

Beruhigungsmittel sind hier eigentlich nicht nötig. Man muss ja nicht gleich mit Kanonen auf Spatzen schießen. Besser ist, falls das Hyperventilationssyndrom häufiger auftritt, die dahinterliegenden Emotionen verstehen zu lernen. Zu bedenken ist bei ausbleibender Besserung, dass auch körperliche Ursachen wie akute Lungenerkrankungen die Hyperventilation verursachen können.

Dieses Herz-an-Herz-Gefühl

Wir reisen nun von der Lunge zum Herzen.

Herz und Lunge haben auch deshalb eine so enge Verbindung, weil sie in gemeinsamer Mission unterwegs sind, den Körper mit Sauerstoff zu versorgen – einem elementaren Baustein der Energiegewinnung. Diese zwei Organe nehmen wir als besonders wichtig wahr. Das liegt vielleicht daran, dass Herz und Lunge beide rhythmisch arbeiten. Ihr aus unserer Sicht einwandfreies Funktionieren können wir ständig überprüfen, indem wir in uns hineinhorchen, ob die beiden sauber arbeiten. Das geht – da werden Sie mir zustimmen – bei der Leber oder den Nieren nicht ohne Weiteres, obwohl sie ebenso lebensnotwendig sind.

Schon aus der Alltagssprache wissen wir, dass das Herz gemeinhin als Sitz unserer Emotionen verstanden wird. Wer kennt nicht das gebrochene Herz und hat nicht schon *herz*lich zum Geburtstag gratuliert? Den Song »Herz an Herz« haben die Interpreten Drafi Deutscher wie auch Blümchen als Symbol fürs Verliebtsein verwendet.

Das Herz ist aber zugleich oft mit Ängsten besetzt. Auch Sie haben wahrscheinlich schon von Todesfällen durch Herzstillstand, Herztod oder Herzinfarkt in Ihrem Umfeld gehört. Entsprechend häufig werden Herzbeschwerden in der Notaufnahme oder beim Kardiologen abgeklärt und behandelt. Durch die vielen »Ihr-Herz-ist-gesund-Befunde« von Patienten, die trotzdem Symptome haben, zeigt sich auch, dass das Herz ein Ort in unserem Körper ist, an dem wir nicht selten Kränkungen und Selbstwertprobleme körperlich erleben: durch Druck auf dem Herzen, Beklemmungsgefühle, Herzrasen, Herzstolpern oder Panik davor, dass das Herz stehen bleiben könnte.

Herz aus dem Takt

Viele Herzkrankheiten können auf körperlicher und psychischer Ebene Auslöser und Auswirkungen haben. Drei häufige möchte ich mir mit Ihnen näher ansehen.

Herzinfarkt

Der leider weitverbreitete Herzinfarkt ist das Endergebnis einer länger dauernden Krankheit, der koronaren Herzerkrankung. Damit ist die »Verkalkung« und Verfettung der kleinen Arterien gemeint, die den Herzmuskel mit Sauerstoff versorgen. Diese Krankheit entsteht zumeist schleichend und wird begünstigt durch Stress, aber auch durch Bewegungsmangel, Diabetes, Übergewicht, Fettstoffwechsel-Erkrankungen, Rauchen und Weiteres mehr. Dies sind alles schädliche Verhaltensweisen oder Vorerkrankungen, die unseren psychisch-mentalen Zustand widerspiegeln und sich über die Zeit immer mehr auf den Körper, auf das Herz auswirken.

Kommen dann noch akute emotionale Belastungen dazu, vielleicht Mobbing, Ausgrenzungserfahrungen, Verluste oder Existenzängste, kann die damit verbundene Stressreaktion im Körper den Infarkt mitauslösen: Eine Plaqueablagerung verstopft eine Arterie des Herzens[84].

Forscher gehen von einer direkten Verknüpfung des subjektiven Stresserlebens des Betroffenen, im Hirnscan über die Aktivität der Amygdala als Emotionszentrum nachgewiesen, und einer Entzündungsreaktion der Arterien aus. Inzwischen wissen wir, dass auch bei bisher gesunden Personen, die weder rauchen noch Bewegungsmangel oder eine andere der oben beschriebenen Verhaltensweisen aufweisen, durch psychische Belastungssituationen ein Infarkt ausgelöst werden kann[85]! Nicht selten führt das Durchmachen eines Herzinfarkts zu einer zusätzlichen seelischen Erkrankung – in der Folge leiden Betroffene unter Selbstunsicherheit, Niedergeschlagenheit und einem verminderten Selbstwertgefühl. Nicht selten spielen Ängste vor einem erneuten Infarkt sowie dem Verlust der körperlichen Integrität eine Rolle.

Hoher Blutdruck

Bluthochdruck, eine Volkskrankheit, ist ebenfalls ein Risikofaktor für Herzinfarkte und Schlaganfälle. In Tausenden von Studien und bei fast jeder Blutdruckmessung in einer Arztpraxis ist die enge Verknüpfung zum autonomen Nervensystem und damit zur Psyche bewiesen. Der Anblick des Arztes in seinem weißen Kittel reicht vielen Patienten aus, um Stress zu erleben und den Blutdruck ungewollt in die Höhe schnellen zu lassen. Das nennt man »Weißkittel-Bluthochdruck«. Auch bei Alltagsstress geht der Blutdruck nach oben und bringt mit mehr Druck im Schlauchsystem der Arterien Sauerstoff und Nährstoffe zu den Zellen des Körpers. Bei Entspannung sinkt der Blutdruck, und der Körper kann sich erholen und Kräfte sparen. Da so viele von uns an chronischem Stress leiden, ist auch bei vielen der Blutdruck chronisch erhöht.

Raus aus der Psychosomatik-Falle Nr. 16: Hoher Blutdruck fühlt sich gut an – aber er schadet auch

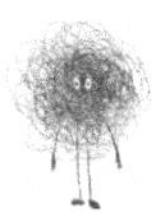

Hoher Blutdruck wirkt auf unsere Psyche wie ein Antidepressivum und fühlt sich ganz und gar nicht schlecht an. Im Gegenteil, man fühlt sich besser als mit niedrigem Blutdruck.

Wenn bei Patienten der Blutdruck mit Medikamenten gesenkt wird, sind viele Menschen damit gar nicht zufrieden, weil sie matt und müde werden und sich viel antriebsärmer als vorher fühlen, als sie noch »angenehm« unter Spannung standen. Das führt dann oft dazu, dass Betroffene Tabletten schnell wieder absetzen oder ab und an »Drug Holidays« machen, in denen sie die Pillen einfach weglassen. Deswegen ist es wichtig zu verstehen, wie schädlich der hohe Druck für die Blutgefäße und die Organe ist.

Andererseits ist auch die Gabe von Bluthochdruckmitteln zu hinterfragen. Je mehr der Druck gesenkt werden soll, desto mehr steuern das vegetative Nervensystem und die unbewusste Seite der Psyche dagegen – durch den hohen Druck bzw. die Stressreaktion soll ja dem Organismus mehr Sauerstoff zur Verfügung gestellt werden. Kommt es zum Druckabfall bei gleichbleibendem Stress, steuert der Körper natürlich dagegen – das ist sein Job. Gut ist es deshalb zusätzlich zur Medikation zu schauen, mit welchen natürlichen Mitteln der Blutdruck gesenkt werden kann. Dazu kommen wir später in diesem Kapitel.

Herzangstneurose

Die Angst um das eigene Herz hat, wenn sie zur echten Belastung und Einschränkung wird, viele Namen: Herzneurose, Herzangststörung, Herzphobie oder auch Herzhypochondrie. Besonders junge Männer zwischen 20 und 30 Jahren sind davon betroffen, es gibt sie aber bei Patienten und Patientinnen jeden Alters.

Wenn ich Betroffene sehe, denke ich immer an die Kollegen vom Pflegepersonal während meiner Zeit in einer großen Notaufnahme: Wenn ein drahtiger junger Kerl sich mit »Verdacht auf Herzinfarkt« vorstellte, haben sie gerne die Augen verdreht, sobald sich der junge Mann mit großen Kulleraugen gewundert hat, dass es für ihn nicht gleich ins Herzkatheterlabor ging, wie man das vielleicht aus TV-Serien kennt. Betroffene haben oft Todesangst, halten sich den Herzbereich und berichten erschrocken über ihr Herzstolpern – »als wenn das Herz gleich stehen bleibt«. Oft hatten die Kollegen recht damit, dass es sich dabei um medizinisch harmlose Extrasystolen, also Herz-Extraschläge, handelte, die viele Menschen im Laufe ihres Lebens mal haben. Gerade Angst befeuert diese immer wieder oder erhält sie aufrecht.

Die ganze Sache ist allerdings schwierig, da ich auch schon genau solche jungen Männer gesehen habe, die tatsächlich mit 28 Jahren einen Herzinfarkt erlitten haben. Das kann man den Patienten leider nicht an der Nasenspitze ansehen, sondern nur anhand einer gründlichen Untersuchung mit EKG (Elektrokardiogramm), Blutuntersuchung und eventuell einer Herzkatheteruntersuchung. Parallel zur körperlichen Untersuchung kann die psychosomatische Diagnostik stattfinden.

Die seelischen Hintergründe der Herzangstneurose sind laut Michael Ermann, einem bekannten Psychosomatik-Professor und Lehrbuchautor, Kränkungserlebnisse, bei denen die Kränkungswut nicht wahrgenommen und nicht ausgesprochen werden kann, sondern verdrängt wird[86]. Im Folgenden entwickeln die Betroffenen eine ambivalente, also zweischneidige Beziehung zu ihrem Herzen. Sie widmen dem Herzen ihre ganze Aufmerksamkeit und Sorge, so wie sie sich endlich einmal die Aufmerksamkeit von anderen wünschen würden. Gleichzeitig befürchten sie ständig den plötzlichen Herztod. Ein Herzschlag – und sie wären einfach weg. In genau diesem Symptom kommt laut Ermann die ganze Kränkungswut – umgeleitet – doch noch an die Oberfläche, aber gründlich versteckt. Die Umlenkung der Wut führt außerdem dazu, dass die Betroffenen zum Arzt gehen und sich nicht mit dem eigentlich Kränkenden beschäftigen (müssen). Der Arzt gibt ihnen im Idealfall Aufmerksamkeit, denn es könnte sich ja wirklich um etwas Lebensgefährliches mit ihrem Herzen handeln.

Warum sind so oft junge Menschen von der Herzangstneurose betroffen? Hinter Herzängsten kann ein Ringen um Unabhängigkeit und Weiterentwicklung stehen. Kränkung und daraus resultierende Wut sind ein natürlicher Motor, um sich von den Eltern wegzuentwickeln und eigene Wege zu gehen, was bei den Betroffenen häufig aufgrund von Schuldgefühlen nicht gelingt. Sie müssen aufgrund der Herzangst eine gewisse Einengung in Kauf nehmen, erhalten aber auch Sicherheit – anstatt sich offen und frei auf die spannende Welt um sich herum mit all ihren Versuchungen und Risiken einzulassen. Denn wer sich sorgenvoll um sein Herz kümmert, bringt sich nicht in Gefahr.

In der Einleitung habe ich beschrieben, wie bei mir mit 18 Jahren mein ganz persönlicher Grundstein für das Interesse an der Psychosomatik gelegt wurde. Nach meinem Aufenthalt in der Lungenchirurgie kam von einem Moment auf den anderen das Herzrasen, überwältigend und beängstigend. Mein Herz war allerdings organisch gesund.

Bei mir selbst hat sich – wie ich erst später herausfand – die Theorie bestätigt: Unbewusst bestand das altersgemäße Bedürfnis, die Welt zu erkunden, zu experimentieren und Grenzen auszuloten. Doch war das mit einer frisch operierten Lunge überhaupt möglich, oder würde ich neue Probleme riskieren? Durch die Wendung nach innen, durch die Konzentration auf den Herzrhythmus, das Herzstolpern und die Angst davor musste ich mich nicht mit dem Konflikt beschäftigen, wie ich so lädiert und vernarbt meinen Autonomietendenzen nachgehen könnte. Die Herzbeschwerden lösten also vorübergehend ein Problem für mich, indem sie mich von meiner eigentlichen Lebensaufgabe in der Sturm-und-Drang-Zeit entbanden.

Was tun? Herz-Geschenke!

Was können Sie nun tun, wenn das Herz Ihr Sorgenkind ist? Wir können dem Herzen verschiedene Geschenke machen, über die es sich freut. Hier kommen einige bekannte und vielleicht noch unbekannte Ideen:

1. Egal was mit dem Herzen los ist, der erste Schritt liegt im **Akzeptieren und Annehmen**. Was so leicht klingt, ist es in der Umsetzung meist nicht. Doch erst wenn wir Ja zu einer Herausforderung sagen, sind wir auch wirklich bereit, etwas dafür zu tun. An einer psychosomatischen Klinik, an der ich arbeitete, wurden »Herzsalbenlappen« bei Bedarf verordnet. Ein mit pflanzlicher Salbe bestrichener Waschlappen wurde auf die Herzregion gelegt und sollte dort seine beruhigende Wirkung entfalten. Auch wenn das Ganze nicht biologisch wirkt: Allein die liebevolle Geste, das gute Gefühl, dass sich etwas Schützendes um das Herz legt und das Sichkümmern, können heilsam sein, Linderung bewirken und Stress im Herz-Kreislauf-System verringern.
2. Senken Sie Stress mittels der »**Rauszoomen-Methode**«: Wenn Sie sich tierisch über etwas aufregen, wie einen unfreundlichen Brief, einen unhöflichen Nachbarn oder eine wenig hilfsbereite Behördenmitarbeiterin, zoomen Sie aus der Situation heraus. Betrachten Sie einen größeren Ausschnitt der Situation und Ihres Lebens. Schauen Sie sich gleichzeitig die Situation auf Sachebene an und weniger auf der Beziehungsebene: besser »Was geschieht gerade?« statt »Was man mir hier schon wieder antut!«. Sehen Sie sich, wie Sie einfach ein Blatt Papier in der Hand halten, wie Sie einer anderen Person begegnen, die in der Wohnung neben Ihnen wohnt, oder wie Sie vor einem Schreibtisch eines anderen Menschen sitzen, von wo Sie gleich wieder weggehen. Versuchen Sie, die emotionale Besetzung der Situation loszulassen. Das ist gesund für das Herz, und Sie werden sehen, dass es mit Übung besser klappt. Der Trick ist, wie so oft, durchzuhalten und gleich

zum Zoom zurückzukehren, wenn Sie merken, dass Sie wieder ins alte Schema zurückfallen. Zoom out!

3. **Sport** ist sehr gut fürs Herz. Ganz nebenbei wirkt Bewegung gegen Depressionen und zwar etwa genauso stark wie antidepressive Medikamente[87]. Fangen Sie zweimal pro Woche mit jeweils 20 Minuten an. Je nach Knie- und Rückenfitness haben Sie die Wahl zwischen Joggen, Nordic Walking, Tanzen, Radfahren oder Schwimmen. Knüpfen Sie dort an, wo Sie schon einmal positive Erfahrungen gemacht haben. Wenn in Ihnen eine verborgene Leidenschaft schlummert, ist das viel effektiver, als wenn Sie sich in ein steriles Fitnessstudio quälen. Andererseits könnte das auch genau das Richtige sein, falls Sie nebenbei ein wenig flirten wollen.
4. Entwickeln Sie Ihr eigenes **Entspannungsprogramm.** Wenn Sie schon herausgefunden haben, welches problematische Verhalten oder welche unbewussten Ängste mit Ihrer Herzsymptomatik zusammenhängen, richten Sie Ihr Programm danach aus. Vielleicht ist das Ziel, Ihre Aufmerksamkeit mehr nach außen zu lenken, weg vom Herzen. Dann sollten Sie sich passende Anreize schaffen, beispielsweise durch gemeinsame Unternehmungen mit Freunden. Vielleicht hilft Ihnen auch das Lesen eines guten und interessanten Buches. Vermeintliche Entspannungsmethoden wie Fernsehen oder im Internet surfen setzen uns dagegen ständig einer gewissen Informationsflut aus, für deren Verarbeitung wir nicht unbedingt geschaffen sind. Das Entspannende am Buchlesen ist, dass es einen Anfang und ein Ende hat, zwischen zwei Deckeln. Die Philosophin Ariadne von Schirach nennt die neueren Medien »Unendlichkeitsmaschinen«, da sie die Fähigkeit

besitzen, uns endlos zu beschäftigen, ohne dass irgendetwas qualitativ Neues geschieht[88].

Jedenfalls sollten wir überprüfen, wie wir die Dauer und Intensität von Anforderungen bewusster steuern können – so, wie sie uns guttun, und nicht wir ihnen.

SARS-CoV-2: Das Virus und wir

Die Corona-Pandemie mit ihrer ganzen Wucht macht uns etwas ganz deutlich: Wie sehr unser menschlicher Organismus beeinflusst werden kann – *ohne* dass es eine biologische oder physikalische Einwirkung gab oder gibt. Wir bleiben im Bereich von Nase und Mund als Eintrittspforten für Atemwegsinfekte, wie Covid-19. Betrachten wollen wir aber vor allem, was ein Virus mit Psychosomatik zu tun hat.

Infektionsangst

Erinnern Sie sich, wie sich Ihre Welt im Frühjahr 2020 verändert hat? Wie Sie zum Beginn der Pandemie das Virus auf jedem Türgriff erwarten mussten, und wir uns im Supermarkt misstrauisch beäugt haben? Am Anfang stand eine gesunde und prinzipiell lebensrettende Schutzfunktion: die Angst um die Gesundheit und die unserer nächsten Angehörigen. Als die Medien 24 Stunden am Tag über das »neuartige Coronavirus« berichteten und die italienischen Särge durchs Fernsehen rollten, blieb uns nur, unserem Instinkt zu vertrauen. Folglich vermieden viele von uns Situationen, in denen wir uns mit dem Virus anstecken konnten. Es zeigte sich, dass wir uns in diesem Zeitraum – noch vor dem Lockdown – am wenigsten bewegten.

Was danach geschah und was ich bei meinen Patienten beobachten konnte, waren über die realistische, nachvollziehbare Angst hinausgehende Erlebensmuster und Reaktionen. Dabei spielt eine Rolle, welchen Umgang mit Bedrohungen Einzelne in ihrem Leben bisher kennengelernt haben. So gibt es eine Gruppe von scheinbar Unbesorgten, die gezielt keine Vorsicht einhielten. Sie liefen durch die Welt, als wenn es Corona nie gegeben hätte. Harte Maßnahmen der Regierung nutzten sie eher dafür, dagegen zu sein und auf ihre Freiheitsrechte zu pochen. Dieser Umgang kann eine Form der Angstabwehr sein: Das, was Angst auslöst, wogegen eine Phobie (Angst vor bestimmten Dingen) besteht, wird erst recht getan. Die Quelle der Motivation dazu bleibt jedoch unbewusst. Eine Schutzfunktion vor überflutender Angst kann sich dahinter verbergen, weil ein Risiko, das ich bewusst eingehe, kontrollierbarer erscheint.

Weil sich viele aus dem Lager der Besorgt-Vorsichtigen über diese Laissez-faire-Gruppe ärgerten, möchte ich klarstellen: Hinter dieser scheinbar extremen Sorglosigkeit kann genauso Angst stecken wie hinter dem übertrieben ängstlichen Verhaltensmodus. Auch die Besorgt-Vorsichtigen, die jeder Gefahr aus dem Weg gehen wollten, entwickeln zu der Realangst Ängste, die mehr mit ihrer vorherigen Prägung zu tun haben als mit der Wahrscheinlichkeit, sich mit dem Virus anzustecken. Sie vermeiden und verpassen durch die scheinbare Verhinderung einer Covid-19-Infektion zum Beispiel wichtige Aufgaben, lassen Kontakte auseinandergehen und flüchten nicht selten unbewusst aus ihrer Verantwortung – was natürlich entlastet. Erst einmal jedenfalls.

Das Problem an beiden durch Prägung und unbewusste Motive entstandenen Verhaltensweisen – der scheinbaren Angstfreiheit und der Übervorsicht – ist, dass es beiden Gruppen das Gefühl gibt, zu der moralisch besseren Gruppe zu gehören. So entstehen sich selbst bestätigende Gruppen, die dann immer weniger mit einem vernünftigen, ausgewogenen Verhalten zu tun haben. Das Problem an der Pandemie ist, dass lange Zeit keine allgemeine Vernunft entwickelt werden konnte, da niemand wusste, wie schwer und weitreichend die Folgen eines Ausbruchs und einer Infektion tatsächlich sein würden. Realität und Fantasie konnten kaum voneinander getrennt werden. Ein Zustand, den wir aus anderen Gebieten unseres täglichen Lebens gar nicht kennen.

In extremen Erscheinungsformen können Menschen so als potenzielle Gefahr angesehen werden, was schnell den sozialen Zusammenhalt gefährdet. Ich konnte auch beobachten, wie Maßnahmen zum Infektionsschutz missbraucht wurden, um andere zu dominieren oder Grenzen zu setzen, diese also zu schikanieren. Die erste Welle der Corona-Pandemie 2020 hat ausgehend von einer Infektionsangst viele in den Menschen schlummernde Motive aktiviert: die allerbesten und umsichtigen, aber auch niedere und feindselige.

Infektionsangst oder auch Kontaminationsangst, also die Angst, sich Viren oder Bakterien nur durch Berührung zuzuziehen (nicht unbedingt Angst vor der Krankheit), ist eine sehr intensive Symbolik für die Psyche: »Etwas Fremdes, etwas, das ein anderer an oder in sich hat, dringt in mich ein.« Ängste, Ekel und Wasch- sowie Reinigungsrituale gehen oft damit einher. Beachtlich war in diesem Zusammenhang, dass meine zwanghaftkorrekten, zum Waschzwang neigenden Patienten sich plötzlich weniger gestört vorkamen, sondern sogar gesünder. Ihre eher übergenauen und korrekten Verhaltensweisen wurden das neue Idealbild: die Umkehrung der Verhältnisse.

Social Distancing und die Folgen

Neben der SARS-CoV-2-Infektionsangst kam durch den Lockdown das Herunterfahren von alldem hinzu, was uns Takt und Verlässlichkeit gegeben hatte. Neben der angstbedingten Isolation gab es eine verordnete Isolation, die Maßnahmen zur Bekämpfung der Pandemie. Neben all den Bildungsfolgen durch ausgefallenen Schulunterricht, all dem wirtschaftlichen Schaden durch geschlossene Läden und Restaurants haben wir erkannt:

Für einen Lockdown sind wir Menschen nicht gemacht.

So spannend die Aktion in den ersten Tagen war: Es blieb eine Ernüchterung, ein Mangel und eine Leere im Leben vieler übrig. Die ersten reflexartigen Versuche waren es, dem übermächtigen Virus Kontrolle entgegenzusetzen durch Hamstern von Toilettenpapier und Nudeln. Doch dieses archaische Für-sich-Sorgen machte den Menschen nicht unabhängig. Wir sind Beziehungswesen, und die meisten meiner Patienten hatten daran zu knabbern, nicht eben am Kopierer im Büro oder am Kiosk jemanden zu treffen.

Aus meiner Arbeit kann ich ein ganz praktisches Beispiel nennen: Mit dem ersten Tag der Maßnahmen stieg ich mit vielen meiner Patienten auf eine Kommunikation per Videosprechstunde im Internet um, die Therapiestunde wurde in den virtuellen Raum verlegt. Und das funktionierte. Trotz Lockdown ging der Prozess auf eine veränderte Weise weiter, und die Patienten waren zufrieden, diese Form des Halts und der Stabilität in dieser Phase zu haben. Nach ein bis zwei Monaten wurde aber deutlich – alles hat seinen Preis –, dass die therapeutische Beziehung auf Reserve gelaufen ist und der Tank leer war. Die Akkus aufladenden, positiven Eigenschaften von Beziehungen scheinen virtuell nicht unendlich genauso weiterzufunktionieren. Sie brauchen ab einem Punkt die Präsenz, die persönliche Begegnung im realen Raum. Und als die ersten Patienten nach acht oder zehn Wochen erstmals wieder mit einem Mundschutz (und somit schwer erkennbarer Mimik) – alles hat wie gesagt seinen Preis – vor mir saßen, war das ein sehr erfüllendes Erlebnis für beide, obwohl wir uns wöchentlich auf dem Flimmerbildschirm gesehen hatten. Seither bin ich mir sicher, dass wir unser Leben in Beziehungsgeflechten, die wir uns gegenseitig durch reale Treffen bestätigen, niemals durch virtuelle Methoden werden ersetzen können. Jedenfalls nicht, ohne dies mit deutlich veränderten Erlebens- oder Bewusstseinszuständen zu bezahlen.

Die Krise als Motor: Rückwärts oder vorwärts?

Neben den zu beklagenden an Covid-19 erkrankten und verstorbenen Menschen hat die Krise für viel psychisches und psychosomatisches Leid gesorgt. Ich denke beispielsweise an Menschen, die sich seelisch darüber stabilisiert hatten, im altruistischen Sinne für andere da zu sein. Viele von ihnen haben ihr Geländer, an dem sie sich festhielten, in der Krise verloren. Nicht selten sind emotionale Einbrüche, Ängste, vermehrte Einsamkeit, aber auch depressive Episoden die Folge. Wenn Befriedigung durch Arbeit, soziale Anerkennung und das Ausfüllen einer beruflichen Rolle wegfällt, können ganze Lebenskonzepte ins Wanken geraten. Noch sind nicht alle Folgen der Krise sichtbar, und womöglich drohen uns erneute Verschlechterungen der Corona-Lage.

Glücklicherweise gibt es auch Wege, in der Krise vorwärtszugehen. Man kann auch versuchen, eine ganz andere Perspektive einzunehmen, und es als Chance sehen, dass ganz viele Routinen wegbrechen. Sie müssen jetzt weniger den von außen gestellten Erwartungen gerecht werden und können zum Beispiel hinterfragen, was Ihnen wirklich wichtig ist. Hierin kann die geheime Stärke von Social Distancing liegen: Sie orientieren sich weniger an den Bedürfnissen der anderen und mehr an ihren eigenen. In Teil 3 dieses Buches lesen Sie, wie Sie das dazu nötige Urvertrauen fördern können.

Was die allermeisten Menschen in dieser Situation brauchen, sind Beziehungen zu anderen. Jeder Einzelne von uns muss in dieser Krise ganz schön viel aushalten. Das strapaziert und kann uns neu zeigen, was wir doch alles aushalten können. Hat man keine Menschen um sich, mit denen man diese Zeit übersteht, kann auch in der Krise ein Psychotherapeut aufgesucht werden. Wir haben sehr viele neue Patienten in die Behandlung aufgenommen, die durch die Corona-Krise »schiffbrüchig« wurden. Mehr dazu, wie Sie einen Arzt und Therapeuten finden, lesen Sie in der Checkliste »Der psychosomatische Krankheitsfall – und nun?« auf Seite 364.

Raus aus der Psychosomatik-Falle Nr. 17: Über Corona hinausdenken

Weil die Corona-Phase für wohl alle von uns einen bedeutsamen Einschnitt in die sonstige Alltagsroutine gebracht hat, eignet sie sich dazu, sich selbst besser kennenzulernen. Sie haben vielleicht auch schon Menschen um sich herum auf eine neue Weise kennengelernt, die ihnen vorher verborgen geblieben ist. Sie können sich zum Beispiel fragen:

- Wenn Einsamkeit durch die Maßnahmen besteht, wenn Angst vor dem Risiko einer Infektion auftaucht, ist die wichtigste Frage, ob ich mir das selbst zugestehe und sage: »Ich bin einsam« oder »Ich habe Ängste«, und das in mein Selbst integrieren kann.
- Sind mir angesichts des allgemeinen Bedrohungsgefühls (zu spüren, ein biologisches, verwundbares Wesen zu sein) oder des Lockdowns doch andere Werte, Menschen, Ziele wichtiger als jene, die ich schon vor Corona erkennen konnte? Dann ist es der Zeitpunkt, diese nun zuzulassen und sich damit aktiv zu befassen.
- Kann ich durch die verbreiteten Gefühle wie Angst und Misstrauen sowie die große Unsicherheit, die die Krise auslöst, eine Rückbesinnung auf Beziehungen zu anderen und Maximen guten Handelns finden, die mir wichtig sind?

Traumafolgestörungen: Zerstörte Sicherheit

Wenn wir durch den Körper reisen und uns von oben nach unten auf die Suche danach begeben, welche Folgen traumatische Erfahrungen dort hinterlassen, haben wir ein Problem. Deswegen habe ich das Kapitel in der Mitte des Körpers unter dem Herzen und der Lunge eingeordnet. Denn die Folgen von Gewalt, Unfällen oder Verlusten finden sich überall im Menschen: in seinen Zellen, seiner DNS, in den Strukturen der Organe, im Gehirn und in der Psyche.

Heute gibt es zahlreiche Studien über Traumatisierungen und viele Infos über deren Auswirkungen. Betroffene müssen sich weniger schämen und werden nicht mehr so häufig noch einmal geschädigt: erst durch das Trauma und dann durch die gesellschaftliche Stigmatisierung.

Es ist schwer, Traumatisierungen zu erkennen, und lange wurden die Folgen in der Medizin unterschätzt. Denn die schwersten Traumata sind manchmal die leisesten.

Unerkannte Angriffe auf Körper und Psyche

Trauma kommt aus dem Griechischen und bedeutet so viel wie »Wunde« oder »Verletzung«. Eine Traumafolgestörung ist eine Erkrankung, die aus einer Verletzung resultiert; diese Verletzung war so massiv, so tief greifend, dass sie nicht mit den einem Menschen zur Verfügung stehenden Abwehr- und Schutzmechanismen bewältigt werden konnte.

Bei der Posttraumatischen Belastungsstörung (PTBS), einer häufigen Traumafolge, schließt sich auf die außergewöhnliche Bedrohung von katastrophalem Ausmaß eine Entfremdung von sich selbst und ein Gefühl der emotionalen Taubheit an. Eine Posttraumatische Belastungsstörung bringt Betroffene oft noch lange nach dem Trauma wieder zurück in die Schreckenssituation. Die furchtbaren Bilder, Geräusche, das Zittern und Schwitzen – alles kann ganz plötzlich wiederkommen, auch wenn längst wieder Sicherheit besteht. Die Sicherheit im Äußeren bringt den Betroffenen jedoch wenig, denn ihre innere Sicherheit ist zerbrochen. Sie vermeiden in der Folge vieles, was mit dem Trauma in Zusammenhang steht und was daran erinnern könnte. Traumatisierte Patienten leiden häufig an Erinnerungs- sowie Schlafstörungen, Reizbarkeit, Konzentrationsstörungen und einer sehr hohen Schreckhaftigkeit.

Bei Trauma-Patienten ist etwas Elementares verloren gegangen, was für andere so selbstverständlich ist wie das Atmen: die

Fähigkeit, sich sicher fühlen zu können. Dies wirkt auf die Psyche und über das Immunsystem, das Stressverarbeitungssystem und das Schmerzgedächtnis (je nach Traumaereignis) auf praktisch alle körperlichen Vorgänge. Ein Trauma hinterlässt Spuren im Körper und in der Psyche.

Beziehungstraumata

Besonders wichtig ist es zu wissen, dass viele Traumata nicht auf ein großes Ereignis zurückgeführt werden können. Sie entstehen durch chronische Schädigung, oft für die Umwelt kaum erkennbar.

Nicht selten handelt es sich um Beziehungstraumata, die auf einen jahrelangen emotionalen oder körperlichen Missbrauch zurückzuführen sind, bei dem die einzelnen kleinen missachtenden Situationen nur in der Summe ihr giftiges Potenzial entfalten. Gerade wenn Kinder sehr früh »beziehungstraumatisiert« werden, haben sie keine Sprache für das Geschehene; sie bilden dann körperliche Symptome aus, ohne das Trauma rational verstehen und ergründen zu können. Das ist schrecklich und belastend für die Betroffenen. Sie entwickeln sehr starke Unsicherheiten über ihre Identität, wissen nicht, wer sie sind. Ihre Selbstzustände (als was für ein Mensch sie sich selber wahrnehmen) wechseln sehr stark je nach Situation, vieles erscheint ihnen surreal und unwirklich, sie sind kaum solide auf dieser Welt verankert, da ihre Unsicherheit sehr tief geht.

Raus aus der Psychosomatik-Falle
Nr. 18: Nicht alles Schlimme und Traurige ist ein Trauma

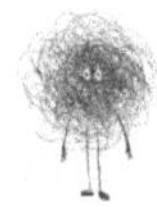

Der Begriff »Trauma« wird oft viel zu pauschal verwendet. Menschen, die etwas Furchtbares oder Trauriges erlebt oder eine große Ungerechtigkeit erfahren haben, meinen nicht selten, es sei ein Trauma gewesen. Sie suchen nun nach Hilfe bei Traumaspezialisten und erhalten keine Traumatherapie, was sie in der Bewältigung ihrer Symptome weiter zurückwirft. Oftmals wird ihnen der Zahn mit dem Trauma aber auch nicht gezogen, da dies für Konflikte zwischen Patient und Therapeut bzw. Arzt sorgen könnte. Dabei wäre es hilfreich, wenn Betroffenen jemand ehrlich sagen würde, dass es viele belastende Ereignisse gibt, die Menschen nicht *grundsätzlich* im medizinischen Sinne traumatisieren (im Einzelfall kann das aber natürlich anders aussehen). Die üblichen Verdächtigen sind: beleidigende Aussagen von Angehörigen, Todesfälle in der natürlichen Reihenfolge (Großeltern zuerst), den Job zu verlieren oder von der Freundin oder dem Freund verlassen zu werden.

Bei der Trauma-Diagnose liegt der Knackpunkt darin, dass das traumatische Ereignis objektiv katastrophal und lebensbedrohlich sein muss, um die Diagnose zu stellen. Bei vielen anderen psychosomatischen Krankheiten ist sehr viel mehr das *subjektive* Erleben des Patienten vor dem Hintergrund seiner Lebensgeschichte von Bedeutung. Wer das Gefühl hat, etwas Schlimmes erlebt zu haben, das er nicht selbst abzuschließen imstande ist, sollte sich erst einmal ärztliche oder psychotherapeutische Hilfe suchen und sich möglichst nicht zu sehr auf das Vorliegen einer Traumatisierung versteifen. Auch die Vorstellung, dass Gefühle wie Trauer, Angst und Wut keine Krankheiten sind, sondern natürliche Heilungsprozesse begleiten, kann hier Druck aus dem Kessel nehmen.

Notfallkapseln zum Überleben

Jetzt lernen Sie ein Notfallprogramm des menschlichen Organismus kennen, anhand dessen wir verstehen können, warum viele Menschen ein Trauma auch ohne Therapie gut überstehen.

Die Vorgänge innerhalb der Psyche können wir uns modellhaft etwa wie folgt vorstellen: Durch einen komplexen körperlich-psychischen Vorgang verfügt der Mensch über die Möglichkeit, »dissoziative Kapseln« zu bilden[89]. In diesen abgekapselten Bereich unseres Selbst werden in unerträglichen Situationen einzelne sensomotorische Botschaften (Sinnesrückmeldungen des Körpers über seinen Zustand) wie Gefühle, Bewegungen und Emotionen verschoben und abgespeichert. Sie können durch eine an das Ereignis erinnernde Situation reaktiviert werden, sodass Herzklopfen, Zittern oder ein Betäubungsgefühl aus heiterem Himmel wieder da sind – ohne dass der Betroffene auch nur eine Ahnung davon hat, wieso, warum und was hier ausgelöst wurde.

Dieser Vorgang heißt Dissoziation (von lateinisch *dissociatio* = Trennung). In schwächerer Form erleben ihn auch Gesunde im Alltag. Vielleicht haben Sie schon einmal erlebt, dass Sie etwas Wichtiges zu tun hatten und dabei so vertieft in Ihre Aufgabe waren, dass Sie Gespräche im gleichen Raum tatsächlich nicht mitverfolgen und auch nicht hören konnten. Oder dass Sie während einer Autofahrt so tief in einen interessanten Radiobeitrag vertieft waren, dass Sie sich nach einigen Minuten fragen mussten, wer das Auto gefahren hat. Natürlich sind Sie automatisch gefahren, während Ihr Bewusstsein ganz bei den Worten des Radiosprechers war. So ähnlich, nur noch stärker, können Sie sich die Traumakapseln vorstellen. Sie führen dazu, dass der Betroffene meint, er war gar nicht dabei, das Schlimmstmögliche sei gar nicht passiert.

Die Bildung dieser Kapseln und die Verbannung schrecklicher Sinneseindrücke ist oft die einzige Möglichkeit, weiterleben und funktionieren zu können. Sie kann gelingen, sie kann aber auch zu einer Traumafolgestörung führen, die dann eine spezielle Traumatherapie notwendig macht.

Denn Traumafolgestörungen sind Erkrankungen, die den Körper, die Psyche und die Beziehungen des Opfers stark beeinträchtigen. Viele Patienten gehen mit quälenden Körpersymptomen zu Ärzten, die manchmal das dahinterliegende Trauma nicht erkennen oder Diagnosen stellen, die die Fixierung auf den Körper bestätigen, aber keine Linderung bringen. Hier ist eine moderne Medizin, die sowohl Körper als auch Psyche berücksichtigt, gefragt, die die körperlichen wie seelischen Folgen von Traumatisierungen zu erkennen und behandeln versteht.

Volle Kontrolle

Was Betroffene selbst tun können, ist, zunächst für ihre äußere Sicherheit zu sorgen. Bei menschgemachten Traumatisierungen heißt das, jeglichen weiteren Täterkontakt zu verhindern. Das Opfer muss auch entscheiden, ob es die Strafverfolgung einleitet, was in den meisten Fällen unbedingt zu empfehlen ist.

Security-Team

Alles Weitere sollte den Profis, also ärztlichen und psychologischen Psychotherapeuten, überlassen werden. Im halbprofessionellen Bereich herrscht manchmal die Überzeugung, man müsse so bald wie möglich wieder »in das Trauma hineingehen« und es nochmals durchleben. In bestimmten Fällen kann das auch im Laufe einer Therapie eine Rolle spielen, doch ist dafür entscheidend, dass man bereits Fähigkeiten erworben hat, das traumatische Material anders zu verarbeiten (zunächst einmal sicher in der Psyche zu verstauen) und die Geschehnisse mit einer anderen Konnotation zu überschreiben: Es geht um Kontrolle. Kontrolle ist der Gegenspieler des Traumas, das immer mit Kontrollverlust zu tun hat.

Ich erinnere mich an meine Patientin Nina, die von ihrem Ex-Partner zur Prostitution gezwungen wurde und merkwürdige Körperzustände erlebte, wenn sie zu den Freiern gefahren wurde. Sie war ausgeliefert und hatte in der Abhängigkeit von dem Täter keine Möglichkeit, ihre Situation zu verändern. Für sie war zunächst nicht wichtig, wieder ins Trauma – in die Schädigung, in die Gewalt – einzutauchen, sondern an der Selbstregulation und Selbstberuhigung zu arbeiten – und zwar eine sehr lange Zeit. Dazu gehören Techniken zur Distanzierung vom Geschehenen, mit deren Hilfe Patienten eines Tages, beim innerlichen Betrachten der Erinnerungen, einen mentalen Sicherheitsabstand einhalten können. Als inneres Hilfsteam hatte die Patientin eine ganze Bande an in der Therapie ausgedachten Fantasiewesen[90] an ihrer Seite. Ausgedachte Sesamstraße-Wesen, die sie sich jederzeit vor ihrem inneren Auge aufrufen konnte, standen ihr bei verschiedenen Problemen bei, ehe sie sich ganz vorsichtig in Gedanken wieder mit der schrecklichsten Zeit ihres Lebens beschäftigte.

Übungsraum

Sicherheit und Kontrolle haben ihre Grundlage in der Beziehung zum Therapeuten. Er sollte dafür sorgen, dass der Patient immer die volle Kontrolle hat und auch im Rahmen der Therapie stets für seine Sicherheit und sein Wohlbefinden sorgen kann. Ganz im Gegensatz zum Trauma sollte alles, was passieren wird, gründlich vorher besprochen werden und von beiden Seiten gewünscht sein. Der Patient sollte richtig ins Üben kommen, die Situation und die Bedingungen so zu modifizieren, bis sie für ihn angenehm und sicher sind.

Einweben

Ein weiterer ganz wichtiger Faktor in einer Traumatherapie ist die Einarbeitung oder das Einweben des Traumas in den Stoff der eigenen Biografie und in den Blick auf die Welt, auch wenn das nicht zum eigenen Wunschdenken passt.

Das ist keine einfache Aufgabe und kommt ein wenig einem Trauerprozess gleich. Es muss verarbeitet werden, dass das, was geschehen ist, und das, was man sich gewünscht hätte, zwei Paar Schuhe sind. Der Betroffene lernt zu betrauern, dass er zu einem Opfer wurde, dass etwas passiert ist, das niemals hätte passieren dürfen. Das ist eine Erkenntnis, die richtig wehtut – und gleichzeitig kann diese Wahrheit unheimlich befreiend sein, wie ich mit meinen Patienten immer wieder erlebt habe.

Somatoforme Störungen: Darm mit Scham (oder wenn die Ärzte einfach nichts finden)

Zumindest in geringer Ausprägung hatten wir alle wahrscheinlich schon einmal somatoforme Beschwerden. Etwa fünf Prozent der Deutschen sind sogar ernsthaft daran erkrankt[91]. Viele meinen genau diese Gruppe von Erkrankungen, wenn sie von psychosomatischen Krankheiten sprechen.

Wenn wir einen psychosomatischen Flagship-Store aufbauen würden, stünden die somatoformen Störungen zentral im Erdgeschoss, imposant inszeniert, wie der große Brachiosaurus im Berliner Naturkundemuseum.

Die weiter oben besprochenen Herzängste können auch als somatoforme Erkrankung eingeordnet werden.

Medizin-Missverständnis

Bei somatoformen Störungen ist die Rede von den »Hilfe-ich-hab-nichts-Krankheiten«. Der Hausarzt gibt sein »Sie haben nichts« oder »Alles in Ordnung so weit« an etwa jeden dritten Patienten heraus[92]. Auch bei anderen Fachärzten und vor allem in den Notaufnahmen findet sich dieses Störungsbild zuhauf.

Soma (aus dem Altgriechischen) bedeutet Körper – es werden also körperliche Krankheiten nachgeformt: Die Symptome, die Heftigkeit der Beschwerden, der plötzliche Beginn – alles fällt wie bei einer körperlichen Erkrankung aus. Es handelt sich dabei, auch wenn viele das insgeheim immer noch denken, nicht um eingebildete Krankheiten, sondern um Beschwerden und Funktionsstörungen, die *tatsächlich* vorhanden sind. Hier liegt ein großes Missverständnis vor, vielleicht das größte Missverständnis der modernen Medizin. Wenn ein Arzt nämlich sagt: »Sie haben nichts«, meint er damit, dass er beim Patienten keine spezielle Erkrankung gefunden hat, die er seinem Fachgebiet zurechnet. Er will damit meist sagen, dass kein Defekt an der Struktur des Organs, also an dem Gewebe, vorliegt. Das kann bedeuten, der Herzmuskel und die Herzklappen sind so beschaffen, wie sie sein sollten. Oder die Darmwand ist nicht verdickt, sieht nicht entzündet aus und hat keinen Tumor. Aber dass das Organ problemlos seinen Job tut, ist damit noch lange nicht gesagt. Somatoforme Störungen bringen die Betroffenen gerade dadurch in Not, dass sie »nichts« haben. Paradox, oder?

Ärzte-Hopping

Beschwerden zu haben wie Durchfall, Bauchschmerzen, Verstopfung, Husten, Herzjagen, Schlaflosigkeit oder Hautausschlag, bei denen der Arzt abwinkt und beruhigend sagt: »Sieht alles gut aus« – das ist auf Dauer eine große Belastung. Der Beruhigungseffekt, keine schlimme Diagnose gestellt bekommen zu haben, hält meist nur kurz an. Dann nehmen die Beschwerden dem Betroffenen wieder jegliche Geduld. Dazu gesellt sich die Frage, ob der Arzt womöglich etwas übersehen hat. Denn die Wahrnehmung, dass da etwas im eigenen Körper so gar nicht stimmt, passt mit der medizinischen Einschätzung nun mal nicht zusammen.

Schließlich wird der Leidende zum Ärzte-Hopper und sucht nach dem großen Wurf, also einem Arzt, der ihm klipp und klar sagen kann, was mit ihm los ist. Denn er hat durch seine Symptome einen extremen Leidensdruck. Da der Arzt wieder und wieder durch die Brille seines Fachgebiets nur ein in seiner Struktur gesundes Organ sieht, sucht der Patient weiter. Heute hier, morgen dort, der Terminkalender füllt sich mehr und mehr. Der Betroffene wird immer unzufriedener und will endlich den richtigen Arzt finden.

Diesen Kreislauf nennt man das »Koryphäen-Killer-Syndrom«, denn am Ende dieser Versuche steht praktisch immer die Entwertung und der Fall des zuerst über den Klee gelobten Experten. Nicht selten steuern Ärzte mit viel Diagnostik, manchmal auch mit unnötigen Prozeduren und Eingriffen gegen den Druck, den sie spüren, an, um den Patienten für seine Nervereien zu bestrafen und am Ende sagen zu können: »Wir haben alles gemacht, sehen Sie – alles unauffällig.« Patienten versuchen sich mit schlechten Jameda- oder Google-Bewertungen wegen der fehlenden klaren Diagnose zu rächen. So wird schnell ein Kampf statt einer Kooperation entfacht.

Gefühlsabwehr

Wenn Menschen mit ihren somatoformen Beschwerden schließlich in meiner psychosomatischen Sprechstunde landen, weil sie aus der Not heraus die Möglichkeit einer psychischen Mitverursachung zuzulassen beginnen, ist das meist eine interessante Begegnung. Mein medizinischer Zugang ist nämlich ein anderer als in den medizinischen Fächern, die das einzelne Organ in den Mittelpunkt stellen. Zwar frage ich die Einzelheiten zu den Symptomen genau ab und benötige auch die ärztlichen Vorbefunde, um zu sehen, was bereits alles untersucht wurde. Aber das Drängen auf eine Diagnose und eine schnelle Besserung der Beschwerden zusammen mit der Enttäuschung über mich, der ich auch keine Wunderpille anbieten kann, betrachte und behandle ich als Teil der Erkrankung – und nehme sie nicht persönlich.

Oft steckt hinter den langwierigen Symptomen eine Gefühlsabwehr. Das heißt, dass die Symptome ursprünglich aus Gefühlen entstanden sind: Schmerzen durch Schuldgefühle, Erschöpfung durch Traurigkeit oder Durchfall durch Ängste.

Weil die Gefühle und ihre eigentlichen Auslöser aber so schwer zu ertragen waren, wurde ihre psychische Komponente abgewehrt und ins Unbewusste verschoben. Die Körperreaktionen aber bleiben und ziehen unsere Aufmerksamkeit vom Grundproblem ab, das im Seelenleben liegt. Unsere Konzentration ist jetzt auf den Körper bzw. die Organe und ihre Symptome gerichtet. Der Betroffene ist zunächst einmal psychisch entlastet: Er hat jetzt körperliche Beschwerden! Zusätzliche Entlastung bringt es, von Arzt zu Arzt zu rennen und die abgewehrten Gefühle wie Ärger oder Angst in dieser Beziehung auszuleben – während es *eigentlich* um etwas ganz anderes, emotional schwer »Verdauliches« geht.

Wenn Durchfall die Psyche entlastet

Vielleicht hat es Sie überrascht, dass das Körperliche und das Psychische eng zusammenhängen, und die Trennung zwischen Materie und Nichtmaterie nur in unseren Köpfen existiert.

Wenn wir nach aktuellem Wissensstand die Einheit von Gefühl und Körpergefühl, von früheren Erfahrungen und deren Bedeutung für die Gesundheit des Körpers heute anerkennen, ist es weniger verwunderlich, dass ein großer Teil der Krankheitsursachen sich in der Psyche finden lässt und sich psychische Spannungen im und über den Körper ausdrücken.

Ich denke an meine Patientin Denise, eine junge Frau von knapp unter 20 Jahren, die unter Durchfällen litt. Das Problem war so groß geworden, dass sie meinte, manchmal ihre Freunde nicht treffen zu können, da es jederzeit passieren konnte. Auch am Arbeitsplatz als auszubildende Fotografin hatte sie reichlich damit zu tun, darauf zu achten, wann sie besser die Toilette aufsuchen sollte, damit nichts danebenging. Sie war voll und ganz auf ihren Darm konzentriert und versuchte, mit veränderter Ernährung entgegenzuarbeiten.

Wir verabredeten uns, nachdem ich Denise in meiner psychosomatischen Sprechstunde kennengelernt hatte, für eine psychosomatische Diagnostik. Nachdem wir viel über die körperliche Seite gesprochen hatten und der Gastroenterologe (Magen-Darm-Spezialist) alles an Infektionen und chronisch-entzündlichen Darmerkrankungen ausgeschlossen hatte, schauten wir uns Denise' Leben genauer an. Mit Beginn der Gespräche konnte sie endlich aufhören, immer neue Gastroenterologen aufzusuchen und Darmspiegelungen zu verlangen. Wir konnten gemeinsam herausfinden, dass Denise, als sie mit 18 Jahren zu Hause auszog, noch recht abhängig von ihrer Mutter war. Die Mutter beschrieb Denise als sehr ängstlich. Sie hatte eigentlich alles für ihre Tochter gemacht, vom Kochen über den Shuttleservice zu den Freunden bis hin zur Auswahl der besten Aktivitäten und Hobbys. Erst nach und nach wurde deutlich, dass Denise heute, so allein in ihrem Einzimmerapartment und völlig frei in ihrer Freizeitgestaltung, mit vielem überfordert war. Das war ihr sichtlich unangenehm, denn sie wirkte nach außen sehr selbstständig und kompetent. Weil die Angst so schamhaft besetzt war, äußerte sich der »Schiss« über den Darm. Das wurde auch nachvollziehbar, weil Denise früher in der Schule bereits eine schwierige Zeit gehabt und darauf mit Bauchschmerzen reagiert hatte. Ihre Mutter hatte sich damals große Sorgen gemacht und sie wieder und wieder beim Kinderarzt vorgestellt.

Hier sehen wir die Wiederholung des Symptoms und dessen, was es bewirkt: Der Durchfall schützt Denise vor anstrengenden Herausforderungen, zum Beispiel in der Gruppe Gleichaltriger Fuß zu fassen; gleichzeitig führen die Beschwerden immer weiter dazu, den Anschluss zu verpassen. Körperliche Symptome können die Psyche von Spannungen entlasten, das hilft erst mal. Langfristig verselbstständigt sich das Problem aber weiter, da wichtige Entwicklungsschritte dadurch verpasst werden.

Somatoforme Störungen überwinden

Brillenwechsel

Falls Sie dieses Buch lesen, weil Sie unter unerklärlichen körperlichen Beschwerden leiden, haben Sie bereits einen großen Schritt gemacht. Denn es ist der erste Step, das übliche Bewertungsmuster zu verlassen. Dies lautet meistens: »Mit meinem Körper stimmt etwas nicht, ich muss zum Arzt gehen, die Ursache muss endlich gefunden werden.« Sich mit der Psyche-Körper-Verlinkung zu beschäftigen ist wirkungsvoll, weil Sie beginnen, das Problem durch eine andere Brille zu betrachten – und das ist entscheidend.

Vertrauen

Der zweite Schritt besteht darin, anderen vertrauen zu lernen. Vertrauen zu haben, wenn Ärzte Ihnen sagen, dass sie keine Anzeichen einer schweren Krankheit gefunden haben. Die »Hilfe-ich-hab-nichts-Krankheiten« sind meistens Beziehungskrankheiten, weil wir ein gelerntes Beziehungsmuster auf den Körper übertragen bzw. dort wieder inszenieren. Und dieses Muster hat mit Misstrauen zu tun: Im Moment der Sorge und mit dem Kreisen um die eigenen Beschwerden sind wir weit entfernt vom Glauben, dass unser Organismus von selbst das Richtige tun könnte. Daher ist es keine große Überraschung, dass wir genau das beim Arzt fortsetzen und auch ihm nicht zu hundert Prozent glauben. Zunächst verständlich, aber nach der Drittmeinung würde ich sagen: Es reicht. Natürlich bestätigen auch hier Ausnahmen die Regel, und eine Garantie, dass es nicht doch etwas Körperliches ist, gibt es sowieso nicht.

Aufmerksamkeitsumkehr

Wir haben darüber gesprochen, dass es die somatoforme Störung aufrechterhält, wenn wir ständig in sorgenvoller Innensicht auf das Organ, auf den Körper, auf das Symptom schauen, das uns von belastenden Gefühlen und Konflikten ablenkt.

Wir können aber etwas dazu beitragen, diesen Mechanismus umzukehren – und zwar mit einem Hausmittel: sich eine Aufgabe suchen und in den Dienst dieser Sache stellen. Ob diese Tätigkeit der eigenen Unterhaltung dient oder sogar einen höheren Zweck verfolgt, ist nicht so entscheidend, wobei es in der Regel besser funktioniert, etwas Sinnvolles für andere zu tun. Es geht darum, sich um etwas zu kümmern, das nicht zum eigenen Ego gehört. Man schlägt so zwei Fliegen mit einer Klappe, denn bei somatoformen Störungen ist meist auch der Selbstwert vermindert, also das innere Gefühl des eigenen Wertes und der Wichtigkeit. Genau das können wir mit einer sinnreichen Aufgabe pushen.

Wenn es übrigens nur einige Minuten gelingt, sich nicht um den eigenen Darm, das Herz oder die Rückenschmerzen zu kümmern, ist das schon viel. Man sollte die Ziele realistisch halten, sonst enttäuscht man sich selbst. Erwartungen sind meiner Erfahrung nach heutzutage insgesamt oft viel zu hoch gesteckt – keine Ahnung, wie es früher war.

Körpergespräche

Die letzte Erste-Hilfe-Maßnahme bei »Hilfe-ich-hab-nichts-Krankheiten« kann sein, sich auf die Story, die der Körper uns erzählt, einzulassen und die Ebene des Kampfes gegen die Krankheit zu verlassen. Es gibt dafür keine Schablonen; »die Nase voll haben« bedeutet nicht einfach, irgendetwas nicht mehr zu wollen, der Hexenschuss bedeutet nicht zwangsläufig, dass man »kein Rückgrat mehr« hat. Diese klassischen Zuschreibungen aus dem Volksmund sind zwar aufgrund ihrer Einfachheit verlockende Übersetzungen, doch entscheidend ist die individuelle Geschichte des Menschen, vor deren Hintergrund der Körper spricht.

Überlegen Sie, ob das betroffene Organ in Ihrer Familie oder für die Menschen in Ihrer aktuellen Lebensumgebung eine besondere Bedeutung hat, die über die mechanisch-biologische Funktion –

wie Blut zu pumpen beim Herz oder die Nährstoffe der Nahrung aufzuspalten beim Darm – hinausgeht. Auch können Sie überlegen, welche Situationen oder Tätigkeiten Ihnen aufgrund der Symptome nicht mehr möglich sind und ob darin eine eigentlich wichtige Lebensherausforderung steckt, deren Bewältigung Sie sich derzeit nicht zutrauen – und mithilfe der Symptome vermeiden.

Raus aus der Psychosomatik-Falle Nr. 19: Somatoforme Störungen ernst nehmen

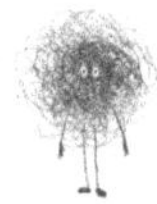

Wer psychosomatisch erkrankt ist, braucht einen Arzt. Das gilt auch für die hier besprochenen, oft unerkannten und völlig zu Unrecht belächelten Krankheiten. Die gerade aufgeführten Überlegungen können ein Anfang sein, aber eine gute organmedizinische und psychosomatische Diagnostik mit – wenn angezeigt – anschließender Psychotherapie sind die Methoden der Wahl.

Die Haut: Unsere Körpergrenze

Was ist das schönste Geschenk ohne Geschenkpapier? Das gilt auch für unsere Haut als Verpackung des Körpers. Sie schmückt uns – aber das ist noch lange nicht alles.

Über die Haut haben wir uns alle zu einer Zeit, die noch ohne Sprache funktionierte, die Welt er*fühlt*: Die ersten Berührungen unserer Eltern, das erste Baden. Die Haut war unser Schutz, als die Gebärmutter uns vor die Tür setzte, obwohl wir noch ganz zerbrechlich waren.

Sie ist lebenslang unser Schutzorgan gegen Austrocknung, gegen Chemikalien, Erreger, Verletzungen oder UV-Licht. Sie hilft uns bei der Temperaturregulation durch das Schwitzen und Veränderung der Durchblutung und stellt so jederzeit unsere Homöostase (altgriechisch für Gleichstand), also unser inneres Gleichgewicht, sicher.

Außerdem ist die Haut ein Sinnesorgan. Sie gibt zuverlässig Berührung, Wärme, Zärtlichkeit oder auch Schmerzen an unser Empfindungszentrum im Gehirn weiter. Auch an unsere Mitmenschen meldet sie unseren emotionalen Zustand durch das bekannte Rotwerden oder eine unverkennbare Blässe weiter. Mithilfe der Hautmuskeln kann sie Gefühlszustände sehr pointiert über die Mimik offenbaren. Mit Blick auf die seelische Innenwelt, die Psychodynamik, trennt sie Innen und Außen und hält unser Selbst zusammen, während sie gleichzeitig für Abgrenzung und die Regelung von Distanz steht. Was uns im Kern emotional berührt, geht allerdings auch schon mal unter die Haut.

Ihre vielen Beziehungsfunktionen machen die Haut zu einem Organ, das häufig psychosomatisch reagiert. Bei etwa einem Viertel aller Patienten in der Hautarztpraxis liegt eine psychische Störung vor[93], als häufigstes körperliches Symptom wird in diesem Zusammenhang Juckreiz genannt[94].

Sieh mich (nicht) an!

Meine Patientin Anja wurde mir von ihrer Hautärztin überwiesen mit der Bitte, sie psychosomatisch zu untersuchen. Sie hatte seit einigen Wochen starken Juckreiz, und ihre Haut war vom Kratzen bereits in vielen Bereichen sehr wund. Teilweise gab es schon infizierte Stellen. Erst nach einer Weile begriff ich, was ihr Job im »Entertainment-Bereich« wirklich bedeutete. Anja arbeitete als

Stripperin in einem Club. Seit vier Wochen war es ihr wegen der entzündeten Haut vor allem im Intim-, Bauch- und Gesäßbereich nicht mehr möglich zu arbeiten. Sie bat mich, ihr schnell zu helfen, denn ihr Chef, der Clubbetreiber, werde langsam ungeduldig.

Sie kennen das Symptom bestimmt in geringerer Ausprägung von Mückenstichen: Durch das Kratzen wird das Jucken schlimmer, denn die Haut schüttet dadurch noch mehr Histamin aus, was wiederum dem Juckreiz Vorschub leistet, wodurch wir uns mehr kratzen – ein Teufelskreis, der auch Juckreiz-Kratz-Zirkel genannt wird.

Kontraphobisch

Anja und ich konnten uns einigen, mehrere Termine zu verwenden, um zu überlegen, welche psychischen Einflüsse ihre Krankheit mitbedingen könnten oder zumindest den Juckreiz – wie auch immer er entstanden war – am Laufen hielten.

Wir fanden heraus, dass das Strippen vor Publikum eine »kontraphobische Abwehr« meiner Patientin sein könnte. Das komplizierte Wort beschreibt etwas, das viele von uns kennen: Man tut etwas, was einem eigentlich besonders schwerfällt, um sich unbewusst ein kleines Hochgefühl zu besorgen. Anja wurde als kleines Mädchen dauernd von ihren Eltern zur Strafe nackt vor die Tür ihrer kleinen Etagenwohnung gestellt, mal fünf, mal zehn, mal 15 Minuten. Mit dieser Art von Strafe reagierten die Eltern, wenn sie das als sehr rege beschriebene Intimleben der Eltern störte. Über das Strippen gegen Geld, die kontraphobische Abwehr, gelang es Anja endlich, das freiwillig und kontrolliert zu tun, worüber sie früher keinerlei Kontrolle hatte: sich nackt zu zeigen.

Anjas Biografie zeigte mehrere solcher unbewussten Lösungsversuche für ein innerlich starkes und nicht integrierbares Gefühl, das in diesem Fall die Scham war. Schamgefühle können sehr überwältigend sein, auch für Kinder. Anja ging unbewusst dagegen an, indem sie der Situation jede Scham nahm und sich freiwillig auszog.

Näheabwehr

Interessant war, dass das Hautjucken begann, als Anja eine private Einladung von ihrem Chef bekommen hatte und ihr klar wurde, dass dieser sich womöglich an sie heranmachen wollte. Die Steuerbarkeit und Kontrolle der Situation, die sie bisher bei der Arbeit genossen hatte, wären weggefallen. Eine neue Abhängigkeit drohte. Dass Juckreiz eine als bedrohlich wahrgenommene Nähe abwehrt, ist in der Psychosomatischen Medizin nicht selten zu beobachten. Einen handfesten Beweis im medizinischen Sinne kann es dafür allerdings nicht geben: Nähe-Distanz-Konflikte sind etwas sehr Subjektives und kaum wissenschaftlich zu erheben. In Versuchen nachweisbar ist, dass Stress im Allgemeinen Neuropeptide freisetzt, die als Signalstoffe des Nervengewebes in das Immunsystem eingreifen, das unter anderem in der Haut seinen Sitz hat – und hier Symptome wie Juckreiz auslösen können[95].

Als Anja sehr bewusst keine nähere Beziehung zu ihrem Chef einging und dies auch freundlich nach außen kommunizieren konnte, ließen ihre Beschwerden nach. Der somatoforme (psychisch bedingte) Juckreiz verschwand.

Wenn die Haut Beziehungen beeinflusst

Bei Anja konnten wir für das Hautjucken Gründe in ihrem kindlichen Erleben, in der verdrängten Gefühlswelt und einer schwierigen Situation in der Jetztzeit finden.

Es gibt viele weitere körperliche Hauterkrankungen, die seelisch mitbeeinflusst werden.

Bei der Neurodermitis, einer chronischen Hauterkrankung, unter der etwa fünf Prozent der Menschen in Deutschland[96] leiden und die mit schubweise verlaufenden, stark juckenden Hautentzündungen einhergeht, werden verschiedene Auslöser angenommen: erbliche Anlage, immunologische Faktoren, allergische Auslöser und psychosomatische Einflüsse mit Aufflammen oder Besserung der Erkrankung abhängig von der psychischen Verfassung. Sie beginnt meist im Alter bis zu fünf Jahren und bildet sich in über 80 Prozent der Fälle bis zum jungen Erwachsenenalter zurück.

Spannend ist, dass die Neurodermitis bei späteren Schwellensituationen wie der Hochzeit oder dem ersten Job mit ihren jeweiligen Herausforderungen wieder aufblühen kann. Meist geht es in diesen Situationen um Fragen von Nähe und Distanz.

Psychisch sind diese Krankheitsphasen oft von Depressionen und dem Gefühl der Hoffnungslosigkeit sowie manchmal von Angst oder Aggressivität begleitet. Das ewige Kratzen führt zu Konzentrationsmangel und Schlafstörungen. Die Betroffenen schämen sich häufig für die aufgekratzten Stellen und ziehen sich zurück. Insgesamt sind hier über die lange Krankheitsdauer – wie bei vielen anderen chronischen Erkrankungen auch – einschneidende Belastungen (wie häufiger nächtlicher Juckreiz) wirksam, die die Persönlichkeit der Betroffenen verändern können.

Stress als Auslöser

In einer großen Studie[97] im japanischen Kobe wurden nach dem Erdbeben von 1995 dort lebende Neurodermitis-Patienten daraufhin untersucht, ob die Erkrankung nach der schrecklichen Zerstörung wieder ausgebrochen war. Tatsächlich hatten 38 Prozent der Probanden, deren Haus stärkere Schäden erlitten hatte, in der Zeit nach dem Beben einen Neurodermitis-Schub. Das belegt, dass eine Krankheit wie Neurodermitis und die psychischen Faktoren sich in beide Richtungen beeinflussen und die Hautgesundheit von der psychischen Gesundheit nicht zu trennen ist. Allerdings hatte sich bei neun Prozent der Erdbebenopfer mit Hausschäden die Neurodermitis *gebessert*. Wie also bestimmte Ereignisse erlebt werden und was dies über das Immunsystem auslöst, ist immer noch eine große Frage. Meiner Ansicht nach ist das nur durch das Sicheinfühlen in den Betroffenen und das gemeinsame Verstehen mit psychotherapeutischen Mitteln zu ergründen.

Was der Haut guttut

Wir haben gesehen, wie stark sich Haut und Psyche beeinflussen. Erkrankungen wie die Schuppenflechte ziehen beispielsweise oft eine Depression oder Angststörung nach sich. Betroffene leiden unter den Blicken der anderen, wenn ihre Haut mit Rötungen und Schuppen übersäht ist, und ziehen sich von Aktivitäten zurück, die ihnen eigentlich gutgetan haben.

Es ist also wichtig, neben den Hautläsionen auch noch die eigene Psyche und mögliche Belastungen oder Konflikte unter die Lupe zu nehmen, sich selbst Gutes zu tun (mehr dazu im dritten Teil »DIY – Ihre psychosomatische Gesundheit fördern« ab Seite 231) und sich – wenn nötig – psychosomatisch behandeln zu lassen. Um mögliche Auslöser oder Folgen von Hautsymptomen besser zu identifizieren, kann es hilfreich sein, für eine Weile in ein Symptomtagebuch zu schreiben, wann sich welche Symptome verstärkt haben, was gerade im eigenen Leben passiert und welche Gefühle dazu hochkommen.

Weil ich Ihnen in diesem Kapitel so viel über Juckreiz erzählt habe, merke ich selbst schon ein leichtes Kribbeln. Sie auch? Juckreiz ist eines der häufigen psychosomatischen Symptome. Bei akut nässenden Entzündungen der Haut und lästigem Juckreiz helfen Bäder oder Umschläge mit Eichenrinde, die man in der Drogerie oder im Reformhaus bekommt. Vier bis fünf Teelöffel zerkleinerte Eichenrinde sollen etwa eine Viertelstunde in einem halben Liter Wasser gekocht und dann mit getränkten Umschlägen auf die betroffenen Stellen gelegt werden – natürlich kann man die Lösung auch als Bad verwenden. Bei trockenen Entzündungen muss eine fettigere Pflege her, am besten mit antientzündlichen Wirkstoffen[98].

Das Vorgehen in der Psychosomatischen Medizin ist immer ein Spagat: auf der einen Seite Linderung zu verschaffen, auf der anderen Seite Symptome zu verstehen und Erklärungen aus dem Unbewussten zu heben.

Fußfetisch und Co.: Sexuelle Vorlieben

Schweren Herzens habe ich mich dazu entschlossen, die Sexualität im Sinne der Fortpflanzung in diesem Buch auszuklammern, obwohl ihre Bedeutung für unser innerseelisches Gleichgewicht sicher genauso wichtig ist wie die Lust. Viele sexuelle Probleme, die sich vordergründig um die Libido drehen, offenbaren sich in meiner Sprechstunde als Fragen der Verhütung und letztlich der Möglichkeit, schwanger zu werden oder eine Frau zu schwängern. Und damit ist die oft sehr ambivalent besetzte Frage eines Kinderwunsches auf dem Tisch. Meist ist das den Beteiligten vorher nicht klar.

Sexualität wird meiner Ansicht nach von vielen Menschen falsch verstanden. Ich würde sogar sagen, dass wir als Gesellschaft den Sex völlig klischeehaft sehen, als ein Rein und Raus oder eine schmuddelige Nebensache, die wir möglichst unauffällig hinter uns bringen wollen, als sei Sex einfach ein körperliches Bedürfnis. Dabei übersehen wir eine ganze Welt, die dahinterliegt und die sehr viel mit uns selbst und unserer Persönlichkeit zu tun hat. Wir denken meist nur an die genitale Sexualität, die mit unseren Geschlechtsteilen zu tun hat. Sexualität ist aber aus psychosomatischer Sicht viel mehr.

Doktorspiele

Kinder sind bereits seit ihrer Zeit im Mutterleib sexuelle Wesen. Ihre Sexualität unterscheidet sich jedoch ganz erheblich von der der Erwachsenen. Kinder sind völlig unbefangen und trennen nicht zwischen Sinnlichkeit, Zärtlichkeit und vielleicht unangemessenen körperlichen Berührungen. Sie suchen nur die maximale Lust und wollen so viele schöne Gefühle wie möglich erleben. Dabei verfolgen sie keine Ziele mit Kuscheleinheiten, sie wollen damit keinem zeigen, dass sie ihn mögen, sondern das ergibt sich alles aus dem Spiel oder der Situation heraus und folgt ihren natürlichen Impulsen.

Über Doktorspiele erforschen sie sich und andere Kinder, finden heraus, was die Unterschiede zwischen Mädchen und Jungs sind, und üben sich als Puppeneltern in Erwachsenen-Rollen, die sie in ihrer Umgebung kennengelernt haben. Ihre naive kindliche Sexualität kann sie gegenüber Erwachsenen zu Opfern werden lassen, die pädophile Neigungen haben oder auf der Suche nach Ersatzbefriedigungen sind und Grenzen nicht einhalten können oder wollen.

Libido

Was wir in der Psychosomatik gerne von unseren Patienten kennenlernen möchten, sind ihre »perversen« Neigungen. Das klingt überraschend – wir können es auch »besondere Vorlieben« nennen. Das Ganze ist überhaupt nicht abwertend gemeint.

Bereits Freud – ich muss ihn hier noch einmal bemühen – hat beschrieben, dass Kinder »polymorph pervers« seien[99]. Er meinte damit, dass Kinder bereit sind, aus allem Möglichen Lustgewinn zu ziehen und sogar darauf ausgelegt sind. Es kann der glatte Legostein im Mund sein, das wilde Spiel mit dem Schaukelpferd oder das Gefühl in ein Bällebad einzutauchen: Kinder suchen körperlich betonte Erlebnisse, die ihnen gute Gefühle geben und Lust machen. Diesen Trieb nannte Freud Libido und unterschied dieses komplexe Entwicklungsspiel deutlich vom sexuellen Instinkt der Tiere, der ziemlich einfach und schematisch angeboren ist[100]: Sie haben ein bestimmtes Beuteschema und gut. Freud war für diese Gedanken verschrien, weil sie bis heute oft falsch verstanden werden. Der Kern der Überlegung ist eigentlich, dass Kinder, im Gegensatz zu Erwachsenen, noch vielseitige Lustgewinne haben (an Bewegung, Berührung, Erkundung, die Freud alle als sexuell bezeichnet) und erst mit dem Eintreten in die Pubertät die deutliche Betonung der Geschlechtsteile in Sachen Sexualität entsteht.

Der Erwachsene strebt also die genitale Sexualität mit einem Partner als Gegenüber an und verfügt über einen reifen Sexualtrieb, der sich auf einen anderen Menschen bezieht. Das ist aber nur die Theorie!

Du bist so pervers!

Da wir nicht alle psychosexuellen Entwicklungsphasen gleichmäßig durchlaufen und zwangsläufig erfolgreich abschließen, haben wir perverse Anteile in uns bewahrt. Das kann eine erogene Zone sein, die bei Berührung sexuell stimulierend wirkt, die nicht Vagina oder Penis ist. Vielleicht ist es der Anus, der Bauch oder der Fuß. Oder die sexuelle Lust bezieht sich nicht auf eine Person, sondern auf Objekte wie Strapse, Stiefel, Lederhosen oder – in schwereren Fällen – zum Beispiel auf Nachbars Katze Minky. Das Objekt der Begierde kann also harmlos oder problematisch von reifen Geschlechtspartnern abweichen.

Außerdem kann das Ziel der Sexualität verändert sein. Statt Lust und Freude können Schmerz und Erniedrigung im Vordergrund stehen, wie beim Masochismus. Die ganze sexuelle Lust kann zudem größtenteils auf die eigene Person gerichtet sein, wie bei der Selbstbefriedigung. Allerdings wird sie auch oft als Ersatzbefriedigung gewählt, weil derzeit keine anderen Optionen zur Verfügung stehen. Eine weitere Variante, die in der Psychoanalyse unter die Perversionen fällt, ist der Voyeurismus sowie der Exhibitionismus. Die Lust, jemanden heimlich zu beobachten und dabei sexuell erregt zu werden, genauso wie die Lust, durch das Beobachtet-Werden anderer erregt zu werden, lässt sich recht einfach mit Kindheitserlebnissen und deren Fixierungen erklären. Welches Kind wird nicht in einer seiner Entwicklungsphasen gerne angesehen, angehimmelt und empfindet Stolz und auch Lust, wahrgenommen und beachtet zu werden? Gleichzeitig sind die meisten Kinder gute Beobachter und empfinden ein Prickeln, wenn sie Dinge heimlich beobachten, die sie besser nicht sehen sollten. Einige, bei denen sich dieses Muster verankert hat, merken sich das und erzählen mir davon in Therapien. Voyeurismus, die Lust am Beobachten, wird mir ziemlich oft beschrieben.

Auch der Fußfetisch, die sexuelle Stimulation durch Füße, Zehen, durch die Fußsohle, typische Gerüche oder besondere Schuhe, gehört in dieses Kapitel. Es handelt sich bei dieser Vorliebe wahrscheinlich um alte Bruchstücke der Erinnerung als Kind, verbunden mit lustvoller Erregung beim Blick auf die Füße Erwachsener – diese Perspektive hat man als Krabbelkind gar nicht so selten.

Was all die genannten Fetische gemeinsam haben, ist, dass diese Bruchstücke der kindlichen Identität uns helfen, Lust zu erleben, ohne uns unseren größten Ängsten stellen zu müssen. Das nämlich sind meistens Beziehungsängste: uns einem gleichberechtigten Gegenüber hinzugeben, loszulassen und uns damit abzufinden, die Situation nicht kontrollieren zu können.

Sexualität ausleben

All diese Vorlieben sind, solange man bei ihrer Befriedigung keinem anderen Lebewesen schadet, völlig lupenrein und moralisch anstandslos. Sie sind normal.

Die meisten Menschen leben eine Mischung aus, also teils perverse Ideen und teilweise normalen Geschlechtsverkehr – was vielleicht gar nicht so schlecht ist. Manchmal sind die Anforderungen der reifen, erwachsenen Sexualität und des Partners, der einem da mit seinen Wünschen gegenübersitzt, so groß, dass Erektionsstörungen bestehen oder eine Lustlosigkeit den ganzen Spaß minimiert. Spätestens dann, aber auch wenn die eigenen Wünsche für andere so anstoßend sind, dass sie die soziale Integration oder die körperliche Gesundheit gefährden könnten, sollte man sich Hilfe holen. Dazu wendet man sich an einen Arzt für Psychosomatische Medizin und Psychotherapie oder an einen Sexualmediziner. Gerade für den Bereich der Pädophilie, also für die auf Kinder gerichtete Lust, gibt es an mehreren deutschen Standorten das Projekt »Kein Täter werden«, das dabei hilft, mit dieser Vorliebe eine Tat gar nicht erst zu begehen.

In allen anderen Fällen, in denen perverse Spielchen erregen und auch der Partner Neugier auf die ein oder andere neue Spielart bekommt, kann das Credo nur lauten: Spaß haben und sich ausleben. Wenn es Ihnen und keinem anderen schadet, dürfen Sie großzügig mit sich sein – es gibt Sie eben nur einmal, so wie Sie sind.

Ich höre, ohne zu übertreiben, zumindest jede Woche von neuen Fetischismen und sexuellen Vorlieben. Deshalb finde ich daran nichts, aber auch wirklich gar nichts, was mich Negatives oder Peinliches über die jeweilige Person denken lässt. Ist es nicht schön, dass wir als Menschen komplex sind und in uns mehr als nur ein Instinktreflex schlummert?

Raus aus der Psychosomatik-Falle Nr. 20: Sex – Vom Leistenmüssen zum Erkundenwollen

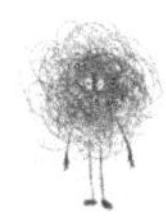

Wir können nach diesem Kapitel festhalten, dass die im gesellschaftlichen Blick stehende erwachsene Sexualität mit einer Fokussierung auf die Geschlechtsteile Penis und Scheide eigentlich stark eingeschränkt ist. Das Kind erlebt seine Lust noch überall am Körper, sehr unmittelbar und viel weniger zweckgebunden. Kinder sind eigentlich wahre Genussmenschen. Es wundert im Vergleich, dass Erwachsene so schnell unter Leistungsdruck geraten, einen klitoralen oder vaginalen Orgasmus zu bekommen oder mit ihrem Penis auslösen zu können oder den Partner besonders gut zu befriedigen. Für viele artet es schon in Stress aus, überhaupt sexuelles Verlangen zu spüren und eine Erektion oder eine feuchte Vagina zu bekommen. Dass man im Sex-Hamsterrad landet, in dem es nur noch um Leistungsdruck geht, passiert schnell und häufig.

Aber es gibt Abhilfe: Sexverbot. Immer dann, wenn Sex zum Leistungssport verkommen ist, eignet sich diese Maßnahme und führt die Betroffenen schnell in einen neuen Raum aus Möglichkeiten, Zärtlichkeit und Neugier. Es ist wirklich sehr heilsam, wenn Paare sich eine Zeit vornehmen, sich miteinander körperlich zu beschäftigen, aber keinen Sex zu haben. Eine Patientin berichtete mir, sie sei unbefriedigt, da ihr Partner sie zwar erotisch berühre, aber keine verlässliche Erektion mehr bekomme. Durch ein Sexverbot konnte die Frau es völlig anders betrachten und sich auf das konzentrieren, was zwischen den beiden lief: sehr gutes Petting. Am Ende war es den beiden gar nicht mehr so wichtig, wann »es« denn endlich wieder »so richtig normal« klappt. Es gibt beim Sex nämlich kein Richtig und kein Normal.

3. TEIL

DIY – Ihre psychosomatische Gesundheit fördern

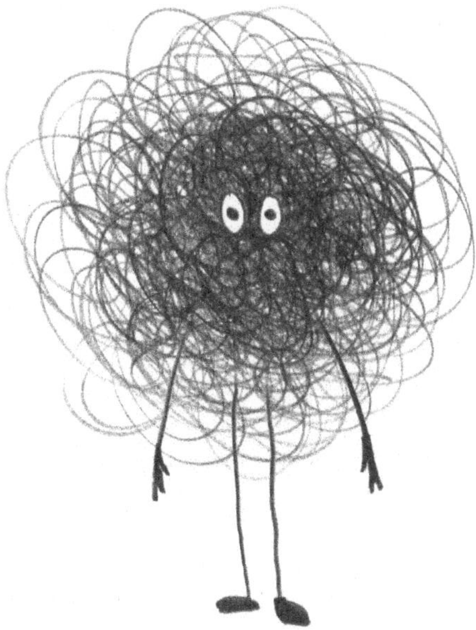

Gesundheit und Krankheit werden oft als etwas Absolutes dargestellt. Zu großen Teilen ist das gesellschaftlich bedingt: Wir sind gesund und arbeiten oder sind krank zu Hause. Wir brauchen eine OP, oder wir brauchen sie nicht. Die Gegensätze von vollständiger Gesundheit und absoluter Krankheit sind natürlich auch Kategorien, die Sicherheit vermitteln.

Diese Einteilung ist meiner Ansicht nach nicht zeitgemäß. Zum Glück, da sie bedeuten würde: Solange wir gesund sind, ist alles okay, und wir können nur hoffen, dass es so bleibt. Schlimm wird es, wenn es aussichtslos erscheint, wieder vollständig gesund zu werden. Dann bekommen wir den Stempel »krank«, und uns sind die Hände gebunden. Wir müssen dann vollständig auf die Leistungen des medizinischen Systems bauen. Tatsächlich sind Gesundheit und Krankheit aber keine Gegensätze.

Stellen Sie sich einmal Ihre Gesundheit als Waage vor. Keine Digitalwaage, sondern eine schöne antike Waage mit zwei Metallplatten, die würdevoll versucht, ein Gleichgewicht herzustellen. Auf einer Seite liegen alle gesundheitsförderlichen Faktoren, die Sie schützen, und auf der anderen Seite die krank machenden Faktoren. Sie sind nicht krank oder gesund, sondern leben in einem ständigen Schwanken zur einen oder anderen Seite.

Das wirft die Frage auf, wie Gesundheit entsteht, also was wir auf die Gesundheitsseite der Waage werfen müssen, um sie dort schwer genug zu machen. Wir können nämlich eine Menge tun, wenn wir das Bild einer Waage vor Augen haben und nicht das eines Schalters, der umgelegt wird – und dann ist es zu spät.

Der Soziologe Aaron Antonovsky hat zu der Frage geforscht, wie Gesundheit entsteht (das Fachwort dafür lautet Salutogenese und kommt aus dem Lateinischen). Er fand heraus, dass Menschen ein Gefühl von Zusammenhang und Nachvollziehbarkeit ihres Lebens benötigen, das sogenannte »Kohärenzgefühl«. Grundlage dafür sind das Gefühl der Verstehbarkeit, das Gefühl der Bewältigbarkeit von Schwierigkeiten und ein Gefühl der Sinnhaftigkeit im eigenen Handeln.[101]

Die vier Säulen psychosomatischer Gesundheit

In diesem dritten Teil möchte ich Ihnen daher Impulse geben, wie Sie Ihre psychosomatische Gesundheit aktiv fördern können. Ich greife auf Erfahrungen aus der psychosomatischen Klinik und Praxis zurück und fokussiere mich auf die Dinge, die meinen Patienten oftmals sehr hilfreich sind. Sie können dann abgleichen, was davon für Sie passend ist.

Machen wir uns gemeinsam auf den Weg herauszufinden, was für Ihre Seele und Ihren Körper heilsam ist. Die vier wichtigen Säulen dafür sind:

- sich selbst ein Freund zu werden
- Selbstberuhigung zu erlernen
- gute Beziehungen zu anderen zu pflegen
- das eigene Ding bzw. eine erfüllende Aufgabe zu finden und zu leben

Ich bevorzuge Ziele, die Ihnen vielleicht erst einmal klein vorkommen, die Sie aber wirklich erreichen und nach und nach auf andere Situationen übertragen können. Manchmal geht es dabei mehr um die eigene Haltung zu sich selbst und zur Welt als um konkrete Verhaltensänderungen.

Liebevolles Annehmen

Was ich Ihnen in diesem und im nächsten Teil nicht verschweige, ist, dass es bei psychischen und psychosomatischen Krankheiten immer auch eine Seite gibt, die die Symptome oder Krankheit braucht bzw. der sie nutzen. Viele Selbsthilfebücher unterschlagen das. Psychosomatische Symptome haben meist nicht ohne Sinn begonnen, sondern sie sind eine Notfalllösung für ein Problem, das die Bewältigungsmöglichkeiten überfordert. Psychosomatische Beschwerden sind eine Art der Kommunikation zwischen Körper und Seele, der man sich behutsam annehmen kann – eine gründliche Diagnostik immer vorausgesetzt, um körperliche Ursachen auszuschließen.

Für Betroffene haben psychosomatische Symptome vorübergehend oft etwas Stabilisierendes und Stützendes, da sie einen Rückzug und eine Form der Schonung vor weiteren Kränkungen einleiten. Weil das viele nicht wissen, kämpfen sie *gegen* die Symptome. Ich empfehle zunächst einmal, sich selbst und den Beschwerden gegenüber freundlicher zu werden. Sie erfahren gleich, wie das funktioniert.

Es gibt sehr viele Dinge, die Sie sofort tun können, um in einen besseren körperlichen und psychischen Zustand zu finden. Für den »Notfall« habe ich Ihnen zum Nachschlagen ein paar schnelle Möglichkeiten zusammengefasst. Ich verweise dann auf die Kapitel, in denen ich die Maßnahmen genauer erkläre. Sie finden hier auch einen persönlichen Werkzeugkoffer mit Tools, die ich für psychische oder psychosomatische Krisen wie Erschöpfungszustände oder Anspannungssituationen für hilfreich erachte. Im Laufe dieses dritten Buchteils erfahren Sie mehr zur Anwendung der Tools.

Der psychosomatische Notfallkoffer

Psychosomatische Krankheiten bedürfen der ärztlichen Behandlung. In akuten Situationen von Stress, Überlastung oder Angst können Sie aber auch selbst etwas für sich tun. Bewährte Erste-Hilfe-Maßnahmen, im Sinne von DIY – Do it yourself, fasse ich hier zusammen und verweise in Klammern auf die weiteren Erläuterungen.

Erste-Hilfe-Maßnahmen

- langsamer atmen (Seite 256 ff.)
- Kontaktübung mit der Umgebung (Seite 243 f.)
- sicheren Wohlfühlplatz aufsuchen oder vorstellen (Seite 259 ff.)
- Bedürfnis nach Nähe und Distanz ausloten (Seite 283 ff.)
- Ihr Beruhigungsritual starten (Seite 251 ff.)
- Kochen (Seite 293 f.)
- »Brillenwechsel« versuchen (Seite 248 ff.)
- Selbstmassage geben (Seite 262)
- Probleme ordnen (Seite 263)
- Wertschätzung üben (Seite 237 ff.)
- Notfallkontakte anrufen: Freund, Arzt, Therapeut, Krisendienst (Seite 175)

Der Werkzeugkoffer

- Block (zum schnellen Notieren von Gedanken)
- Stift
- Oktavheft (Fähigkeiten, Dankbarkeit und Aufgaben sammeln)

- Notfallnummern (falls Sie Hilfe brauchen)
- Armbanduhr (um sich Struktur zu geben)
- Wolldecke (zum Verstecken)
- Lieblingskissen (zum Einkuscheln)
- Sportschuhe (zum Weglaufen)
- Massageball (für die spannungsreduzierende Selbstmassage)
- Hörspiel oder Musik-CD (um die Aufmerksamkeit umzulenken)
- dieses Buch (zum Nachschlagen und Üben der Bauchatmung)

Wie Sie selbst Ihr bester Freund werden

Psychosomatische Beschwerden werden leider immer noch oft mit »Sie oder er hat ja eigentlich gar nichts« kommentiert. Ich sehe, dass genau das bei meinen Patienten die Selbsteinschätzung verstärkt, nicht wichtig zu sein.

Unverständnis

Haben Sie schon einmal an einem Rückenschmerz, Schwindel oder Magenschmerz gelitten, Ihr Arzt hat Ihnen aber verkündet: »Da ist doch nichts – dann ist das wohl psychosomatisch!«

Oft zeigen sich, wenn ich in meiner Rolle als Psychosomatiker in solchen Fällen weiter nachfrage, Erinnerungen an die Kindheit. Betroffene haben ihre Gefühle oder ihren Willen, als wirklich unbedeutend von den Eltern gespiegelt bekommen: »Du schon wieder, was willst *du* denn?«

Wir haben bereits über den Wiederholungszwang gesprochen: alte Konstellationen aus der Kindheit wiederherzustellen. Wenn Sie als Kind gelernt haben, die eigenen Gefühle nicht so wichtig zu nehmen und sich stattdessen unterzuordnen, sitzt diese Erfahrung sehr tief. Unser Gehirn liebt es, Bekanntes wieder zu erleben, auch wenn es Szenen von Lieblosigkeit sind.

So kann es zu einem Teufelskreis kommen, wegen psychosomatischer Beschwerden abgelehnt zu werden, denn häufig fällt es Menschen mit psychosomatischen Symptomen ohnehin schon schwer, ihre Gefühle wahrzunehmen und darüber zu sprechen. Wenn Sie selbst von psychosomatischen Beschwerden betroffen sind, ist es Ihnen möglicherweise auch schon passiert, dass Sie auf Leute getroffen sind, die sich darunter nichts vorstellen konnten.

Selbstfürsorge

Anstatt in der Rolle des Unverstandenen zu bleiben, können Betroffene Folgendes versuchen:

Sie können wohlwollend und liebevoll mit sich umgehen und sich selbst der beste Freund werden.

Ich bin der festen Überzeugung, dass Sie sich besser behandeln können, wenn Ihnen klar wird, wie negativ oder abwertend Sie sich Ihnen selbst gegenüber manchmal verhalten. Dieser Fokus auf die eigene innere Stimme ist hilfreicher, als sich darüber zu ärgern, dass Menschen aus Ihrer Umgebung Sie nicht wichtig nehmen.

Betroffene hängen oft in einer Endlosschleife und glauben, sich als Erwachsene etwas nicht geben zu können, nur weil sie es als Kind tatsächlich nicht konnten. Doch Erwachsene haben die Kompetenz, sich wichtig und ernst zu nehmen und sich zu loben, statt immer zu sagen: »Ich bin nicht gut genug!«, »Ich müsste alles besser machen!« oder »Die anderen müssten alles besser machen!«.

Werden Sie selbst Ihr bester Freund. Ihr Partner, Ihr Arzt, Ihre Familie können es nicht so gut machen wie Sie. Andere können Sie nur so gut behandeln und so ernst nehmen, wie Sie es selber tun. Aber wie beginnt man eine Freundschaft mit sich selbst?

Grundannahmen

Achten Sie zunächst bewusst und gezielt darauf, welche Gedankenmuster und Grundannahmen Sie über sich pflegen. Diese laufen nämlich häufig schnell und reflexartig ab. Schauen Sie einmal genau auf Ihre Gedanken: Behandeln Sie sich wirklich so gut, wie Sie jemanden behandeln würden, den Sie sehr mögen oder sogar lieben? Ich glaube nicht. Ich vermute, dass Sie sich viel zu oft unter Druck setzen, sich abwerten, Ihre Anliegen wegschmunzeln und sich nicht überwinden, wirklich für das einzutreten, was Ihnen wichtig ist.

Machen Sie sich klar, dass diese innere Stimme, die sagt: »Du kannst das nicht«, »Das lohnt sich nicht« und »Wer bist du schon?«, nicht Ihre heutige, angemessene Haltung zeigt, sondern sich entwickelt hat, als Sie noch keine bessere, gesündere und wertschätzendere Umgangsform mit sich finden konnten. Es könnte auch sein, dass Sie abwertende Gedanken übernommen haben, die andere Ihnen gegenüber als Kind geäußert haben. Kinder erleben sich wie Adapter: Wenn Tante Lisbeth den kleinen Martin für einen Faulpelz hält, gibt es für Martin nur eine Möglichkeit: Er nimmt an, er ist tatsächlich ein Faulpelz. Kinder bilden das Gegenstück zu dem Adapter, den andere ihnen anbieten.

Dass Sie zu diesem Buch gegriffen haben, zeigt, dass Sie umdenken wollen und können. Lesen Sie dazu den folgenden Kasten oder bei Interesse gleich die ganze Geschichte[102] namens »Der angekettete Elefant« vom Mediziner und Gestalttherapeuten Jorge Bucay.

Raus aus der Psychosomatik-Falle Nr. 21: In die eigene Kraft kommen

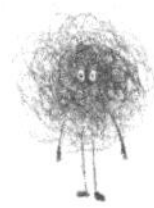

Die kurze Geschichte »Der angekettete Elefant«[103] von Jorge Bucay erzählt von einem Jungen, der vom Zirkus fasziniert ist. Da es ihm besonders die Elefanten angetan haben, fragt er sich, wieso diese so mächtig und imposant wirkenden Tiere nicht einfach vom Zirkusgelände fliehen, da sie nur an einem wenige Zentimeter im Boden steckenden Holzpflock angekettet sind. Die Erwachsenen erklären ihm, dass die Elefanten dressiert seien, nicht wegzulaufen. Doch warum muss der Elefant dann noch angekettet werden?
Am Ende findet der Junge jemanden, der die Antwort kennt: Der Zirkuselefant flieht nicht, weil er schon seit frühester Kindheit an solch einen Pflock gekettet ist. Hat er als Baby noch so sehr gezogen und gewütet, machte er die Erfahrung, dass er zu schwach für den Pflock war und nicht loskam. Heute glaubt er, obwohl er inzwischen ein kräftiges und mächtiges Tier ist, noch immer, dass er gefangen ist, weil er seine Kraft im Laufe der Zeit nie wieder auf die Probe gestellt hat.
Im Gedächtnis des Elefanten wie auch in unseren Gedächtnissen ist die Botschaft eingebrannt, dass wir etwas nicht können, weil wir es nur ein einziges Mal, vor sehr langer Zeit, ausprobiert haben und gescheitert sind. Die Kurzgeschichte endet mit der Inspiration, wieder anzufangen und mit ganzem Herzen Dinge auszuprobieren, um herauszufinden, ob sie inzwischen vielleicht möglich sind.

Prophezeiungen

Von meinen Patienten höre ich sehr oft: »Ich kann das einfach nicht« oder »Das geht einfach nicht«. Rufen Sie sich den mächtigen Elefanten vor Ihrem inneren Auge auf, der an einem winzigen Stück Holz festgekettet ist, wenn Sie diese Sätze im Kopf haben. Der Elefant hat eine ungeheure Kraft, aber ahnt das noch nicht einmal.

Oft arbeite ich mit meinen Patienten auch konkret an einer Umformulierung veralteter Glaubenssätze. Das Gehirn arbeitet sehr assoziativ, das heißt, Glaubenssätze, die wir innerlich häufig wiederholen, hält das Gehirn für wahr – und mangels neuer Versuche wird die Befürchtung zur sich selbst erfüllenden Prophezeiung. »Ich arbeite noch daran« ist viel gesünder, als »Ich kann das einfach nicht«, weil es eine optimistische Perspektive erzeugt. Und das kann wieder ein kleines Gramm Gewicht für die gesunde Seite unserer Gesundheitswaage bedeuten.

Freundlichkeit

Geben Sie Ihrem Leiden, egal ob es psychische Symptome sind, psychosomatische Beschwerden oder auch die Folgen körperlicher Erkrankungen, einen freundlichen Namen. Ich weiß, dass das komisch klingt, aber viele meiner Patienten wollen ihre Symptome sofort loswerden und setzen sich und damit auch mich unter Druck. Wenn wir aber anerkennen, dass viele Symptome bereits aufgrund von zu viel psychischer Spannung oder zu viel Duck entstanden sind, erreichen wir das Gegenteil.

Deshalb behandeln Sie sich und Ihr Symptom bitte so, wie liebevolle Eltern ein krankes Kind behandeln würden: trösten, pusten, in den Arm nehmen, Aufmerksamkeit schenken und zuversichtlich sein, dass es auch wieder weggeht. Für das psychosomatische Symptom heißt das: ernst nehmen, aushalten, versuchen zu verstehen, akzeptieren und Dinge tun, die das allgemeine Wohlbefinden steigern. Mit Bewegen, Kochen und Erholung beispielsweise.

Es reicht!

Ich weiß, dass Zeitdruck und der Zwang, wieder leistungsfähig sein zu müssen, häufig der Selbstfürsorge im Wege stehen. Leider führt der Druck, alles schaffen zu müssen, eher dazu, dass Menschen entweder gar nicht erst anfangen oder in dem Zwang zerrieben werden, alles perfekt machen zu müssen. Aber so behandelt man keine guten Freunde, oder? Also sollten Sie sich selbst auch nicht so behandeln und sich nicht unter Druck setzen.
Aus dieser Falle können wir entkommen, wenn wir uns das kluge Modell des britischen Kinderarztes und Psychoanalytikers Donald Winnicott zu Gemüte führen. Er hat schon 1953 die Theorie aufgestellt[104], dass wir am besten mit Müttern aufwachsen, die ausreichend gut sind. *Ausreichend* gut! Wo wird das heute noch angestrebt? Die meisten wollen perfekt sein, und wenn das nicht klappt, wollen sie sich gar nicht mehr bemühen. Der Gedanke, nur ausreichend gut sein zu müssen, ist Sprengstoff. Kennen Sie jemanden, der anstrebt, in einem Lebensbereich nur ausreichend gut zu sein, und nicht sehr gut oder sogar der Beste?

Laut Winnicott sollten Mütter zwar auf die Bedürfnisse des Kindes eingehen, sodass es sich nie verlassen fühlt. Aber Mütter müssen und sollten nicht überbehüten und nicht jede unangenehme Erfahrung des Kindes verhindern; sie dürfen sogar Fehler machen, an denen das Kind wachsen kann, weil es so lernt, dass Fehler okay sind.

Ich schlage vor, dass Sie sich als Ziel setzen, sich ausreichend gut um sich zu kümmern, sich selbst ein ausreichend guter Freund sind. Mehr ist gar nicht nötig.

Dem eigenen Körper vertrauen

Häufig haben Jugendliche und junge Erwachsene ein sehr stabiles Selbstverständnis, was ihre körperliche Unversehrtheit und das Vorhandensein bester Gesundheit betrifft. Dass ihr Organismus tadellos funktioniert, ist das Normalste der Welt für sie. Diese Menschen waren meist noch nie ernsthaft krank, und ihr Körper verlangte bisher keine besondere Aufmerksamkeit. Ein paradiesischer Zustand.

Bei meinen Patienten, die ich in der psychosomatischen Sprechstunde sehe, sieht das oft anders aus. Der Zustand ihres Körpers oder die Symptome wie Schwäche oder Durchfall, Schmerzen oder Bewegungsunruhe machen ihnen häufig Angst. Naturgemäß führt Angst – und das ist auch biologisch sinnvoll – zu vermehrter Wachsamkeit und Vorsicht.

Die Sorge treibt jemanden mit Beschwerden zum Arzt. Findet der aber keine klare Ursache, wie eine Störung der Schilddrüse oder einen Infekt, führt die ständige weitere Beobachtung des Körpers erneut zu Angst. Die Angst steigert die Beschwerden, sodass sich ein Teufelskreis entwickelt.

Wenn also nach gründlicher medizinischer Untersuchung keine Gründe für die Körperbeschwerden gefunden werden, ist es für Betroffene wichtig, sich darin zu üben, dem Körper ein wenig mehr Vertrauen zu schenken. Das ist schwierig, weil die psychosomatischen Symptome, wie wir bereits besprochen haben, häufig eine Schutzfunktion haben: Sie helfen, drängende Probleme unter Geheimhaltung zu stellen und aus unserem Bewusstsein fernzuhalten. Symptome ohne körperliche Erklärung vom Arzt können über die Nähe-und-Mut-Strategie (siehe im nächsten Kasten) etwas besser erträglich werden.

Raus aus der Psychosomatik-Falle Nr. 22: Die Nähe-und-Mut-Strategie bei psychosomatischen Symptomen

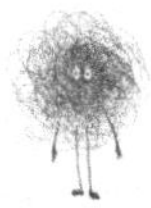

Wird vom Arzt bei Beschwerden wie Zittern, Unruhe oder Schmerzen nichts Körperliches gefunden, werden diese Symptome in vielen Fällen von *Isolation* begleitet, weil andere oft gar nicht nachvollziehen können, was die Betroffenen haben, und von *Angst*, weil nicht klar ist, was dahintersteckt. Gleichzeitig können diese Gefühle der Auslöser sein, denn Schwierigkeiten in Beziehungen, die häufig Gefühle von Isolation und Einsamkeit nach sich ziehen, sowie viele Formen von Angst begünstigen psychosomatische Körperbeschwerden.

Leider bleiben unsere Versuche, das Symptom direkt zu beeinflussen, meistens erfolglos. Die Verbindungen zwischen Psyche und Körper arbeiten autonom und lassen sich nicht auf bewusster Ebene verändern. Aber wir haben mit der Nähe-und-Mut-Strategie die Möglichkeit, das emotionale Grundthema, das uns die psychosomatischen Beschwerden signalisieren, nämlich Isolation und Angst, konkret auf psychischer und auf Beziehungsebene anzugehen, da das Symptom am Organ nur eine Ausdrucksweise der Seele ist.

Wir können als ersten Schritt üben, immer dann, wenn psychosomatische Beschwerden uns plagen, ganz bewusst vom Symptom Abstand zu nehmen und uns zu fragen,

- wann im Leben wir **Nähe** zu anderen Menschen, uns selbst oder einer religiösen Kraft erlebt haben und wie (gut) sich das angefühlt hat;
- in welcher Situation wir **Mut** gezeigt haben und wie das auf unser Selbstbild und unsere Körperwahrnehmung in dem Moment gewirkt hat.

Für diese Übung können Sie sich zwei Minuten Zeit nehmen. Sie setzen der Spirale aus Isolation und Angst etwas entgegen, aber auf anderer Ebene als der körperlichen. So ist es realistisch, den Kreislauf negativer Emotionen vorübergehend zu durchbrechen. Die hinter dem Symptom stehenden psychischen Faktoren können später innerhalb einer therapeutischen Beziehung verstanden werden, weil sie unbewusst sind. Manchmal können sie sich allerdings auch von selber lösen.

Lebensfluss

Es ist bei oder nach Krankheiten kein leichter Spaziergang, seinem angeschlagenen Körper wieder zu vertrauen. Hilfreich dabei kann es sein, die eigene Haltung dem Körper und dem Leben gegenüber zu hinterfragen. Es ist nämlich Teil unseres Zeitgeistes, dass alles geheilt und repariert werden kann und muss – und danach möglichst besser als vorher sein soll.

Grundsätzlich ist das eine konstruktive Idee, aber wir verkennen viel zu oft, dass wir mit dem Moment der Geburt unweigerlich auf den Tod zusteuern und ihn irgendwann zwangsläufig erreichen werden. Als Dramaturgie des Lebens ist das natürlich nicht besonders rosig und dazu auch noch ziemlich vorhersehbar. Unsere Psyche weigert sich allerdings meist, diesen Umstand anzuerkennen. Zum Glück denken wir nicht jeden Tag darüber nach – unsere Psyche leistet nämlich zuverlässige Abwehrarbeit gegen unangenehme Themen, und das auch noch im Geheimen, ohne uns zu stören. Sonst würden wir wahrscheinlich die meisten Tage ziemlich bedröppelt aus der Wäsche gucken.

Jeder Körper bekommt seine Gebrauchsspuren durch das Leben ab, egal ob durch körperliche Krankheiten, durch psychische oder äußere Einflüsse: Narben, Zornesfalten, hängende Augenlider … Der Trick besteht nun darin, nicht mit übertriebenem Eifer *dagegen* zu arbeiten, sondern sich dem Fluss des Lebens hinzugeben und nicht alles daranzusetzen, einen Staudamm zu bauen und diesen Fluss so lange wie möglich aufzuhalten. Denn irgendwann bricht solch ein Damm, und dann ist es dem Erdboden meist zu viel, die ganzen Wassermassen aufzunehmen.

Wunderpillen

Ich frage meine Patienten gerne nach einer Weile, was sie in ihrem Leben machen würden, wenn es diese eine Wundertablette gäbe, nach deren Einnahme sie zu einem beschwerdefreien und völlig gesunden Menschen würden.

Ich bekomme dann oft die wunderbarsten Dinge zu hören, wie ins Kino gehen, Freunde einladen, endlich wieder ein Buch lesen, an den See fahren oder tanzen gehen. Viele meiner Patienten würden auch nach Einnahme dieser Tablette sehr darauf achten, ihre Zeit sinnvoll zu nutzen.

Ich bestehe dann meistens darauf, dass sie eines dieser Dinge trotz ihrer Krankheit tun. Natürlich sind je nach psychischer oder körperlicher Diagnose Einschränkungen einzuhalten, aber als Betroffene nehmen wir uns subjektiv oft eingeschränkter wahr, als wir es tatsächlich sind. Vielleicht kennen Sie das auch von sich, dass Sie Ihren Arzt gar nicht fragen, was Sie machen können und was nicht, sondern auf die gute alte Schonung oder sogar Bettruhe setzen? Gerade bei körperlichen Erkrankungen fühlt sich das meist richtig an.

Bei psychosomatischen Beschwerden ist der Rückzug allerdings ein Problem, denn durch Schonung sinkt sowohl die körperliche Kraft als auch das Selbstbewusstsein. Der Organismus hat das Ziel, keine Energie zu verschwenden; durch Schonung passt er sich an und reguliert seine Reserve an Muskelkraft, Herzkraft und Ausdauer herunter. Es wird dann immer schwerer, wieder ein höheres Level an Aktivität zu erreichen. Auch psychisch ist der Rückzug eine Falle: Das Leben verlagert sich häufig in die Zukunft: »Wenn es mir besser ginge, könnte ich schöne Sachen erleben.« Die Wahrheit ist aber, dass es uns erst durch die Aktivitäten, die wir lieben, wieder besser gehen kann.

Mit den meisten Angsterkrankungen lässt sich Sport treiben. Sogar nach körperlichen Krankheiten wie einem Herzinfarkt sind Bewegung und Aktivität – in Absprache mit dem Kardiologen – sehr wichtig. Ich empfehle unbedingt, den eigenen Arzt anzusprechen und zu fragen, wie weit man gehen sollte und welche Sportart zur Situation passen würde.

Dies soll keine Ermunterung sein, über eigene Grenzen hinwegzugehen, aber eine Ermunterung, auszuprobieren und herauszufinden, wie viel einem guttut. Am Ende besteht das Gelingen in einem Wechselspiel aus den Bedürfnissen, zur Ruhe zu kommen und Aktivität zu wagen. Wenn das für den Körper zu viel wird, meldet er sich – wir müssen vielleicht üben, genauer hinzuhören.

Raus aus der Psychosomatik-Falle Nr. 23: Versöhnungsmomente sammeln

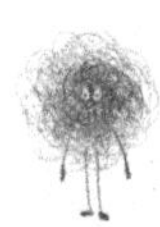

Versöhnungsmomente sind Momente, in deren Genuss man nur kommt, wenn man rausgeht. Versöhnungsmomente klingeln nicht an der Wohnungstür und sagen: »Zieh dir was über, hier bin ich.« Mit Versöhnungsmomenten meine ich diese kleinen Episoden, die sich manchmal ereignen, wenn man fertig mit allem ist – erschöpft, deprimiert oder übermüdet.

Dann zeigen diese kleinen Augenblicke Ihnen plötzlich, dass die Welt doch ganz schön sein kann. Sie kann überraschen und die Zuwendung geben, nach der man sich unbewusst immer sehnt. Mir fällt dann manchmal auf, wie pessimistisch ich sein kann.
Mein letzter Versöhnungsmoment war Folgender: Ich war unausgeschlafen, hatte viel zu erledigen und dann war auch noch der Kühlschrank komplett leer. Schlecht gelaunt schlurfte ich zum nächstgelegenen Supermarkt und vergaß alle Stofftaschen zu Hause. Zu allem Überfluss war der Laden auch noch ziemlich überfüllt. An der Kasse packte ich meine Einkäufe in zwei Papiertüten, die randvoll waren. Ich wollte aus dem Geschäft eilen und erschütterte dabei die Tüten etwas stark, die daraufhin beide, wie in einem Sketch, unten einrissen. Meine Einkäufe fielen auf den Boden vor dem Kassenbereich: Toast, Käse, Tomaten, Joghurts überall verteilt. Ehe ich fluchen konnte, sprangen mir die anderen Kunden aus dem überfüllten Laden von allen Seiten bei, lächelten nett, hoben jeder zwei, drei Teile auf. Einer holte zwei neue Tüten von der Kasse, die dann jeder mit den von ihm aufgelesenen Produkten bestückte – es schien mir wie eine einstudierte Choreografie. Ich konnte mich nur bedanken und lief mit den beiden neuen Tüten nach Hause. Auf dem Rückweg sah die Welt plötzlich viel freundlicher aus – und ich versöhnte mich mit ihr.
Ich meine, wir sollten positive Dinge viel bewusster in den Vordergrund stellen als die vielen kleinen Ärgernisse. Wir müssen nur wieder genauer hinsehen, diese Momente wertschätzen und bereit sein, uns von ihnen aus der spröden Realität reißen zu lassen. Ob Sie die Versöhnungsmomente aufschreiben oder nicht – sie zu sammeln empfehle ich unbedingt.

Brillen und Messgeräte wechseln

Ohne dass wir es merken, nehmen wir die Welt ständig durch eine ganz bestimmte Brille wahr. Irgendwann einmal, oft in der entfernten Vergangenheit, war sie auch passend. Und wir benutzen völlig unreflektiert selbstkonstruierte Messgeräte, von denen wir meinen, sie würden korrekt anzeigen, was wir vermessen wollen.

Endlosschleife

Ich möchte Ihnen, um zu verdeutlichen, was ich damit meine, von einer Patientin erzählen, einer jungen Frau um die 30 namens Melanie.

Sie schleppte sich in meine Sprechstunde. Melanie litt seit einigen Wochen an deprimierter Stimmung und Rückenschmerzen und wusste nun nicht weiter, nachdem sie zu dem Ergebnis gekommen war, sich auch noch von ihrem Partner trennen zu *müssen*. Sie war sehr gekränkt und völlig verzweifelt, und zwar aus dem folgenden Grund: Trotz ihrer depressiven Phase hatte ihr Freund sich entschieden, Mittwochabend weiterhin seinem Hobby, dem Musizieren mit Freunden in einem Proberaum, nachzugehen. Das führte dazu, dass sie mittwochs ab 19 Uhr allein zu Hause war, sich unheimlich verlassen fühlte und sich ärgerte, dass ihr Freund seiner Band nicht absagte. Er hatte ihr erklärt, dass ihm diese Treffen wichtig seien, aber sie war so sauer, dass sie sofort aus dem Raum ging und ihm gar nicht weiter zuhören wollte. Ihren Ärger verstand sie als sicheres Zeichen dafür, dass sie mit ihrem Partner nicht länger zusammenbleiben könne, weil dieser so rücksichtslos und egoistisch sei.

Was lässt sich hier erkennen? Melanie betrachtet diese Situation mit ihrer Brille, die zwangsläufig in die – ihr übrigens bekannten – Gefühle von Zurückweisung führt. Diese Gefühle wiederholten sich im Laufe ihres Lebens wie in einer Endlosschleife, wieder und wieder.

Sie könnte ja beispielsweise auch ihren Vorteil im Musizieren ihres Freundes erkennen, wenn sie sich klarmachen würde, dass der eigentlich zuverlässige und einfühlsame Partner an diesem Abend Kraft tankt, um dann die anderen Abende wieder für sie da zu sein. Das wäre eine ganz andere Brille, und zwar eine, die ihr sehr viel besser stehen würde.

Vermessen

Melanie könnte auch die Brille aufsetzen, mit der sie sieht, dass sie einen Abend zur freien Verfügung, also sturmfrei, gewonnen hat; sie könnte ungehindert Aktivitäten nachgehen, die ihren Freund nicht so interessieren und ihrer depressiven Stimmung entgegenwirken. Selbst wenn das nicht ihr Wunsch wäre, könnte sie die Sache in die Hand nehmen und eine Freundin einladen, mal wieder ausgiebig telefonieren oder versuchen, zur Ruhe zu kommen.

Das tut sie aber nicht, weil sie die Situation mit einem falschen Messgerät misst. Als würde sie einen Zollstock anlegen und einen klaren Wert bekommen, ist sie sich sicher, ablesen zu können, dass ihr Freund es nicht ernst mit ihr meint. Theoretisch könnte sie die Situation auch so abmessen, dass sie einen ganz anderen Wert erhält und schlussfolgern könnte, dass ihr Freund die Fähigkeit hat, sich von ihr abzugrenzen. Sie könnte erkennen, dass diese Fähigkeit wichtig zu sein scheint und sie sich von ihrem Freund abgucken. Dann hätte sie seinen Vorteil auch zu ihrem Vorteil gemacht.

Natürlich unterlässt Melanie diese Perspektivwechsel – unfreiwillig, aufgrund ihrer starken Gefühle, dachte sie gar nicht so weit. Sie war es gewohnt, eine stark vergrößernde Brille aufzusetzen, wenn es um eine mögliche Zurückweisung ging, und eine stark verkleinernde Brille, wenn zu erkennen wäre, dass jemand für sich und auch für sie Verantwortung übernimmt. Somit hat sie ständig ein gewisses Zerrbild von ihrer Umgebung.

Melanie konnte in einer Kurzzeittherapie herausfinden, dass das Motiv der Zurückweisung sie schon ewig beschäftigte, da ihr suchtkranker Vater früher über Jahre keine Verantwortung für sie übernommen und sie als Tochter sogar manchmal verleugnet hatte. In der Therapie wurde ihr dieses Muster bewusst und zugänglich, und es gelang ihr, auch die fürsorgliche Seite ihres Freundes immer deutlicher zu sehen und anzuerkennen. Sie hörte auf, alle möglichen Signale so zu interpretieren, wie es aufgrund ihrer Vergangenheit logisch schien.

Brillenanprobe

Diese Geschichte zeigt den großen Wert des Perspektivwechsels und der Hinterfragung der Messmethode. Wir wissen oft nicht genau, welches Muster uns gerade bestimmt, aber wir können uns dazu ermuntern, bewusst andere Brillen auszuprobieren.

Ich mache es gerne so, dass ich mir eine Situation durch die Brille verschiedener Freunde oder Kollegen ansehe, manchmal auch durch die Brille bekannter Personen wie Politiker, die oft ein ganz anderes Leben führen als ich, oder sogar durch die Brille meiner Eltern.

Wichtig ist, dass man es ganz in Ruhe macht und sich vorstellt, welche Sicht die andere Person auf die Sache hätte. Das heißt keineswegs, dass die andere Person recht hat oder die Sache richtiger bewertet, aber Ihnen wird bewusst, wie breit das Spektrum an Brillen ist und dass Ihre Messwerte vielleicht gar nicht zu der Frage passen, die Sie sich stellen. Die eigenen Reaktionen können dadurch etwas flexibler werden, und der eigenen Überzeugung wird ein anderer Entwurf gegenübergestellt.

Auch im direkten Kontakt, in der Kommunikation mit unseren Mitmenschen, ist es das A und O, sich in den anderen hineinversetzen zu können, und zwar nicht nur in das, was er sagt, sondern auch in seine dahinterstehenden Gefühle. Der Psychoanalytiker Erich Fromm beschreibt treffend[105], wie der aggressive Angreifer eigentlich von Angst durchdrungen ist, der Beleidigte eigentlich Sehnsucht nach Nähe hat und der aufdringliche Querulant mit aller Macht versucht, seinen Selbstwert sicherzustellen. Die Lösung vieler zwischenmenschlicher Probleme besteht also darin, dass wir uns darin üben, empathisch zu sein und von unserem Ego einmal abzusehen. Machen wir uns auf die Reise, den Kern unseres Gegenübers mehr zu suchen, statt auf Konfrontationskurs zu gehen.

Selbstberuhigung

Wer als Kind nicht die Möglichkeit hatte zu lernen, wie man sich selbst in stressigen oder aufreibenden Situationen und Zeiten beruhigen kann, dem biete ich hier eine Auswahl an Möglichkeiten. Wir sind nie zu alt, etwas Neues zu lernen!

Rituale

Wenn Sie Kinder in Ihrem Umfeld haben oder sich an Ihre eigene Kindheit zurückerinnern, kommen Ihnen beim Wort »Ritual« sicher Bilder und Erinnerungen. Hörspiele von Benjamin Blümchen, heiße Milch mit Honig, Wadenwickel, ein Märchen vor dem

Einschlafen sind typische Rituale, die für den Organismus eine bestimmte Phase einleiten. Der Psyche und dem Körper wird verdeutlicht, dass nun eine Pause, das Einschlafen oder die Genesung von einer Erkältung ansteht.

Kinder entwickeln sich nicht ohne Rituale, sie feiern diese festen Elemente im Tagesablauf geradezu ab. Durch die Fähigkeit der Eltern, ihnen Rituale vorzugeben, erwerben sie die Fähigkeit zur Selbstberuhigung. Diese stellt sich durch die Übernahme von etwas Fremden in die eigene psychische Innenwelt ein – ein Vorgang, den wir in der Psychosomatik »Introjektion« nennen (von lateinisch *intro* = hinein und *iacere* = werfen).

Sie haben durch Rituale ebenfalls die Fähigkeit, sich selbst zu beruhigen – auch noch als Erwachsener.

Viele Menschen leiden unter einer chronischen Stressreaktion. Das sind dauerhaft erhöhte Anpassungsleistungen des Organismus an eine belastende Situation. Weil die Ruhe und die Entspannungsphasen fehlen, fährt der Organismus nicht wieder herunter.

Gleichzeitig lösen wir in unserer Welt, die sich ständig beschleunigt, zunehmend Rituale auf. Wir essen morgens schnell beim Bäcker statt gemeinsam am Tisch zu Hause und checken noch im Bett Mails und Facebook am Smartphone – ein nicht wirklich beruhigendes Ritual, weil Sie vorher nicht wissen, was reinkommt, und es auch nicht beeinflussen können – von der wach machenden Blaulichtstrahlung des Displays ganz zu schweigen. Stress und Selbstberuhigung sind Gegenspieler, aber ohne dass Sie es bewusst wollen, unterstützen Sie den Stress womöglich durch schlechte Gewohnheiten, die sich im Alltag einschleichen.

Wäre es nicht gut, wenn Sie ein oder zwei alte Rituale finden könnten, die Sie wiederbeleben möchten? Welches das bei Ihnen ist, hängt davon ab, was sich früher bewährt hat. Das Gehirn liebt es, an Bewährtes anzuknüpfen. Nur anregend sollte das Ritual nicht sein, wenn Sie es zur Beruhigung, zum Pausemachen oder zum Einschlafen verwenden wollen. Anregend ist es beispielsweise, im Internet zu surfen, fernzusehen, Videospiele zu spielen und die Herausforderungen des anstehenden Tages vorzubereiten.

Ich möchte Sie stattdessen dazu ermuntern, ein Ritual auszuprobieren, welches beruhigend wirkt: ein Hörbuch hören, ein Buch lesen, einen Artikel studieren, einen Tee aufgießen und trinken, eine Runde mit dem Massageball über die Beine fahren, einen kleinen Spaziergang machen.

Das Lesen hat den Vorteil, dass Sie in eine andere Welt eintauchen und sich von Ihren Stressoren entfernen. Durch unser Empathie-Empfinden ist es für unsere Psyche kaum ein Unterschied, ob wir selbst einen wunderschönen Ort auf einer einsamen Insel entdecken oder ob wir darüber lesen, wie der Held des Buches diese Insel entdeckt. Durch neuronale Resonanzsysteme spüren wir in gewissem Umfang körperlich, was wir auch spüren würden, wenn wir tatsächlich vor Ort wären. Nicht umsonst gibt es historisch gewachsen in allen Krankenhäusern Bibliotheken, um die leidenden Patienten an einen besseren Ort zu bringen und von der sterilen Realität der Klinik abzulenken. Vielleicht kennen Sie das Gefühl, durch das Lesen einer guten Geschichte in eine fremde Welt zu versinken?

Raus aus der Psychosomatik-Falle Nr. 24: Ein festes Ritual etablieren

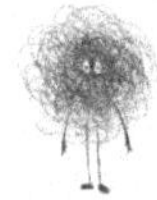

Wenn Sie ein Ritual zur Selbstberuhigung suchen, das Sie als Gegenspieler zum Stress etablieren möchten, gibt es eine wichtige Sache zu berücksichtigen. Ein Ritual sollte regelmäßig angewendet werden, auch wenn man gerade keine Lust darauf hat oder der Überzeugung ist, sich nicht konzentrieren zu können. Die meisten meiner Patienten haben bereits versucht, ein beruhigendes Ritual wie das Lesen am Abend zu etablieren. Allerdings haben viele nach wenigen Minuten aufgehört, weil sie den Eindruck hatten, sich nicht konzentrieren zu können. Wenn man unter chronischem Stress leidet, wird das zwangsläufig so sein!

Der Trick besteht darin, sich 20 Minuten Zeit zu nehmen und diese Zeit ganz unabhängig von der momentanen Bewertung und Konzentration durchzuziehen; es geht darum, immer wieder zu probieren, ein wenig weiterzulesen – und am nächsten Abend wieder. Nach sieben Tagen kann man dann bei Tageslicht, also nicht in der Situation selbst, eine kleine Rückblende wagen und hinterfragen, ob die Wahl des Rituals passt. Die Wahrscheinlichkeit steht gut, dass Sie eine neue Angewohnheit finden, deren Durchführung immer leichter von der Hand geht und die ihre positive Wirkung mit der Zeit entfaltet.

In Kontakt sein

Wenn wir unter ständigem Zeitdruck stehen, sind wir kopflastig und unsere Aufmerksamkeit ist wenig auf den Körper gerichtet (es sei denn, er zeigt Symptome). Vielleicht kennen Sie den

Spruch, jemand habe die Bodenhaftung verloren oder jemand gehe bei jeder Kleinigkeit hoch.

Falls Sie keine psychische oder psychosomatische Erkrankung haben, können Sie mit der Erfahrung experimentieren, mehr Aufmerksamkeit in den Körper zu lenken. Wenn Sie erkrankt sind, sollten Sie vor solch einem Versuch mit Ihrem Arzt oder Psychotherapeuten sprechen.

Durch die Lenkung unserer Aufmerksamkeit können wir den Boden unter unseren Füßen bewusst spüren. Wir können eine gewisse Zeit, sagen wir zwei Minuten, darauf verwenden wahrzunehmen, dass wir sicher auf unseren zwei Beinen mitten im Leben stehen. Wir brauchen dazu lediglich eine störungsfreie Umgebung.

Stellen Sie sich ruhig hin, halten Sie ein wenig Abstand zwischen den Füßen und lassen Sie je nach Geschmack die Augen offen oder schließen Sie sie leicht. Lenken Sie nun Ihre Aufmerksamkeit weg von den Gedanken in den Körper hinein, in die Beine, die Füße. Sie können darauf achten, wie Sie stabil von Ihren Beinen getragen werden, wie das Gewicht des Körpers Sie trägt und Sie fest mit dem Boden verankert. Wenn Sie leicht hin und her schwanken, ist das kein Problem. Sie spüren, wie Sie das Schwanken mit Ihrer Muskulatur ausgleichen, wie ein Baum im Wind. Wenn Sie möchten, stellen Sie sich einen großen, massiven Baum mit schöner Rinde vor, von dem man wirklich sagen kann, er ist verwurzelt und angekommen. Stellen Sie sich vor, Ihre Füße würden im Fußboden richtig Wurzeln schlagen.

Wenn Sie aus gesundheitlichen Gründen nicht stehen können oder sich unsicher fühlen, können Sie die Übung auch im Sitzen ausprobieren. Setzen Sie sich dazu gemütlich auf einen Stuhl, stellen Sie die Beine nebeneinander. Schließen Sie, wenn Sie wollen, die Augen. Spüren Sie, wie Ihr Gesäß auf dem Stuhl aufliegt und wie Ihre Füße den Boden berühren. Nehmen Sie die Schwere Ihres Körpers wahr und konzentrieren Sie sich für ein bis zwei Minuten auf die Körpergrenzen.

Öffnen Sie dann die Augen und kehren Sie langsam ins Hier und Jetzt zurück. Vielleicht hilft es Ihnen, sich dabei einmal zu recken und zu strecken.

Wenn Sie mit Ihrer Aufmerksamkeit zurück im Raum sind, nehmen Sie bewusst wahr, wie präsent Sie sich fühlen. Sind Sie jetzt mehr hier? Sind Sie etwas ruhiger und fühlen sich etwas sicherer? Diese Übung ist als ein erster Versuch gedacht. Wenn Ihnen dies oder der folgende Versuch mit der Atmung hilft, gibt es viele Möglichkeiten, sich tiefer mit dem Körper zu beschäftigen: Probieren Sie Autogenes Training, Progressive Muskelrelaxation, Yoga oder Funktionelle Entspannung aus.

Atmen

Atmen ist für uns eine Selbstverständlichkeit. Wir machen täglich etwa 10.000 Atemzüge, ganz automatisch. Ohne den eingeatmeten Sauerstoff könnten wir nicht leben.

Über blitzschnelle Verbindungen zwischen der Gefühlswelt und der Atemmuskulatur passt sich die Atmung unserem Erregungs- und Aktivitätszustand an – ob wir relaxed oder gestresst sind. Die gesündeste und energieschonendste Atmung ist die Bauchatmung. Durch Bewegungen des Zwerchfells, eines Muskels in Trampolinform, der die Brusthöhle und die Bauchhöhle voneinander trennt, wird die Luft durch die Nase und die Luftröhre in Richtung Bauch in die Lunge gesaugt.

Wenn jedoch der Sympathikusnerv aktiv ist, wird verstärkt die Brustatmung genutzt: Die Rippen heben und senken sich. Diese

Atmung nutzt der Körper bei Anspannung und realer oder drohender Anstrengung.

Sie können sich einfach merken, dass Bauchatmung eine entspannte Form des Atmens ist und die Brustatmung eine aktive Form der Atmung, die auf eine Stressreaktion hindeutet. Menschen, die Stress haben oder unter psychosomatischen Symptomen leiden, atmen oft nicht tief durch, sondern haben eine schnelle und flache Atmung.

Achten Sie einmal bewusst auf Ihre Atmung: Atmen Sie tief und langsam oder flach und hektisch? Denken Sie daran, dass eine langsame, tiefe Bauchatmung die gesündere Form darstellt.

Das Schöne ist, dass man nicht nur an der Atmung die Gemütsverfassung (also gestresst oder entspannt) erkennen kann, sondern mit der Atmung auch den Gemütszustand in die gewünschte Richtung *beeinflussen* kann. Das heißt, wenn wir ruhiger und tiefer in den Bauch atmen, können wir Angst, Hektik und Stress abbauen und damit unsere Einschlaffähigkeit positiv beeinflussen.

Ein weiterer Zusammenhang, den Sie kennen sollten, ist der, dass die Einatmung eher für Anspannung steht und die Ausatmung für Entspannung – genauso, wie sich die Muskeln beim Atmen auch an- und entspannen. Durch die Verlängerung der Ausatmung können Sie bewirken, dass der Körper sich eher entspannt. Anspannung und Entspannung können wir uns wie eine Waage vorstellen; keine digitale, sondern wieder eine schöne analoge Waage. Wir können auf beiden Seiten der Waage mehr Gewicht auflegen. Die gelungene Zusammenarbeit von Psyche und Körper bedeutet immer eine Art Gleichgewicht, eine Ausgewogenheit – und diese versuchen wir zu fördern. Das gewünschte Gleichgewicht eines menschlichen Organismus nennt sich, wie bereits besprochen, Homöostase.

Intuitiv legen wir manchmal über das Seufzen oder Stöhnen mehr Gewicht auf die Entspannungsseite. Stöhnen ist ein längeres Ausatmen, und das stimuliert den Vagusnerv, der unserem Organismus für einen Augenblick Entspannung vermittelt. Machen Sie das ruhig, vielleicht nicht unbedingt vor dem neuen Partner oder dem Lieblingskollegen, aber wenn Sie allein sind: Atmen Sie durch die Nase ein und lang gezogen durch den Mund wieder aus – mit einem Stöhngeräusch. Stellen Sie sich dabei vor, wie Sie alles ausatmen, was Sie derzeit blockiert oder belastet.

Raus aus der Psychosomatik-Falle Nr. 25: Sich in die Entspannung atmen

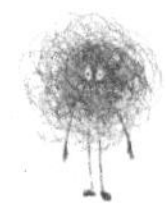

Wenn Sie gesund sind oder es mit Ihrem Arzt besprochen haben, probieren Sie einmal folgende Atemübung aus.

1. Übung **B(a)uchatmung**: Legen Sie sich entspannt hin und winkeln Sie die Beine ein wenig an, sodass Sie etwa 45 Grad im Kniegelenk haben. Klappen Sie dieses Buch zu und legen Sie es auf Ihren Bauch. Nun versuchen Sie, langsam und ruhig so in den Bauch zu atmen, dass sich das Buch sichtbar hebt und senkt. (Ich hatte erst einen Tippfehler eingebaut und Buchatmung geschrieben, aber das passt ja auch.)
2. Übung **Atempausen**: Setzen Sie sich auf einen Stuhl und atmen Sie entspannt in den Bauch ein; atmen Sie dann aus und zählen Sie nach dem Ausatmen langsam bis drei – erst dann atmen Sie wieder ein. So entstehen etwas längere Atempausen, die beruhigend wirken. Zur Hilfe können Sie eine Hand auf den Bauch legen, sodass Sie leichter in Richtung Bauch

atmen können und spüren, wie sich die Hand mitbewegt. Die Übung können Sie für drei Minuten ausführen und öfter über den Tag verteilt wiederholen.

3. **Entschleunigtes Atmen**[106]: Der Psychosomatiker Prof. Thomas Loew forscht zum Thema Stressreduktion durch Atmen und arbeitet daran, die Anleitung für Atemübungen auf das Wesentliche zu reduzieren, damit sie in den Alltag integrierbar sind. Zugleich beforscht er die erreichbaren Effekte. Das Rezept seiner bisherigen Untersuchungen lautet »4711«: vier Sekunden einatmen, sieben Sekunden ausatmen, und das elf Minuten lang. Laut seiner Studienergebnisse[107] haben aber auch schon zwei Minuten einen positiven Effekt.

Wohlfühlplatz

Eine weitere Chance der Selbstberuhigung ist es, einen Wohlfühlplatz zu schaffen, an dem Sie sich geborgen und sicher fühlen und herunterfahren können – um den Lärm der Welt einmal hinter sich zu lassen. Ich möchte Ihnen in diesem kurzen Kapitel zeigen, weshalb ich diese Idee nicht für trivial halte. Denn ich gebe zu, dass das schon fast zu simpel klingt und dazu verleitet, einfach darüber hinwegzulesen.

Spieltrieb

Menschen haben, wie alle Säugetiere, einen angeborenen Spieltrieb. Dieser ist nicht nutzlos, wie es zunächst scheinen könnte, sondern ist das codierte Programm der Lebensvorbereitung: Kinder lernen und üben beim Spielen ihren Umgang mit den verschiedensten Situationen. Sie fördern ihre Feinmotorik, üben sich in Ritualen und probieren den Umgang mit Rollen aus, indem sie

Beziehungserlebnisse im Spiel wieder aktualisieren. Klassiker sind Puppen, die Ärger bekommen, so wie es das Kind mit seinem Vater erfahren hat, oder verwöhnte Kuscheltiere, die ganz in der Manier von Helikoptereltern umsorgt werden. Mit zwei Jahren entwickeln Kinder langsam die Fähigkeit zum Als-ob-Spiel, bei dem sie bekannten Dingen eine neue Symbolik geben und die Sockenschublade schnell zur Supergeheim-Schatzkiste wird, oder das Nilpferd zum Friseurkunden, dem die Haare abgeschnitten werden. Viele Bedürfnisse befriedigen Kinder im Spiel.

Höhlenbau

Neulich wurde mir bewusst, was hinter einem wiederkehrenden Spiel meiner Kinder steckte. Unzählige Male, seit ich an diesem Buch arbeite, haben sie meinen Schreibtisch und Stuhl mit Decken und Kissen ausgestattet und in eine Höhle umfunktioniert.

Als es mir selbst an einem Tag nicht gut ging, spürte meine Tochter das und lud mich ein, eine Höhle mit ihr zu beziehen, die sie unter ihrem Bett aufbaute. Als wir drinnen waren, sagte sie mir, dass wir jetzt sicher seien und auch hier – mitten im Dschungel – kein Raubtier der Welt uns etwas antun könne. Da fiel es mir wie Schuppen von den Augen. Ein sicherer Platz ist ein menschliches Grundbedürfnis, das Kinder instinktiv im Spiel befriedigen.

Ihr Platz

Hiermit stelle ich die Theorie auf, dass der Höhlenbautrieb ein kindliches Grundbedürfnis ist wie alle anderen emotionalen Bedürfnisse: das nach sicherer Bindung, Freiheit, Autonomie, emotionalem Ausdruck, Grenzen und vielem anderem mehr. Und diese zentralen Bedürfnisse verschwinden nicht, nur weil jemand erwachsen wird, keine Zeit oder gelernt hat, seine Bedürfnisse wegzudrücken oder abzuwehren.

Ich wüsste gerne, wie Ihr sicherer Platz, Ihr Wohlfühlplatz aussieht. In meiner Vorstellung haben Sie ein Lieblingskissen oder eine Lieblingsdecke, eine schöne Wolldecke, die Wärme abstrahlt wie eine Elektroheizung. Vielleicht hören Sie dort ein gutes Hörbuch oder Ihre Lieblingsmusik oder haben eine kleine Leselampe und die Lieblingsbücher. Welcher Platz würde Ihnen guttun – und wie könnten Sie ihn noch weiter verbessern, falls Sie schon ein Plätzchen haben?

Spannungen abbauen

Gezielt innere Spannungen abzubauen können Sie über einen mehr körperlichen oder über einen psychischen Weg erreichen. Beides kann ein ganz wesentlicher Faktor zur Selbstberuhigung sein.

Wenn Sie sehr angespannt sind, weil Sie einen aufwühlenden Konflikt mit jemandem haben oder wütend sind, funktioniert es schlecht, über typische Entspannungsübungen wie autogenes Training zur Ruhe zu kommen. Besser, Sie nutzen die Anspannung und reizen sie aus, um schließlich etwas davon abzubauen. Die folgende Übung aus der progressiven Muskelrelaxation können Sie ganz einfach selbst ausprobieren:

Raus aus der Psychosomatik-Falle Nr. 26: Fäuste ballen – bekämpfen Sie Spannung mit Spannung

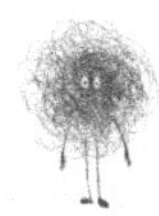

Das Prinzip mit der Waage funktioniert nicht immer: Wenn die Anspannung zu groß ist, können wir nicht mit Entspannung gegensteuern. Denn Anspannung und Entspannung zur selben Zeit schließen sich aus, dafür ist selbst das konflikthafte Wesen Mensch nicht geschaffen. Auch beim Fahrradfahren hören Sie auf zu treten, bevor Sie bremsen und anhalten. Deshalb ist es eine Falle, krampfhaft nach Entspannung zu eifern, wenn alle Zeichen auf Anspannung stehen. Besser ist, die Energie der Anspannung etwas abzubauen.

Setzen Sie sich dazu auf einen Stuhl, lehnen Sie sich an und stellen Sie die Füße fest auf den Boden. Schließen Sie nach Wunsch die Augen und legen Sie die Hände einfach bequem auf die Oberschenkel ab. Ballen Sie eine der beiden Hände zur Faust, halten Sie die Faust etwa fünf Sekunden und konzentrieren Sie sich auf die geballte Faust. Atmen Sie durch und lösen Sie die Spannung. Dann öffnen Sie langsam die Faust, machen 20 bis 30 Sekunden Pause und wiederholen die Übung mit der anderen Hand.

Igelball

Innere Anspannung führt auch zu körperlichen Spannungen, die sich oft in den Muskeln zeigen. Sehr verbreitet sind Nackenverspannungen, Rückenschmerzen und auch Verspannungen an Armen und Beinen.

Viele meiner Patienten haben sich einen kleinen Igelball besorgt und führen damit Selbstmassagen durch. Entweder wird der Ball über die betroffenen Areale gerollt oder zwischen Wand und Rücken – einfach im Stehen – gerieben. Ich finde es bei Verspannungen angenehm, den Ball zwischen Schreibtischstuhllehne und Rücken, Nacken oder Hüftbereich einzuklemmen und ab und an meine Position zu verändern. Es ist ohnehin nicht gesund, ständig angelehnt auf seinem Stuhl zu sitzen. Der Igelball gibt uns also auch eine Bewegungswürze, die wir brauchen. Die Manipulation mit dem für wenige Euro erhältlichen Spielzeug kann

Verspannungen an Muskeln und Faszien lockern und fördert die Durchblutung, was sich positiv auf das Wohlbefinden auswirkt und das Gleichgewicht des Organismus in Richtung Entspannung verschiebt.

Ordnung statt Chaos

Es gibt noch eine weitere Möglichkeit, um Spannungen abzubauen. Innere Spannungen entstehen oft, wenn wir durch viele Aufgaben oder Sorgen unter Zeitdruck stehen. Bestimmt kennen Sie das, wenn Ihnen immer mehr To-dos in den Kopf schießen und deren Erledigung unbewältigbar erscheint.

In diesem Fall erweist es sich als hilfreich, Block und Stift zur Hand zu nehmen (nicht die Memofunktion des Smartphones!) und alle Aufgaben, die Ihnen einfallen, auf ein Blatt zu schreiben. Wichtig ist, dass Sie alles aufschreiben, was Ihnen im Kopf herumgeistert. Im zweiten Schritt umkringeln Sie die Punkte, die wirklich wichtig sind und existenzielle Bedeutung für Sie haben. Vor diejenigen Aufgaben, die nicht nur wichtig, sondern auch dringend sind, machen Sie bitte zusätzlich ein Kreuz. Jetzt schreiben Sie die drei wichtigsten umkringelten Aufgaben, die auch ein Kreuz haben, auf die Rückseite und planen deren Erledigung. Erst danach schauen Sie sich wieder die Vorderseite an. Es ist Teil des Salutogenese-Konzepts zur Erlangung von Gesundheit, dass ein Mensch Ordnung braucht, um dem Chaos (in seinem Kopf) zu entkommen. Sie haben mit dieser leichten Übung das Gleichgewicht in Richtung Ordnung verschoben. Aufgaben scheinen wieder bewältigbar, und das führt dazu, dass Sie Ihre Ressourcen besser nutzen können.

»Ich und Du«: Gute Beziehungen zu anderen

Der Religionsphilosoph Martin Buber hat in seinem Werk »Ich und Du«[108] im Jahr 1923 beschrieben, dass sich die Identität des Menschen in der Beziehung und in der Abgrenzung zu den ihn umgebenden Menschen entwickelt. So haben die Wortpaare »Ich – Du« für die Beziehungen zwischen Menschen und »Ich – Es« für die Beziehung zu den Dingen um uns herum für Buber eine besondere Bedeutung.

Wahrscheinlich benutzen auch Sie oft das Wort Du, wenn Sie eine Kollegin oder einen Freund ansprechen. Sie meinen damit Ihr Gegenüber. Doch Martin Buber sagt: »Der Mensch wird am Du zum Ich.« Er weist darauf hin, dass wir irgendwie auch uns selber meinen und unser Ich ausbilden.

Das ist eine Perspektive, die unseren alltäglichen Blickwinkel auf uns und die anderen erweitern kann. Denn es bedeutet, dass wir, immer wenn wir »Du« sagen, auch uns selbst ein Stück finden und Beziehungen zu anderen mehr sind, als wir bewusst erleben.

Buber war mit seiner Ansicht, wie wichtig zwischenmenschliche Beziehungen sind, seiner Zeit voraus. Neurowissenschaft und Bindungsforschung zeigen uns heute unmissverständlich, wie bedeutsam die Menschen um uns herum und die Art, wie wir Beziehungen mit ihnen führen, für Psyche und Körper sind. Über das Bindungssystem und seine immense Bedeutung für unser Wohlbefinden und unsere Gesundheit haben wir im ersten Teil dieses Buches bereits gesprochen.

Schlüssel und Schloss erkennen

Geht es Ihnen auch so, dass Sie sich gegenüber unterschiedlichen Menschen unterschiedlich verhalten? Vielleicht sind Sie manchmal eher der Sichere, der die Ansagen macht und Entscheidungen trifft, und manchmal derjenige, der eher abhängig ist und sich an den Vorgaben anderer orientiert.

Möglicherweise haben Sie sich schon »falsch« gefühlt oder dachten, dass Sie sich zu sehr anpassen, weil Sie sich nicht bei jedem gleich verhalten. Dabei sind diese Schwankungen etwas sehr Normales und Gesundes. In uns allen gibt es diverse kindliche Bedürfnisse, auch regressive Bedürfnisse genannt, wie das nach Geborgenheit, Schutz und Zuwendung. Diese Seite in uns führt dazu, dass hin und wieder der Wunsch durchbricht, andere mögen etwas für uns tun, das eigentlich – wenn man genau hinschaut – im eigenen Verantwortungsbereich liegt. Auf der anderen Seite gibt es die erwachsenen, auch progressiv genannten Bedürfnisse nach Tatkraft, Stärke, Überlegenheit und Erfolg.

Schwierig wird es, wenn man durch bestimmte Kindheitserfahrungen eine dieser beiden Seiten nicht genügend ausleben oder wahrnehmen konnte und kann. Betroffene verharren dann relativ starr in einer progressiven oder regressiven Position, ohne dass ihnen die Gründe dafür bewusst sind. Die jeweils gegenteiligen Bedürfnisse werden von der Psyche verdrängt.

Der Arzt und Psychotherapeut Jürg Willi hat – bezogen auf Partnerschaften, also Liebesbeziehungen – das Modell der Paarkollusion[109] entwickelt, das mit der Koll*i*sion beim Autofahren übrigens nichts zu tun hat.

Kollusion (von lateinisch *colludere* = zusammenspielen) bedeutet Zusammenspiel. Damit ist ein nicht bewusstes, geheimes Einverständnis zweier Beziehungspartner gemeint, die immer in der gleichen Rollenverteilung und im selben Setting funktionieren. Stellen Sie sich ein Paar vor, bei dem einer den anderen ständig bewundert und für großartig hält. Der Bewunderer ist der regressive, also kindliche Teil. Der Bewunderte fühlt sich toll und verehrt, er ist der Macher, der progressive erwachsene Part. So weit, so passend. Je öfter die beiden dieses Muster wiederholen, desto mehr verfestigt sich dieser sich selbst bestätigende Kreislauf.

In längeren Beziehungen beginnen die verdrängten Anteile (die der jeweils andere übernimmt) jedoch oft an den zwei Kollusionspartnern zu nagen. Der Bewunderer wäre auch gerne mal so großartig, und der bewunderte Star fühlt sich auf seine Leistungen reduziert und verpflichtet, immer der Starke zu sein. Das Paar wird unzufrieden und streitet zunehmend, wenn das unbewusste Geschehen nicht bewusst gemacht und verstanden wird.

Jürg Willi beschreibt, dass zwei Partner oft durch eine gemeinsame Grundstörung verbunden sind: Sie befinden sich direkt gegenüber auf zwei Polen, passen daher wie Schlüssel und Schloss zusammen.

Neben der gerade beschriebenen sogenannten narzisstischen Kollusion gibt es drei weitere typische Muster von Paarkollusionen:

Exkurs: Kollusionsmuster von Paaren – die unbewussten Kräfte in Beziehungen

1. **Narzisstische Kollusion:** Einer bewundert, der andere wird bewundert. Das unbewusste Thema ist hier, wie viel Selbstauf-

gabe in einer Partnerschaft nötig ist und inwieweit jeder er selbst bleiben kann. Aufgabe: Der Bewunderer braucht mehr Selbstwertgefühl, der Bewunderte wird erkennen müssen, dass er nicht perfekt ist.

2. **Orale Kollusion:** Hier geht es um mütterliche Versorgung (oral benannt nach der oralen Phase = gestillt werden). Die zentrale Frage ist, inwieweit ein Partner vom anderen verlangen kann, wie ein Kind umsorgt zu werden, ohne eine Gegenleistung zu bieten, bzw. inwieweit der andere bereit ist, die endlos gebende Mutter zu spielen. Aufgabe: Der Gepflegte sollte an seiner Selbstständigkeit arbeiten, der Gebende muss lernen, sich auch etwas zu nehmen und zu fordern.
3. **Anale Kollusion:** Es geht um Kontrolle, Macht und Unterwerfung. Wie viele autonome Bereiche darf der abhängige Partner haben und wie viel darf der Herrschende vom anderen »besitzen«? Aufgabe: Der Herrscher lernt nachzugeben; der Beherrschte sollte sich besser durchsetzen und seine Interessen zu vertreten lernen.
4. **Phallische Kollusion:** Hier steht der klassische Geschlechtsunterschied im Vordergrund. Einer bewundert den anderen für seine ausgeprägte Weiblichkeit oder Männlichkeit, während der andere seine Geschlechterrolle nicht so stark herauskehrt. Anfangs passen der Macho und die Schüchterne oder das Vollweib und der Softie oft gut zusammen, aber irgendwann ist der progressivere Partner enttäuscht oder der regressivere möchte auch etwas Glanz abbekommen. Aufgabe: Macho oder Vollweib dürfen sachlicher auftreten, die Schüchterne oder der Softie dürfen weiblicher oder männlicher auftrumpfen.

Um ungesunde oder eingefahrene Beziehungen zu verändern, können Sie sich einmal überlegen, ob mögliche wiederkehrende Schwierigkeiten in Ihren Beziehungen einem Muster folgen. Was uns in Beziehungen hilft, vor allem in festen Partnerschaften, ist:

- Selbsterkenntnis über die Bedürfnisse, die man unbewusst an den Partner weitergibt und dort erfüllt (Partner bewundern, anstatt eigene Erfolge zu feiern).
- Den Partner möglichst so zu sehen, wie er ist, und die eigenen Wünsche so weit wie möglich von ihm zu trennen.
- Verstehen, dass Unterschiede in Beziehungen erst recht bedeuten, dass Menschen im gleichen Boot sitzen. Die Gegensätze in längeren Beziehungen bedeuten, dass sich die Partner aus unterschiedlichen Positionen am gleichen Thema abarbeiten. Das birgt sehr viel Entwicklungspotenzial.

Wenn die Kollusionsmuster Beschwerden nach sich ziehen, psychosomatische Symptome auslösen und das Leben einschränken, dann kann eine Psychotherapie notwendig sein. Wenn Partnerschaftsprobleme das Zusammenleben erschweren, ist unter bestimmten Umständen auch eine Paartherapie angezeigt. Ein guter Weg ist es, das Vorgehen mit einem Psychotherapeuten abzusprechen.

Geht es nicht um die Bewältigung von Erkrankungen und Beziehungskrisen, sondern um die persönliche Weiterentwicklung, könnten Zwiegespräche mit ihrem Partner durchaus hilfreich für Sie sein.

Zwiegespräche – Beziehung zur Sprache bringen

Immer wenn sich zwei Menschen im Hier und Heute begegnen, gibt es ein reales Kennenlernen. Gleichzeitig läuft im Hintergrund ein anderer Film, in dem jeder seine eigenen früheren Beziehungserfahrungen auf sein Gegenüber projiziert. Je nachdem, wie Schlüssel und Schloss zusammenpassen, kann das für ihre Beziehung zunächst förderlich oder auch schwierig sein.

Wenn Sie auf Ihre langfristige Partnerschaft blicken (oder auf andere langfristige Beziehungen), gibt es sicher bestimmte Muster zwischen Ihnen und Ihrem Partner, die immer wieder zu Reibungen führen – dahinter stehen meist unausgesprochene Wünsche und Bedürfnisse. Im vorherigen Kapitel haben wir gesehen, dass sich die Partnerwahl und die Unzufriedenheit in längeren Beziehungen mit dem Kollusionsmodell erklären lassen.

Demnach werden eigene Bedürfnisse teilweise unterdrückt und beim anderen erfüllt, während es das Gegenüber wie ein Adapter genau umgekehrt macht. In diesen Fällen kann es für die Beziehung heilsam sein, den anderen mehr so zu sehen, wie er ist, und nicht nur so, wie er uns in der Beziehung – verzerrt durch die eigene Brille – erscheint. Wie aber kann das im Alltag funktionieren?

Um diesen Prozess – vor allem für Paare – zu fördern, hat der Psychosomatiker Michael Lukas Möller eine Selbsthilfemethode entwickelt, die sich »Zwiegespräch« nennt.

In seinem Standardwerk zu diesem Thema, »Die Wahrheit beginnt zu zweit. Das Paar im Gespräch«[110], beschreibt Möller einführend, wie fremd sich viele Paare werden, die sich irgendwann nicht einmal mehr ansehen und sich im Alltag meiden. Dieses Verblassen der Beziehung muss jedoch nicht tatenlos hingenommen werden. Die Ursache ist oft eine gewisse Art von Sprachlosigkeit, eine Kommunikationskluft.

Mit den Zwiegesprächen, die Sie einfach zu Hause führen können, lässt sich diese Kluft womöglich überwinden. Viele der Regeln, um solch ein Gespräch selbstständig und erfolgreich zu führen, wende ich genauso in Paartherapien oder Angehörigengesprächen in der Psychotherapie an. Sie haben sich tatsächlich sehr bewährt.

Es geht bei den Gesprächen weniger um das Verhandeln von Streitpunkten oder die Suche nach Antworten, sondern um das Hineinfühlen in die Welt des anderen. Es geht um das Teilen der eigenen Gefühle, Konflikte oder Träume und das Miterleben des Gegenübers. Dieser Wechsel in die Perspektive des anderen ist genau das, was im Alltag und unter Zeitdruck oft so schwierig wird.

Ich habe den Rahmen für Ihre ersten Zwiegespräche etwas vereinfacht, um die Schwelle zum Ausprobieren so niedrig wie möglich zu halten. Wer tiefer einsteigen möchte, liest am besten das Buch »Die Wahrheit beginnt zu zweit«.

Exkurs: Wie man Zwiegespräche führt[111]

Vorab sprechen Sie bitte in Ruhe darüber, ob Sie als Paar Zwiegespräche überhaupt führen möchten und was deren Vor- und Nachteile sind. Die gemeinsame Entscheidung dafür oder dagegen ist bereits ein sehr wichtiger Schritt. Wenn beide wirklich wollen:

1. Nehmen Sie sich einmal in der Woche eine Stunde lang Zeit zu zweit.
2. Tun Sie es regelmäßig – finden Sie keine Ausreden, das ist sehr wichtig.

3. Teilen Sie die Zeit in viermal 15 Minuten; jeder hat dann zweimal 15 Minuten zum Schweigen oder Sprechen. Nach 60 Minuten wird nicht mehr weiterdiskutiert. Wer dran ist, darf als Leitfrage nutzen: »Was beschäftigt mich im Moment am stärksten?«
4. Gehen Sie von Ihren Gefühlen oder Gedanken aus, sprechen Sie in der Ich-Form. Wie erleben Sie sich, den anderen, die Beziehung? Jeder bleibt bei sich. (Im Alltag verschiebt man den Schwerpunkt schnell auf den anderen.)
5. Achten Sie beim Erzählen darauf, ob Ihnen Gefühle oder Haltungen aus der Vergangenheit bekannt vorkommen (deshalb ist es so wichtig, bei sich zu bleiben und nicht vorschnell auf den anderen zu kommen).
6. Fragen sollen bei den Zwiegesprächen nicht gestellt werden. Wer dran ist, soll sagen, was er möchte, und nicht die Fragen des Partners beantworten. Geben Sie als Zuhörer auch keine Ratschläge. Hören Sie nur zu.

Die Zwiegespräche sollte man erst einmal für drei Monate vereinbaren und dann darüber sprechen, wie es einem damit geht und ob man sie fortsetzen möchte.

Der oben umrissene Rahmen für Zwiegespräche fußt auf verschiedenen Einsichten, die eine Beziehung zu einer guten Beziehung werden lassen. Möller hat sie als Entwicklungsziele der Gespräche gesehen, nicht als Regeln, die es zu befolgen gilt. Sie lauten sinngemäß:

1. Statt von der oft zitierten gleichen Wellenlänge als Ideal auszugehen, können wir lernen, die mögliche wechselseitige Fremdheit zu akzeptieren.

2. Wir können lernen, uns als zwei Gesichter einer Beziehung zu sehen, statt uns (sobald es eng wird) als zwei unabhängige Individuen zu verstehen.
3. Das Sprechen miteinander können wir nach und nach als Teil einer lebendigen Beziehung begreifen, statt in unseren Worten etwas eher Lästiges und Störendes zu sehen.
4. Wir können lernen, mit unserem Partner in individuellen Bildern zu sprechen, um zu erklären, was wir meinen, anstatt verbreitete Gefühlsbegriffe und Klischees zu bemühen.
5. Für unsere Gefühle können wir lernen, Verantwortung zu übernehmen. Wir können eine geheime Absicht hinter den eigenen Gefühlen erkennen und aufhören, dem anderen zu unterstellen, er hätte uns ein Gefühl bereitet oder es überkäme uns einfach: »Ich bin für meine Gefühle selbst verantwortlich.«

Beziehungstools

Prinzipiell lassen sich die Zwiegespräche auch mit anderen nahestehenden Menschen wie Freunden, Eltern oder Geschwistern führen. Aber die meisten von Ihnen werden sicherlich erst einmal versuchen, Ihre Beziehungen von den anderen *unbemerkt* durch Ihr eigenes Handeln und eine neue Haltung positiv zu beeinflussen.

Ich habe hier die zehn Beziehungstools zusammengestellt, die mir in über zwölf Jahren ärztlicher und psychotherapeutischer Arbeit mit meinen Patienten oder mir selbst immer wieder dabei geholfen haben, Beziehungen zu verbessern. Mit voller Absicht habe ich die einfacheren und dafür schnell umsetzbaren Ideen bevorzugt, nicht die zu tief greifenden und komplizierten. Diese

Tools können Sie auf jede Form der Beziehung anwenden, nicht nur auf Partnerschaften.

Wann Schweigen besser ist

Meinem Plädoyer für Zwiegespräche möchte ich nun direkt wieder eine Einschränkung verpassen. Das ist übrigens Psychosomatik. Vieles in diesem medizinischen Fachgebiet hat keine allgemeine Gültigkeit, sondern ist je nach Situation, Ziel und der Persönlichkeit der betroffenen Person ganz individuell zu betrachten und zu lösen.

Sprechen kann in der Paarbeziehung ganz wichtig sein, dabei bleibe ich. Es gibt aber Beziehungen, bei denen der Kurs auf eine tiefere Ebene gar nicht zielführend ist. Stellen Sie sich bitte einmal einen Eisberg vor, dessen Spitze aus dem Meer ragt, wie es bei der Titanic der Fall war. Die sichtbare Spitze des Eisbergs ist in diesem Sinnbild die inhaltliche Aussage, die einen bestimmten Informationsgehalt hat, den ich an andere übermitteln möchte. Das sind dem Modell nach etwa 20 Prozent des Eisbergs. Wir gehen davon aus, dass die fehlenden etwa 80 Prozent des Eisbergs unterhalb des Meeresspiegels liegen. Sie stehen in diesem Eisbergmodell für unsere vorbewussten und unbewussten Handlungsmotive wie Ängste, innere Konflikte, Triebe, Traumata, Erbanlagen und Instinkte (neurobiologische Studien bestätigen das Modell des emotionalen Eisbergs[112]). In den unsichtbaren 80 Prozent geht es also im wahrsten Sinne des Wortes »unterirdisch« zu; dennoch fließt das alles unmerklich in die Kommunikation mit ein.

Wollen Sie wirklich mit den meisten Menschen um Sie herum zu diesen Untiefen vordringen? Mit Ihrer Chefin, mit Ihrem Nachbarn, mit Ihren Schwiegereltern? Ich glaube nicht. Hier ist es also wichtig, die ein oder zwei Personen zu finden, mit denen sich Zwiegespräche für eine intensive Weiterentwicklung der Beziehung lohnen können. Bei allen anderen ist es oftmals besser, den sichtbaren Teil des Eisbergs gekonnt so zu umschiffen, dass Sie ihn nicht rammen. Sich also so weit wie möglich auf den anderen einzustellen und den unberechenbaren, geheimnisvollen und tiefen Teil cool dort stehen zu lassen, wo er ist.

Wie man von anderen respektiert wird

Viele meiner Patienten klagen über mangelnden Respekt ihres Umfelds. Birgitt, eine Frau um die 40, hatte depressive Symptome und beschrieb mir, wie sie ständig von den Menschen um sie herum übergangen wurde. Sie machte das besonders an ihrer siebenjährigen Tochter Lena fest, die es nicht ernst nahm, wenn Birgitt Bedingungen stellte. Sie sagte ihrer Tochter beispielsweise, dass sie es nicht leiden könne, wenn sie lauthals mit ihrem kläffenden Elektrohund im Wohnzimmer spielte. Doch Lena machte das immer weiter – ohne jegliche Einsicht. Daraus leitete Birgitt ab, dass es Lena ihr gegenüber an Respekt fehle. Birgitt hatte sich in den Kopf gesetzt, konsequenter werden zu wollen und Strafen zu verhängen, um sich Respekt zu verschaffen. Während sie erzählte, welche erfolglosen Versuche sie bereits unternommen hatte, kamen ihr die Tränen. Tränen der Verzweiflung.

Als ich sie fragte, was Lena denn an diesem Hund so viel Spaß machen würde und wo sie wohl ohne größere Störung mit ihrem vierbeinigen Freund spielen könne, wehrte Birgitt reflexartig ab: »Gar nicht natürlich, oder halten Sie elektrische Hunde etwa für ein gutes Spielzeug?«

Und schon waren wir genau beim Thema meiner Patientin: Respekt. Sie respektierte nicht, dass ihre Tochter Spaß an der Nervensäge fand, die sie geschenkt bekommen hatte. Sie konnte nicht nachvollziehen, dass ihre Tochter hochgradig begeistert war von der technischen Meisterleistung eines motorisierten

Hundes. Und so respektierte Lena auch nicht das Verbot, das Tierchen weiter zu benutzen. Eine Spirale der Respektlosigkeit war im Hause meiner Patientin in Gang gekommen.

Wir fanden in weiteren Sitzungen heraus, dass Birgitt früher auch von ihren Eltern kein Respekt entgegengebracht worden war. Es war ihr allerdings gar nicht bewusst, dass sie selbst anderen oft keinen Respekt entgegenbrachte. Sie bemerkte das Problem erst dann, wenn andere sie nicht respektvoll behandelten.

Es gibt nur eine Möglichkeit, von anderen mehr respektiert zu werden. Die besteht darin, zunächst andere und deren Bedürfnisse zu respektieren.

Diese einfache Gleichung führt zu einem gesunden, gegenseitigen Respekt. Alle anderen Hilfskonstruktionen, wie zum Beispiel durch Strenge und Macht Respekt zu fordern, wie es Birgitt zunächst versuchte, scheinen meiner Erfahrung nach nicht mit langfristig gesunden Beziehungen zusammenzupassen.

Meine Patientin und ihre Tochter konnten sich darauf einigen, das Hündchen nur im Kinderzimmer zu pflegen. Lena konnte das einrichten, und Birgitt respektierte im Gegenzug, dass dieser Hund zum damaligen Zeitpunkt das heißeste Lieblingsspielzeug ihrer Tochter war, von dem sie beim Abendessen allerdings nur noch erzählte, anstatt es stolz vorzuführen.

Weniger erwarten

Sebastian, ein Patient um die 25, konnte genau beschreiben, wie die Partnerin an seiner Seite, die er eines Tages zu finden hoffte, sein sollte. Er war wegen einer Zwangserkrankung in Behandlung und hatte dank seines Studiums immer wieder die Möglichkeit, Frauen kennenzulernen.

Obwohl er sich eine Partnerschaft sehr wünschte, war Sebastian immer wieder enttäuscht worden von den Frauen, die er zum Date getroffen hatte. Er erwartete eine nette und attraktive Frau, die noch keine längere Partnerschaft geführt hatte. Sie sollte ihm durch kleine Aufmerksamkeiten zeigen, wie sehr sie ihn mochte, und unbedingt den richtigen Humor haben, vor allem aber Interesse an Sebastian signalisieren und sich aktiv um die nächste Verabredung kümmern. Für weitere Treffen sollte sie originelle und keine abgegriffenen Ideen haben.

Um es kurz zu machen: Sebastian wurde wieder und wieder enttäuscht. Es entwickelte sich keine befriedigende Beziehung, die länger als zwei Monate hielt.

Das Problem lag in seinem Umgang mit Erwartungen. Wir alle haben Erwartungen, wir müssen sie jedoch unbedingt filtern, bevor wir sie auf die Realität loslassen. Unsere Erwartungen bestehen häufig aus frühen kindlichen Wünschen an Beziehungen, so wie Kinder sich die Eltern vorstellen. Häufig sind die Erwartungen, die wir als Erwachsene noch pflegen, einfach nicht realistisch; die Enttäuschung ist vorprogrammiert. Wir sind dann nicht mehr ausreichend flexibel, den Wert in dem zu sehen, was wir bekommen. Und das ist schwierig für unsere eigene Zufriedenheit und auch für die der anderen, die den Eindruck bekommen, sie genügten unseren Erwartungen nicht.

Unsere Aufgabe ist es, eigene Erwartungen ernst zu nehmen, aber sie auch kritisch zu überprüfen, anstatt auf ihre Erfüllung zu bestehen. Andere sind nicht dazu da, unsere Erwartungen zu erfüllen.

Vielleicht möchten Sie herausfinden, welche Erwartungen Sie selbst hegen. Wenn Sie sich darüber klar sind, was Sie erwarten, können Sie sich – zumindest etwas – davon lösen, um offen dafür zu sein, was das Leben dann tatsächlich bereithält. Das Wort Erwartung hat ja auch eine in die Zukunft gerichtete Bedeutung: in Erwartung sein, also auf etwas warten, das noch kommt. Der Stoiker Seneca sieht in Erwartungen einen der größten Störfaktoren für ein zufriedenes Leben, wenn er sagt: »Das größte Hindernis des Lebens ist die Erwartung, die am Morgen hängt und das Heute zerstört.«[113]

Frieden schließen

Wer sich beruflich oder privat viel auseinandersetzt, argumentiert, sich abgrenzt und den eigenen Standpunkt vertritt, hält über längere Zeit die Stress- und Immunreaktion des Organismus aktiv. Es ist aber wichtig, dass die Aktivierung, die auch mit der Ausschüttung von Hormonen wie Adrenalin und Cortisol einhergeht, ab und zu Pause macht. Dafür ist es entscheidend, nach spannungsgeladenen Auseinandersetzungen auch wieder Frieden schließen zu können.

Ich sehe häufig, dass dieses Werkzeug nicht genutzt wird. Mein Patient Stefan hatte nach einem Streit mit seinem Partner, der in einem scheinbar unbemerkten Moment in seinen privaten Briefen gelesen hatte, nicht mehr gesprochen und ihn ignoriert. Er war sehr verärgert. Nach einer Woche fragte ich Stefan, wie es nun weitergehen solle. Er war überrascht, weil er keinen Plan hatte und alle weiteren Schritte seiner Meinung nach nicht von ihm kommen müssten, sondern von seinem Freund.

Wir sprachen über seine Option, aktiv Frieden zu schließen, und zwar nicht, weil das Verhalten seines Freundes für ihn einfach entschuldbar war und auch nicht, um sich unterbuttern zu lassen, sondern aus dem ganz einfachen Grund, dass es sich friedlich deutlich besser lebt.

Ich sehe ein, dass das nicht in jedem Fall gilt, aber allein die Option, aus diplomatischen Gründen Frieden zu schließen, wird meiner therapeutischen Erfahrung nach viel zu selten auch nur in Erwägung gezogen.

Nicht erklären, machen

Meine Bekannte Julia kann unheimlich gut erklären, was an ihrem Arbeitsplatz schiefläuft: Weil sie so nett und kollegial ist, landet die gesamte unbeliebte Arbeit auf ihrem Schreibtisch. Nun hat sie schon mehrmals das Gespräch mit den Kollegen und der Chefin gesucht und ihren Standpunkt klargestellt. Sie kann das so nicht mehr leisten, weil sie selbst überarbeitet ist. Der Effekt einer Besserung hat nach den Gesprächen höchstens drei Tage angehalten, danach war wieder alles beim Alten.

Ich habe Julia gesagt, dass hier ein ganz verbreitetes Problem vorliegt. Sprechen ist wichtig, weil man so zum Ausdruck bringen kann, wie es einem geht. In einem so trägen System wie einer ganzen Büroabteilung ist es jedoch wichtig zu handeln und nicht nur zu sprechen. Bis bei allen Kollegen Verständnis für Julia da wäre, hätte der Burn-out sie längst im Griff. Sie muss also handeln, um schnell ihr Ziel zu erreichen. Sie müsste die Arbeit, die ihr zu viel ist und die sie nicht schafft, tatsächlich liegen lassen.

Die Herausforderung für Julia ist, die erste Phase zu überwinden, in der die Kollegen irritiert sind, wenn sie bemerken, dass Julia auch ganz anders kann. Ihr wird weniger Dankbarkeit und Begeisterung entgegenschlagen, womit sie sich erst einmal abfinden muss. Nach einigen Tagen hätten sich aber wohl alle daran gewöhnt; die Signale (Arbeit liegen zu lassen) würden schnell dazu führen, dass die Kollegen wieder mehr Arbeit übernehmen würden, weil es sonst negative Konsequenzen für sie hätte.

Seien Sie sich bewusst, dass, wenn Sie etwas verändern wollen, Ihre Handlungen für die Menschen in Ihrer Umgebung oft eindrucksvoller sind als Ihre Worte.

Vertrauen schenken

In andere und sich selber vertrauen zu können ist eine wichtige Fähigkeit, wenn es um die Überwindung von Krankheiten geht. Vielen Menschen, die zu mir in die Sprechstunde kommen, fällt es schwer zu vertrauen. Sie haben meist gute Gründe dafür, weil früher, meist in der Kindheit, ihr Vertrauen missbraucht oder missachtet wurde.

Weil sie nun misstrauisch in die Welt blicken, geben ihnen die Ereignisse oft recht, dass ihr Misstrauen angebracht war und ist.

»Das kann ja nicht stimmen«, sagen Sie vielleicht. Und doch ist es so, dass das Misstrauen von Menschen anderen gegenüber zwischen den Zeilen spürbar ist. Sie wollen sich schützen und ziehen sich tatsächlich zurück. Wenn jemand Ihnen gegenüber kühl und verschlossen ist, gehen Sie auch nicht unbedingt freundlich und offen auf ihn zu, sondern werden selbst manchmal misstrauisch.

Genau deshalb gebe ich mir Mühe, anderen erst einmal einen Vertrauensvorschuss zu schenken. Je öfter mir das gelingt, desto seltener enttäuschen mich die Menschen. Vertrauen ist ganz elementar – denken wir nur an den Friseur, Zahnarzt oder den Chirurgen; vieles können wir nicht selbst und sind daher auf andere angewiesen. Wenn wir am Ende etwas Kontrolle aufgeben und uns anderen anvertrauen müssen, sollten wir üben, das mit dem ganzen Herzen zu tun.

Überzeugungsarbeit aufgeben

Mein Patient Frank mit der Diagnose Zwangskrankheit, gerade Rentner, hat folgendes Problem: In seiner Wohnung liegen viele geerbte Teppiche; sie haben Fransen an der kurzen Teppichkante, sogenannte Teppichfransen, wie sie wohl früher verbreitet waren. Für Frank ist es eine Augenweide, wenn diese mit dem Teppichkamm ordentlich frisiert sind und gleichmäßig in Reih und Glied den Boden schmücken.

Seine Frau teilte dieses Faible nicht. Sie stieg »rücksichtslos«, wie Frank sagte, über die frischen Teppichfrisuren und verwuschelte diese jeden Tag. Mehrfach hatte Frank seiner Frau ins Gewissen geredet, die sich jeweils einsichtig gezeigt und Besserung gelobt hatte. Nach spätestens drei Tagen offenbarte sich wieder das gleiche Fransenchaos, unter dem mein Patient ganz erheblich litt.

Franks Aufgabe war es, sich von der Idee zu verabschieden, seine Frau von der Notwendigkeit der Teppichpflege überzeugen zu können. Wenn sich etwas nicht erreichen lässt, kann es eine Erleichterung sein, Tschüss zu sagen und die Energie für andere Ziele zu verwenden. Dafür ist es notwendig, ganz bewusst sein Ziel aufzugeben und sich immer wieder dazu zu überwinden dabeizubleiben. Frank hat es geholfen, sich klarzumachen, dass es nur einen Grund geben kann, wenn die Teppichfransen über Tage ordentlich blieben: Seine Frau wäre nicht mehr am Leben.

Tatsächlich gelang es meinem Patienten nach einer Weile, in den unordentlichen Fransen ein Zeichen der Lebendigkeit und der Präsenz seiner Frau zu sehen, die er sehr liebte. Nach dieser Umdeutung einer eigentlich störenden Sache konnte er das Ziel besser abschreiben, seine Frau doch noch zur Fransenpflege zu bringen.

Wie Freundschaft geht

Ich kann hier nicht erklären, wie man Freundschaften knüpft und aufrechterhält, das wäre eine Anmaßung. Es scheint allerdings etwas ganz anderes nötig zu sein, als viele denken. Niemand muss eine Leistung erbringen, Freunde müssen auch gar nicht einer Meinung sein oder sich blind verstehen. Freundschaft passiert eigentlich dann, wenn man sich verletzlich zeigt, wenn man auch Themen angeht, für die man sich schämt, die Angst machen oder für die man sich schuldig fühlt. Die Bereitschaft, verletzbar zu werden und sich dennoch dem Gegenüber anzuvertrauen, ist – glaube ich – so etwas wie Freundschaft.

Gedankenerforschung statt Aufbrausen

Manchmal möchten wir wertschätzend sein, es gelingt uns aber einfach nicht. Einige werden dann abfällig, desinteressiert oder wenden sich von einer Person ab. Belastend kann dies in Beziehungen zu nahestehenden Personen sein, wie den eigenen Kindern. Sie möchten Ihrem Kind oder Ihrem Partner wertschätzend begegnen, doch weil der andere sich anders verhalten hat, als Sie es sich wünschen oder erwarten, spüren Sie Ärger und Groll in sich.

Häufig hat das damit zu tun, dass ältere Erfahrungen aktiviert werden, die zu einem Ablauf negativer Gedanken und Gefühle führen; daraufhin handeln wir so, dass wir es später bereuen.

Diesen automatischen Ablauf können Sie aber durchbrechen. Die bekannte Erziehungsberaterin und Autorin Naomi Aldort beschreibt dazu eine Technik[114], die sie »Gedankenerforschung« nennt. Dieses Vorgehen hat sie eigentlich für Erziehungsaufgaben vorgesehen, es kann aber auch nützen, wenn ich eigene, überschießende Gefühle und Gedanken nicht zu sehr in die aktuelle Kommunikation einbringen möchte.

Exkurs: Wie man Gedankenerforschung betreibt

Wenn jemand etwas sagt, was Sie innerlich zum Kochen bringt, beginnen Sie ein stummes Selbstgespräch. Sondern Sie sich dazu einige Sekunden vom Geschehen ab.

Machen Sie sich klar, dass Worte aus Ihrem Inneren kommen, so als ob Ihnen Worte in den Mund gelegt werden – wie bei einem Computer, der selber Programme startet. Stellen Sie sich einen Tab vor, der sich in Ihrem Inneren öffnet. Es wäre falsch, sich nach diesen Worten zu richten. Das würde die Situation nur verschärfen, und Sie würden es später bereuen; diese Worte sind nicht authentisch. Lesen Sie diese Worte also nur stumm in Ihrem Kopf. Lassen Sie den Erinnerungen aus Ihrer Vergangenheit, die vielleicht kommen, freien Lauf. Was Sie gerade empfinden, ist für Sie bestimmt und kein Grund für Handlungen oder Äußerungen. Es ist wie eine alte Tonbandaufnahme, die nicht viel mit dem Menschen zu tun hat, der Sie heute sind.

Am Anfang dauert es vielleicht, bis Sie den Kniff mit dem inneren Tab oder Fenster und dem Vorlesen in der Stresssituation hinbekommen. Wenn Sie daran gewöhnt sind, kann es immer schneller funktionieren.

Nach und nach können Sie die Gedankenerforschung verfeinern:

- Wie passend sind Ihre Worte hinter Ihrer Angst oder Wut? Sind das wirklich Ihre Worte?
- Wer wären Sie, wenn Sie bestimmte abwertende Gedanken nicht mehr haben müssten?
- Gibt es Gedanken, die Sie über andere haben, in denen auch ein Appell an Sie selbst steckt? Nicht selten verbirgt sich in

einem »Das sollte er doch endlich mal lernen!« auch die Aufforderung an uns, etwas noch besser zu lernen.

Stark aufbrausendes Verhalten kann auch ein Zeichen für eine psychische Erkrankung sein, wie zum Beispiel für eine emotional instabile Persönlichkeitsstörung. In diesen Fällen besteht eine Unfähigkeit, die aufkommende Wut zurückzuhalten – trotz schwerwiegender Konsequenzen für das eigene Verhalten. Das sollte unbedingt ärztlich-psychotherapeutisch abgeklärt werden.

Nähe und Distanz

Wer für stressbedingte Beschwerden anfällig ist, auf Belastungen mit Schlafstörungen, Anspannung der Muskulatur und Erschöpfung reagiert, tut gut daran, sich mit seinem Bedürfnis nach Nähe einerseits und Distanzierung andererseits zu beschäftigen.

Wir Menschen stehen ganz besonders in diesem inneren Spannungsfeld, Nähe und Distanz gleichzeitig zu benötigen. Oft suchen wir unbewusst die richtige Feinjustierung. Wie an einem lodernden Lagerfeuer versuchen wir, nah genug heranzutreten, um gewärmt zu werden, und rechtzeitig wieder ein paar Schritte zurückzumachen, um es nicht zu heiß werden zu lassen.

Je nach aktueller Beziehungslage fällt es vielen meiner Patienten schwer, trotz des Wunsches nach Nähe die nötige Distanz einzuhalten, die sie andererseits brauchen, um sich wohlzufühlen. Nicht selten meldet sich dann der Körper mit Symptomen wie Erschöpfung, Schmerzen oder Übelkeit, die dann aus genau diesem körperlichen Grund zu etwas mehr Rückzug und somit Distanz führen. So kann das Bedürfnis nach Distanz über einen psychosomatischen Umweg befriedigt werden. Manchmal kommt es auch zu Ärger oder Enttäuschung über die andere Person, die dann die Distanzierung fördern. Umgekehrt kann auch das Nähebedürfnis über psychosomatische Mechanismen befriedigt werden.

Mit einer kleinen Übung können Sie austesten, wie viel Nähe und Distanz Ihnen eigentlich guttun.

Raus aus der Psychosomatik-Falle Nr. 27: Experimente mit Nähe und Distanz

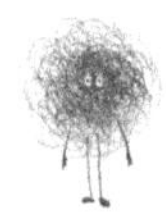

Beginnen Sie diesen kleinen Versuch mit der Wahrnehmung der Grenzen Ihres Körpers. Setzen Sie sich bequem auf einen Stuhl und legen Sie dann Ihre Hand auf verschiedene Körperpartien: auf den Bauch, die Brust, die Beine, die Arme, den Kopf. Machen Sie sich dabei klar, dass Sie Ihre natürliche Grenze, die Grenze Ihres Körpers, erkunden. Schieben Sie Ihre Hand weiter, streifen Sie so entlang Ihrer Körpergrenzen. Das Fühlen der Körpergrenzen ist in der Körperpsychotherapie ein Teil des »Body Scanning«[115] und kommt zum Beispiel auch bei Essstörungen zum Einsatz. Es hilft, die Körperwelt als etwas Eigenes von der Außenwelt bewusster abzugrenzen.
Im zweiten Schritt können Sie ausprobieren, wie viel Schutzraum Ihnen um Ihre Körpergrenzen herum guttut. Strecken Sie Ihre Arme aus und spüren Sie die Luft um sich herum. Wenn Sie mit anderen in einem Raum sind, achten Sie darauf, welchen Unterschied Sie wahrnehmen, wenn Sie ein Stück zurückrücken oder dichter an jemanden heranrücken. Versuchen Sie den Abstand auszutarieren, mit dem es Ihnen am besten geht. Nehmen Sie sich eine halbe Minute Zeit, um das in Ruhe zu überprüfen.

Im Alltag sind wir meist eingebunden und achten kaum noch auf unser Empfinden. Wie reagieren Sie auf die Nähe unterschiedlicher Menschen, bei wem brauchen Sie wie viel Abstand?
Einer meiner besten Freunde ist Schulleiter einer Grundschule und hat nach seinem ersten Jahr an einer neuen Schule festgestellt, dass ihm die immer offene Bürotür nicht guttut und körperlich für Anspannung und eine leichte Aktivierung sorgt – das war für ihn über einen ganzen Arbeitstag ziemlich ermüdend. Jetzt schließt er die Tür regelmäßig und fühlt sich viel wohler. Er hat etwas gegen eine ihm unangenehme Entgrenzung getan, und keinen stört die geschlossene Tür. Er ist seinen Kollegen gegenüber trotzdem sehr einladend – über seine Gestik und über die Sprache: Er hat einfach eine reifere Ausdrucksform für seine Freundlichkeit, aber auch für die Notwendigkeit einer Grenze gefunden. Wo können Sie sich Nähe- und Distanzbedürfnisse besser erfüllen?

Aktivitäten und Sport: Das eigene Ding finden

Als wichtige Säulen einer guten psychosomatischen Gesundheit sprachen wir über die Freundschaft mit uns selbst (1), die Fähigkeit der Selbstberuhigung (2), die Beziehungen zu anderen (3) und wollen uns nun an die vierte Säule machen: Aktivität und Bewegung (4).

Anknüpfen an positive Erfahrungen

Wenn Sie Ihre psychosomatische Gesundheit verbessern möchten, empfehle ich Ihnen dringend, Aktivitäten nachzugehen, die Ihnen Freude bereiten und die Ihre Neugier wecken. Wenn Sie die letzten Jahre beruflich oder familiär ziemlich eingespannt waren, als Zahnrad in Ihrem Mikrokosmos zwar gut funktioniert haben, aber persönlich auf der Strecke geblieben sind, wissen Sie vielleicht gar nicht mehr, was Ihnen Spaß macht. Sind es Spaziergänge im Grünen? Ist es Tennis mit einer Freundin am Wochenende? Oder wollen Sie das Angeln lernen?

In diversen Lehrbüchern für Psychotherapeuten gibt es lange Listen sogenannter »positiver Aktivitäten«, die Körper und Seele in Bewegung bringen sollen. Die Erfahrung zeigt allerdings, dass Patienten sich zwar gerne gut klingende Dinge wie »einen Spieleabend machen« und »ins Kino gehen« aussuchen, das dann aber oft gar nicht oder nur ein Mal machen. Obwohl die Idee und die Initiative eigentlich gut sind. Wie kommt das?

Der Hirnforscher Gerhard Roth kann das recht gut beantworten: Menschen ändern sich nicht einfach so. Wenn sie bereit sind, sich zu ändern, tun sie dies, weil sie sich eine Belohnung erhoffen – ein gutes Gefühl, ausgelöst durch Glücksbotenstoffe im Gehirn[116]. Und diese Belohnung erwarten sie, wenn sie etwas tun, womit sie schon früher positive Erfahrungen gemacht haben. Eine solche Belohnung erwarten Menschen nicht, wenn sie zum allerersten Mal etwas ausprobieren – nur weil sie gehört haben, mit Humor und positivem Denken oder Spaziergängen oder Angeln könne man Stress und Sorgen überwinden.

Alle Bemühungen, die Sie unternehmen, um etwas Gutes zu erleben, um fit, gesund und zufrieden zu werden, sollten also, wenn irgend möglich, an positive Erfahrungen von früher anknüpfen – dann ist es viel realistischer, dass Sie das durchhalten. Es kann eine lustige Sitcom sein, wenn Sie als Kind einen optimistischen, witzigen Opa hatten, der Ihnen den Alltag versüßt hat, als Ihr gestresster Vater viel geschimpft hat. Es können Spaziergänge sein, wenn das eine Kraftquelle, eine Ressource ist, die Sie im Sommer mit Ihrer Mutter in den Bergen kennengelernt haben – oder eben das Angeln mit der Jugendgruppe.

Überlegen Sie, was früher Ihr Ding war und es heute wieder sein kann. Bestimmt gibt es eine alte Liebe, ein Faible, eine Leidenschaft, die Sie über die Jahre aus den Augen verloren haben, in der aber ganz viel Kraft liegt. Daran gilt es anzuknüpfen.

Bei mir ist es das Radio – also Radiosendungen zu produzieren. Schon in der Grundschule habe ich mit einem alten Kassettenrekorder und einem kleinen Casio-Keyboard Radiosendungen aufgenommen. Darin habe ich Wettermeldungen vorgelesen, in der Nachbarschaft kleine Interviews geführt und kritische Berichte über die Baustelle vor unserem damaligen Haus aufgenommen. Die Ergebnisse mussten sich dann meine Eltern im Autoradio auf längeren Autofahrten anhören. »Happy Times« hieß meine eigene Radio-Show. Ich vermute, es war die exakt abgestimmte Mischung aus Arbeit mit Texten und der Möglichkeit, sich selbst ein wenig (aber nicht zu sichtbar) darstellen zu können, die mich begeistert hat; und als Sahnehäubchen die interessante Technik plus die Musikeinlagen.

Als ich vor sechs Jahren spürte, dass es an der Zeit war, wieder mehr einem ganz tief verwurzelten Interesse nachzugehen, begann ich mit meinem Freund Jan einen Podcast über Psychosomatik zu produzieren und im Internet zu veröffentlichen, nachdem ich vorher schon mit anderen Formaten experimentiert hatte. Es hat sich wie eine riesige Erleichterung angefühlt. Das macht bis heute so einen Spaß, dass ich mir sicher bin, damit genau mein Ding gefunden zu haben.

Nehmen Sie sich die Zeit, in einem ruhigen Moment darüber nachzudenken, was Ihnen in der Vergangenheit wirklich Spaß gemacht hat oder vielleicht Spaß gemacht hätte, was Sie aber nicht umgesetzt haben. Es ist nicht zwingend notwendig, dass Sie die

Aktivität schon einmal gemacht haben. Es kommt mehr auf den Aspekt der Motivation, des Begehrens danach an. Im Mittelpunkt steht die Inspiration, nicht der Fleiß, den Sie schon investiert haben. Auch das gelegentliche Klimpern auf dem Klavier Ihrer gutmütigen Nachbarin als Kind könnte eine innere Verbindung mit diesem Musikinstrument hergestellt haben.

Was ist Ihr Ding?

Sport und Bewegung

Bewegung ist ein Grundbedürfnis des Menschen. Schon vor seiner Geburt ist er in Bewegung und drückt Gefühle und Spannungen – anfangs relativ ungerichtet – über Muskelbewegungen aus.

Aber auch im Erwachsenenalter können Bewegung und Aktivität Gefühle beruhigen, Unruhe und Ängste abbauen oder zumindest mildern und für einen angenehmen körperlichen und psychischen Zustand im Einklang sorgen. Immer mehr Studienergebnisse weisen darauf hin, wie förderlich Sport für die Gesundheit, ganz besonders auch für die psychosomatische Gesundheit ist. Ganz normales Nordic Walking beispielsweise, das nicht nur nett aussieht, wirkt durch eine Körperaktivierung in ähnlicher Weise antidepressiv wie eine spezielle Körperpsychotherapie[117]. Aerobe Übungen, wie gemäßigtes Ausdauertraining, wirken angstlösend und schützen vor den Auswirkungen von Stress[118]. Besonders gut ist Sport mit Blick auf die psychosomatischen Zusammenhänge, da Sport das Wechselspiel zwischen dem parasympathischen und dem sympathischen Nervensystem neu justiert. Damit lässt sich die Anfälligkeit des Körpers für Stress senken: Durch regelmäßigen Sport wird der Marker für Belastung durch den Wechsel aus Anspannung und Entspannung besser geeicht, als wenn der Körper immer in Ruhe ist.

Weil wir bequem und komfortabel leben, geht uns tatsächlich zunehmend das Gefühl für das Körperliche sowie die Freude an der Bewegung verloren. Aber da sich körperliche und psychische Prozesse intensiv beeinflussen, sind Unternehmungen, die auf beide anregend wirken – am besten in Kombination mit Teamgeist – sehr zu empfehlen.

Leider scheint heute viel Energie verloren zu gehen durch das ständige Beantworten von SMS, WhatsApp und E-Mails; das führt oft zu einer mentalen Überarbeitung und Überreizung. Man hat dann einfach keine Lust und Kraft mehr, den Körper auf Trab zu bringen, sondern »legt sich ab«, wie es so schön heißt.

Mir geht es nicht darum, dass Sie Trainingspläne durchknüppeln, ohne auf Ihre Bedürfnisse zu achten. Falls Sie bisher aber noch gar keinen Sport machen – wie wäre es dann mit diesem Einstieg?

Raus aus der Psychosomatik-Falle Nr. 28: Ein leichtes Sportprogramm beginnen

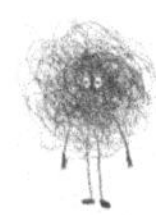

Sport verlängert das Leben und ist wie ein sehr wirkungsvolles Medikament. Bereits 15 Minuten Bewegung pro Tag senken das Sterblichkeitsrisiko um 14 Prozent[119]. Bei psychosomatischen Erkrankungen ist es genau das Richtige, denn Sport setzt an den empfindlichen Körper-Seele-Schnittstellen Herz-Kreislauf-System, Nervensystem, Immunsystem und endokrinem System an. Sport erhöht auch die Konzentration der Glücks- und Belohnungshormone Serotonin, Noradrenalin und Dopamin, was die Stimmung verbessert und das Stressempfinden verringert[120]. 30 Minuten Joggen pro Woche sollen ähnlich stark wie Antidepressiva wirken[121].

Bei der Wahl der Aktivität scheint aus meiner Erfahrung wichtig zu sein, dass man sich nicht zu viel vornimmt, auch wenn die Absichten noch so gut sind. Die beruhigende Anmeldung im Fitnessstudio für die nächsten 48 Monate reicht nicht, um die positiven Effekte einzufahren. Ich höre immer wieder von Anmeldungen und viel guter Hoffnung. Leider bleibt es dann oft dabei, was ich gut verstehen kann …

Der niederschwelligste Einstieg ist wahrscheinlich die Fahrt zur Arbeit mit dem Fahrrad und das zügige Gassigehen mit dem Hund. Damit sind 70 Prozent der maximalen Herzfrequenz erreichbar. Das ist immerhin moderate körperliche Aktivität. Als nächste Stufe schlage ich Schwimmen, Joggen oder Nordic Walking vor. Sie können hier natürlich auch ganz gut kombinieren, was gerade passt. Hauptsache, Sie übernehmen sich nicht, denn der Planungsfehlschluss macht auch vor dem Sportwilligen nicht halt: Er besagt, dass Menschen systematisch unterschätzen, wie viel Zeit und Geld ein Vorhaben kostet und welche Risiken es birgt – offenbar aus einer Mischung aus Zuversicht und Ignoranz heraus.

Wenn Sie viel sitzend oder stehend arbeiten, können Sie den Arbeitsalltag mit Übungen auflockern. Diese können Sie – gerade bei körperlichen Einschränkungen – im Reha-Sportverein kennenlernen. Im Bedarfsfall verordnet Ihnen der Arzt die Teilnahme.

Natürlich hat Sport – wie alles – auch seine Schattenseiten. Man kann mit Sport vor Anspannung, inneren Konflikten und chronischen Belastungen auch davonlaufen, wobei der Bewegungsdrang dann süchtige Ausmaße annehmen kann. Immer wieder hört man davon, wie Sportler mit Doping ihren Körper überfordern, Gelenkschäden durch Überlastung erzeugen oder Marathon laufen bis zum plötzlichen Herztod.

Was die seelischen Ursachen von exzessivem Sport angeht, ist es möglich, dass jemand ein schweres Selbstwertproblem mit sportlichen Erfolgen auszugleichen versucht, es aber irgendwann nicht mehr schafft, was dann zum Ausbrechen der eigentlichen Krankheit führt. Auch bei Essstörungen spielt der unbändige Bewegungsdrang, der zur Gewichtsreduktion eingesetzt wird, eine zentrale Rolle. Dabei kann auch der Sport zu einer Sucht und schließlich sehr gefährlich werden.

Haben Sie eine körperliche, psychische oder psychosomatische Krankheit, sollten Sie sich ärztlich beraten lassen, welcher Sport in welchem Ausmaß für Sie geeignet ist. So oder so: Passen Sie gut auf sich auf.

Gärtnern, Kochen, Essen

Genuss verbindet Körper und Seele. Vielleicht finden Sie hier etwas, das Sie erfüllt?

Gartenlaube

Eine Tätigkeit, deren positive Gesundheitswirkung ebenfalls bewiesen ist, ist das Gärtnern. Nicht dass ich hier selbst aktiv werden würde – aber meine Frau. Und ich mähe ab und zu den Rasen. Einen Garten zu haben ist ja im Moment in; aber ich glaube, fast jeder hat irgendwann im Leben eine Phase, in der diese Symbolik von Erde, Wildnis und deren Bezwingung einen hohen Stellenwert bekommt.

Und tatsächlich ist unser kleiner Pachtgarten in der Nähe von Berlin ein besonderer Ort für mich – und für meine Gartennachbarn übrigens auch. Einige haben mir erzählt, dass ihr Garten vor den Toren der Metropole in einer bestimmten Lebensphase wie Kinderkriegen oder Krankheit eine ganz besondere Bedeutung für sie gewonnen hat. Wieso das? Ein Teil der Faszination kommt, glaube ich, daher, dass man ein ziemlich unberechenbares Gegenüber hat: Maulwürfe, die regelmäßig alles verwüsten, ausgehungerte Schnecken, die die Salate kapern, Blattläuse, Regengüsse, Dürre, Sandboden, Überschwemmungen und wirklich sehr viel anderes mehr. Man braucht Geduld, Offenheit für neue Techniken, neues Wissen und Konzentration. Und dennoch kann man den Garten nicht wirklich kontrollieren. Man bekommt zu spüren, dass die Natur mächtiger ist. Mich bringt das angenehm auf den Boden der Tatsachen zurück.

Trotzdem gibt es meist eine üppige Ernte mit Riesenzucchini, Erdbeeren, Kartoffeln und diversen Kräutern. Die Berge an frischem Gemüse und Obst lösen bei mir ein Gefühl der Verbundenheit mit dem Leben aus. Ich versuche, keinen spirituellen Hype daraus zu machen, trotzdem ziehen mich die leckeren Gewächse in ihren Bann.

Wenn ich dann den Rasen mähe, genieße ich den Geruch von frisch gemähtem Gras; ein Duft, den ich so gut aus meiner Kindheit kenne und der mich an den schönen Garten meines Elternhauses erinnert. Wenn ich mich auf die versteckte Terrasse des kleinen Blockbohlenhauses setze, spüre ich, dass unser Garten ein richtiger Lieblingsplatz ist, ein Rückzugsort, ein kleines Versteck vor der Welt, in dem mein Körper spürbar Kraft tankt und sich von so manchen Alltagsbelastungen erholt. Unser Garten ist mein Wohlfühlplatz, wie im Kapitel »Wohlfühlplatz« auf Seite 259 beschrieben.

Es muss kein Garten sein. Allerdings haben Sie hier gute Chancen, weil der Garten kulturell für viele eine innere Besetzung hat. Nicht wenige meiner Patienten finden irgendwann einen Wohlfühlort, wohin sie gerne gehen und an dem sie gut zu sich zurückfinden können. Könnte dieser Platz für Sie der Garten sein?

Kochen

Wenn Sie herausfinden wollen, was Ihre Psyche und Ihren Körper richtig stärkt, werden Sie sich zwangsläufig mit dem Kochen und Essen beschäftigen. Fangen wir beim Kochen an.

Kochen aktiviert unser Bindungssystem, vor allem, wenn wir für andere kochen[122]. Kochen mit frischen Zutaten ist eine Investition in die eigene Gesundheit und in das gute Gefühl von Partnern, Freunden oder Kindern, die mitessen. Bei Kindern ist es auch eine Investition in deren weiteres Leben, denn sie werden jede Kochzeremonie, jedes schöne Beisammensein bei einer leckeren Mahlzeit in ihr Selbstbild und ihr Selbstverständnis integrieren.

Wir alle haben unsere eigene Geschichte mit Kochen und Essen, mit Lieblingsgerichten und tollen Rezepten, die noch im Rentenalter ein aufregendes Gefühl aus der Kindheit wiederentstehen lassen. Ich empfehle sehr, immer mal wieder auf die innere Rezeptdatenbank zuzugreifen und Omas Kartoffelpüree oder Muttis Bauernfrühstück nachzukochen.

Wenn Sie allein oder mit anderen ein selbst gekochtes Essen zu sich nehmen, dürfen Sie stolz und dankbar sein. Dankbarkeit ist ohnehin eine Eigenschaft, die nachweislich das eigene Wohlbefinden steigert[123].

Raus aus der Psychosomatik-Falle Nr. 29: Dankbar sein

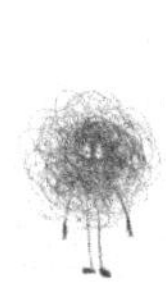

Nehmen Sie sich ein Oktavheft und schreiben Sie abends drei Dinge auf, für die Sie an diesem Tag dankbar sein können. Dankbarkeit wirkt sich günstig auf die Gesundheit aus. Falls Ihnen immer wieder ungute Sachen einfallen oder Dinge, die einfach nicht geklappt ha-

ben, kehren Sie zu der Frage zurück, wofür Sie an diesem Tag dankbar sein können, bis Ihnen etwas einfällt. Wenn Ihnen das guttut, könnte daraus ein Dankbarkeitstagebuch entstehen.
Mein Beispiel vom heutigen Tag (Winter 2019):

- Eine neue Erzieherin meiner Tochter stellte sich sehr nett bei mir vor.
- Eine meiner Patientinnen hat mir ein schambesetztes Thema offenbart und so die therapeutische Beziehung gefördert.
- Ein Freund hat mir nicht übel genommen, dass ich gehetzt und ungesprächig war.

Es funktioniert! Wenn ich an verschiedene schöne Situationen denke, berührt mich das wirklich.
Übrigens: Menschen, die sich noch nicht besonders gut mit Dankbarkeit auskennen, sagen manchmal, die Punkte seien ja alle selbstverständlich und nichts Besonderes. Um es kurz zu machen: Das ist ein großes Missverständnis oder sogar eine schwere Fehleinschätzung der Welt. Selbstverständlich ist gar nichts.

Essen

Wie isst man gut? Sehr angesagt sind ja momentan bestimmte Nahrungsmittel, die angeblich Superkräfte haben und »Superfoods« genannt werden; umgekehrt gibt es Lebensmittel wie Milch oder Weizen, die vermeintlich per se schlecht sind, ohne dass eine Allergie besteht. Ich bin neulich sogar über den Begriff »Brain Food« gestolpert: Das sollen Nahrungsmittel sein, die dem Gehirn zu besonders viel Kraft verhelfen, wie Vollkornbrot oder Nüsse.

Es bleibt aber letztlich dabei, was zum Teil schon unsere Großeltern wussten: Eine ausgewogene Ernährung mit viel frischem

Obst und Gemüse, Fisch und selten Fleisch, Nüssen und gutem Olivenöl (»mediterrane Kost«) versorgt uns mit allen Nährstoffen, die wir brauchen. Oft kommen die alten Weisheiten in neuen Gewändern daher, wirken dann wie ein ganz anderer Weg, um unserer Gesundheit zu neuer Performance zu verhelfen.

Ich finde wichtig, darauf zu achten, dass einem mit diesen unbewusst aktivierten Wünschen und Hoffnungen kein Geld aus der Tasche gezogen wird – für althergebrachte Weisheiten oder zweifelhafte Behauptungen. Wir brauchen kein Chemiestudium, um Körper und Seele gut zu ernähren. Der Wunsch, dem Körper von außen etwas einzuflößen oder vorzuenthalten, um dadurch Probleme zu lösen, nimmt meiner Einschätzung nach zu. Das passt in eine Konsumgesellschaft, die ständig mehr braucht, ständig Wachstum benötigt, damit ihr Wohlstand nicht gefährdet wird. Aber inneres Wachstum, seelische Entwicklung und mit sich selber in Kontakt zu kommen statt mit dem Facebook-Account, bringt keinem Geld und wird daher viel seltener empfohlen.

Achtsames Essen

Wenn Sie gesünder essen möchten oder vielleicht die verbreitete Hyperphagie, die Tendenz, zu viel zu essen, abbauen wollen, versuchen Sie es doch mit dem achtsamen Essen.

Sehen Sie sich dazu ein Nahrungsmittel genau an, bevor Sie es essen. Haben Sie Appetit darauf? Denken Sie, es ist gesund? Wie wird es für Ihren Körper sein, dieses Essen in sich zu haben, wird er es verwerten können? Je nach Art der Nahrung können Sie sie auch anfassen und an ihr riechen – um Kontakt aufzunehmen und Ihre Intuition zu schärfen. Setzen Sie sich damit auseinander, was Sie wirklich gerne in sich aufnehmen und was eigentlich eher Ballast ist.

Lenken Sie die Aufmerksamkeit dann nach innen: Habe ich gerade wirklich Hunger? Wonach ist mir, was benötigt mein Körper? Vielleicht hilft es auch, etwas zu trinken und dann wieder zu spüren, ob das wirklich Hunger ist oder reine Gewohnheit? Essen Sie bei Stress, Frust oder Hetze immer etwas – einfach, um sich zu beruhigen, sozusagen zu »stillen«, wie auch ein schreiender Säugling gestillt wird?

Auch veraltete Glaubenssätze dürfen Sie auf den Prüfstand stellen: »Was auf dem Teller ist, wird gegessen!« fördert nicht die Beziehung zu unseren Bedürfnissen. Versuchen Sie, dem Körper zuzuhören: Mag er weiteressen, oder nicht? Das Wetter wird nicht schlecht, wenn etwas liegen bleibt, wonach Ihnen nicht mehr ist. Essen darf auch viel langsamer stattfinden! Legen Sie zwischendurch das Besteck ab und konzentrieren Sie sich auf den Geschmack: Ist es salzig, scharf, bitter, süß oder sauer? Beobachten Sie auch, wie sich Sättigung bei Ihnen anfühlt. Hören Sie dann wirklich auf zu essen? Reicht eine Sättigung von 75 Prozent vielleicht auch aus – oder müssen Sie wirklich immer pappsatt sein?

Der Umgang mit Nahrung und Essen ist eine der besten Möglichkeiten, mit unserem Körper liebevoll und sorgsam in Kontakt zu kommen. Am besten, wir nehmen uns bewusst die Zeit für einen zugewandten Beziehungsaufbau und minimieren andere Einflüsse wie Fernsehen, Internetsurfen oder Nachrichten schreiben. Eine schöne Ergänzung sind andere Menschen, mit denen wir zusammen eine wunderbare Mahlzeit feiern können.

Der Welt etwas schenken

Arbeit ist etwas sehr Gesundes. Es ist eine ganz wichtige Fähigkeit im Leben eines Menschen, etwas zu tun, was andere so dringend benötigen, dass sie Geld dafür bezahlen. Arbeit ist eine

Aufgabe, die man meist tagsüber bewältigt, abends mit Entlohnung geschafft hat und den guten alten Feierabend genießen kann.

Die Arbeitsfähigkeit als wichtiger Faktor für eine gesunde Psyche wird oftmals unterschätzt und die Arbeit viel zu sehr verteufelt. In Deutschland fürchten manche Menschen, dass Arbeit ein Gift sei und dass jemand, sobald er zu viel davon abbekommt, Schaden nehmen könnte (was bei Überarbeitung ohne Entspannungspausen auch stimmt). Was aber auch stimmt: Es gibt nichts anderes neben der Liebesfähigkeit, das so wichtig für die psychische Gesundheit ist, wie die Arbeitsfähigkeit. Fast alle Arbeitslosen leiden am Mangel einer Aufgabe; ich habe noch nie jemanden getroffen, dem es nicht so ging.

Gleichzeitig geht es, wie ich durch die Arbeit mit meinen Patienten lernen durfte, um mehr: Männer und Frauen haben ein Potenzial, also eine jedem Menschen innewohnende Kraft, Macht und Leistungsfähigkeit. Vielleicht denken Sie an die Potenz, die Erektions- und Zeugungsfähigkeit des Mannes. Aber ich meine ein darüber hinausgehendes Potenzial.

Das Problem, diese Kraft nicht einsetzen zu können, nennt sich Impotenz. Bei vielen psychosomatischen Krankheiten wie Hypochondrie und Körpersymptomen ohne organische Ursache, aber auch bei Zwängen und Depressionen ist zu beobachten, dass Patienten ihre Potenz nicht ausleben und ihr Potenzial somit ungenutzt bleibt, was sehr unzufrieden und krankheitsanfällig macht.

Hier kann es heilsam sein, auf Forschungsreise zu gehen und zu suchen, was Ihr Potenzial sein könnte – die eine Sache, die Sie sehr befriedigen würde, der sie sich hingeben wollen. Idealerweise ist das etwas, was anderen nützt und dient. Wenn man bereit ist, der Welt etwas zu schenken, seinen eigenen Beitrag zu leisten, kann das etwas zutiefst Befriedigendes haben. Der inzwischen verstorbene Christoph Schlingensief hat beispielsweise ein Operndorf in Afrika gebaut. Dieses Operndorf steht heute noch, es ist real und versinnbildlicht die Potenz seines Erschaffers. Nicht jeder muss ein Operndorf gründen, aber sich auf die Suche zu machen, was das eigene Ding ist und wie man der Welt damit dienen kann, das halte ich für eine Lebensaufgabe.

Hier arbeitet das psychische Erleben von Kraft und Vermögen mit den körperlichen Kräften eng zusammen. Wer noch nicht wahrnimmt, welchem Thema oder welcher Sache er sich wirklich hingeben möchte, dem können dann tatsächlich auch körperliche Kräfte dafür fehlen. Wenn das Leidensdruck erzeugt, ist hier die ärztliche oder psychotherapeutische Behandlung angezeigt – erst währenddessen oder im Anschluss können sich Betroffene dann auf den Weg machen, ihr Potenzial zu heben.

Die Zusammenarbeit von Psyche und Körper ist ein feinst abgestimmtes Wunderwerk. Mit welchen Anregungen aus diesem Kapitel möchten Sie Ihre Psychosomatik-Waage einen Tick mehr in Richtung Gesundheit austarieren? Was es auch ist, ich freue mich für Sie, wenn es Ihnen gelingt.

Kleine Philosophie der Psychosomatik

Beim Schreiben dieses Buches wurde mir ein Punkt ganz deutlich, an den ich vorher nur von Zeit zu Zeit gedacht hatte: Wenn wir über die Gesundheit von Psyche und Körper sprechen, sollten wir uns unbedingt auch ein paar philosophische Gedanken machen.

Der Sinn des Leidens

Warum ich dieser Meinung bin, beantworte ich Ihnen, wenn Sie gelesen haben, wie der Schriftsteller Paul Auster in seinem autobiografischen Buch »Winterjournal«[124] die Zusammenarbeit von Psyche und Körper in Worte fasst. Es geht hier um die Situation des jungen Paul Auster, der davon ausgegangen war, sich mit seiner Partnerin auseinandergelebt zu haben und daher entschied, allein für eine Weile von New York nach Paris zu gehen (er schreibt das gesamte Buch in »Du-Form«):

»Eines Nachts etwa zwei Wochen vor dem Abreisetermin rebellierte dein Magen, und während du dich zusammengekrümmt auf dem Bett wandest, wühlten Schmerzen in deinen Eingeweiden, so heftig, so hartnäckig, so unerträglich, als hättest du zum Abendessen einen Topf voll Stacheldraht verschlungen. (...) als dich endlich ein Arzt untersuchte, erklärte er zuversichtlich, mit deinem Blinddarm sei alles in Ordnung. Stattdessen hättest du einen schlimmen Fall von Gastritis. Nehmen Sie diese Pillen, sagte er, vermeiden Sie heiße und scharfe Speisen, dann wird es Ihnen bald besser gehen. (...) und erst später, viele Jahre später, hast du begriffen, was da mit dir los gewesen war. Du hattest Angst – aber Angst, ohne es zu wissen, dass du Angst hattest. Die Aussicht, dich zu entwurzeln, hatte dich in einen Zustand äußerster, jedoch vollständig unterdrückter Besorgnis versetzt; der Gedanke, mit deiner Freundin Schluss zu machen, hatte dich zweifellos sehr viel stärker aufgewühlt, als du dir vorgestellt hattest. Du wolltest allein nach Paris fahren, aber ein Teil von dir geriet ob einer so drastischen Veränderung in Panik, und deshalb drehte dein Magen durch und wollte dich in Stücke reißen. Das ist die wiederkehrende Geschichte deines Lebens. Wann immer du an eine Weggabelung kommst, bricht dein Körper zusammen, denn dein Körper hat schon immer gewusst, was dein Kopf nicht weiß, und wie er auch zusammenbrechen mag, ob in Form von Drüsenfieber, Gastritis oder Panikattacken, hat er immer die Hauptlast deiner Ängste und inneren Kämpfe getragen und die Schläge eingesteckt, die dein Kopf nicht auszuhalten bereit oder imstande ist.«

Paul Auster hat seinem Leiden einen Sinn gegeben. Aus seinen Leidenszuständen heraus hat er irgendwann begonnen, zu lesen und zu verstehen. Genau wie er seinen Gedanken zuhört und seine Gefühle wahrnimmt, ist er eine Freundschaft mit seinem Körper eingegangen. Er sagt sich dann: Okay, Kumpel, ich verstehe, irgendetwas scheint gerade wieder richtig schiefzulaufen.

Ich habe Ihnen bereits gesagt, dass die Körper-Seele-Trennung eine Illusion ist und wir die Opfer sind, wenn wir körperliche Symptome wieder und wieder als Reparaturaufträge in das Medizinsystem einschleusen. Wir entfremden uns so immer weiter von unseren Anteilen, die uns unbequeme Gefühlsbotschaften senden.

Paul Auster macht es uns in seinem Text vor: Mit Haut und Haar entwickelt er die Bereitschaft, das Ganze durchzustehen. Weil er weiß, dass er nicht darum herumkommt, wenn er sich wirklich kennenlernen und verstehen will und ein Leben in Wahrhaftigkeit führen möchte. Er spürt, dass das, was sein Kopf noch nicht auszuhalten bereit ist und seinen Körper zum Zusammenbrechen bringt, das Spannendste in seinem Leben sein könnte.

Als Arzt erlebe ich zu Beginn einer Behandlung bei meinen Patienten manchmal nur eine geringe Bereitschaft, sich den Zusammenhängen aus körperlichen, psychischen und Beziehungsschwierigkeiten anzunehmen. Irgendwie klingt es auch unangenehm und mühsam. Wenn man es aber in Angriff nimmt, wartet eine lebendige und aufregende Welt auf den psychosomatisch Geplagten, in der er viel für sich tun kann. Das klassische Krankheitsdenken von Ursache und Wirkung und Gegenmaßnahmen auf Rezept muss man allerdings hinter sich lassen. Von einem »Dann ist das wohl psychosomatisch« hin zu einem »Cool, mein Körper lebt!« – dafür möchte ich mit diesem Kapitel werben.

Gefühle statt Körpermechanik

Einer meiner Patienten hat Ähnliches erlebt wie Paul Auster. In den ersten Semestern von Abdallahs Medizinstudium gab es wöchentliche Prüfungen in mehreren Fächern wie Chemie, Physik und Anatomie, wo er auch die berüchtigte Präparation einer Leiche vornahm. Nach etwa anderthalb Jahren Studium litt er unter Schlafstörungen, Herzrasen und Unruhe – und stellte sich bei mir zur Diagnostik vor. Gerade das Herzstolpern beunruhigte ihn – im Medizinstudium lernt man ja eine Menge über Herzkrankheiten. Als der Kardiologe nichts fand, landete er bei mir. Ich fragte ihn: »Was denken Sie denn, warum Ihr Herz rast?« Er zählte mir alles auf, was er über Herzkrankheiten gelernt hatte, von Klappenfehlern bis zur Herzmuskelentzündung. »Nein, das meine ich nicht«, sagte ich, »ich meine erst mal die ganz normalen Gründe.« Wir schwiegen eine Weile.

Das beeindruckte Abdallah, weil er merkte, wie sehr er durch das Studium in der Welt aus Symptomen und Krankheiten gefangen war. Wir arbeiteten einige Sitzungen an einer Antwort. Diese war schließlich, dass sein Herz schnell schlug, weil er viele neue Herausforderungen zu bewältigen hatte, lebendig war und das Herz den Körper ausreichend mit Sauerstoff versorgen wollte. Er war zu dieser Zeit aufgeregt, was wohl alles Neues passieren würde, wobei er diesen neuen Zustand erst mithilfe der kurzen Therapie emotional begriff. Viel langsamer als sein Körper.

Als er das verstanden hatte, half es ihm sehr dabei, seinen Alltag zu planen und diese wirklich große Aufgabe des Studiums bewusst anzunehmen. Gleichzeitig wurde ihm klar, dass es Ausgleich zur Anstrengung brauchte, Erholung und Ruhepausen statt ständig weiterer kardiologischer Untersuchungen des Herzens.

In körperlichen Beschwerden oder Krankheiten sehe ich keine spirituelle Aufgabe oder Suche, sondern eine pragmatische Aufforderung nachzuschauen, wie Körper und Psyche jeweils auf die momentane Lebenssituation und die aktuellen Herausforderungen reagieren. Einfach, um sich besser darauf einstellen und einlassen zu können.

Vom Umgang mit der Zeit

Ich kann mir vorstellen, dass Sie Ihre Kriterien gefunden haben, wie Sie mit Zeit umgehen möchten: Sie wollen wenig davon verschwenden und daher so effektiv wie möglich sein. Gleichzeitig wollen Sie auch freie Zeit wie Urlaub haben.

Die Patienten, die meine Sprechstunde besuchen, haben oft den Wunsch, in so kurzer Zeit wie möglich wieder gesund zu werden. Interessanter finde ich die Frage, wie sie ihre Zeit nach der Gesundung verbringen möchten.

Es ist üblich, von Termin zu Termin zu hetzen, alles fristgerecht zu erledigen und dabei noch gut in der Zeit zu sein. Wofür aber möchten Sie Ihre Zeit gerne nutzen? Der Philosoph Seneca beschreibt in seinem Werk »Das Leben ist kurz«[125], wie die Menschen über das zu kurze Leben stöhnen, welches mit der Geburt beginnt und dann empörenswerterweise rasend schnell auf den

Tod zusteuert, ehe wir angefangen haben, uns wirklich in ihm einzurichten. Seneca glaubt, wir würden aus Bequemlichkeit dazu neigen, unsere kostbare Lebenszeit zu vergeuden. Er wundert sich, wie Menschen freiwillig ihre Zeit verplemperten, als hätten sie diese in Fülle und Übermaß zur Verfügung, während sie ihr materielles Vermögen pedantisch beschützen würden.

Ich finde Senecas Beobachtung, die er vor 2000 Jahren getroffen hat, sehr aktuell. Immer wieder habe ich Patienten, die, wenn ich sie bitte davon zu berichten, was sie am meisten beschäftigt, nur sehr zögerlich die ihnen zur Verfügung stehenden 50 Minuten pro Sitzung nutzen. Nach Ablauf der Zeit geraten sie dann manchmal in Eile, da sie noch die ein oder andere Sache zu bereden gehabt hätten. Ich habe dann die unliebsame Aufgabe, die verabredeten Eckpfeiler der Behandlung zu verteidigen, wozu die Dauer von 50 Minuten pro Sitzung gehört. Daraus wird nicht selten eine spannende Auseinandersetzung zum Thema Zeit – die dann allerdings vertagt werden muss. Es wäre nicht gut, wenn ich mir als Therapeut ständig Zeit klauen lassen würde, weil ich aus scheinbarer Freundlichkeit Sitzungen überziehe.

Wie möchten Sie Ihre Zeit, sowohl über die Dauer Ihres Lebens, aber auch an jedem einzelnen Tag, sinnvoll nutzen?

Meiner Auffassung nach braucht man dafür eine Armbanduhr mit Zeigern, die einem unmissverständlich zeigen, wie viel Zeit vom aktuellen, unwiederbringlichen Tag noch für eigene Pläne zur Verfügung steht.

Genauso wichtig kann es aber sein, sich bewusst Zeit zu nehmen und sie nicht ständig penibel zu stoppen. Einerseits müssen wir uns dem Zeitsystem unterwerfen und sind mit dem ständigen Ablauf unserer Lebenszeit konfrontiert. Für die wirklich großen Fragen ist aber eine Ablösung von der Uhr-Zeit elementar. Viele Erfahrungen und Muster im Unbewussten halten sich nämlich nicht an das System Zeit. Sie kommen nicht zeitlich geordnet ans Tageslicht. Der Wiederholungszwang beispielweise, der uns immer wieder fühlen und reagieren lässt, wie die in der Kindheit in uns angelegten psychischen Muster vorgeben, verleugnet geradezu den Lauf der Zeit.

In langen Psychotherapien erlebe ich oft, wie Patienten erst in einer Phase der Absichtslosigkeit zu sich zurückfinden. Die Tendenz zu immer kürzeren, immer strukturierteren Behandlungen halte ich daher für fragwürdig. Auch Studien zeigen, dass kurze Therapien eher kurz andauernde Ergebnisse bringen.

Die Zeit kann, wenn sie zum Selbstzweck verwaltet und gespart wird, davon ablenken, was uns wirklich wichtig ist.

Raus aus der Psychosomatik-Falle Nr. 30: Was gerade wirklich wichtig ist

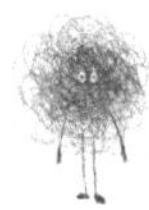

Ich bin mir sicher, dass Sie das Gefühl kennen, absorbiert zu sein. Absorbiert zu sein heißt, in ein System eingebunden, an einen Zweck geknüpft oder mit den Zielen anderer verwoben zu sein. Manchmal wissen Sie gar nicht, welcher scheinbaren Verpflichtung Sie zuerst nachkommen sollen: die Mails Ihres ungeduldigen Chefs lesen, die Hausaufgaben der Kinder kontrollieren oder die Sonderwünsche Ihres Ehepartners umsetzen. Häufig gehen körperliche Signale wie Herzrasen, Unruhe oder Verspannungen, die eine Reaktion auf die zahlreichen Anforderungen sind, mit diesen Verpflichtungen einher. »Setze Prioritäten«, sagen dann viele. Was musst du zuerst machen? Was kann warten?

In solch einer Situation ist es aber auch möglich zu üben, diesem Sog komplett zu trotzen – damit können Sie gedanklich beginnen.

Nehmen Sie sich dazu ein weißes Blatt Papier (kein Smartphone) und einen Stift und distanzieren Sie sich von dem, was Ihnen gerade wichtig *erscheint*, also To-dos und Verpflichtungen. Was ist Ihnen stattdessen *wirklich* wichtig? Schreiben Sie auf das leere Blatt ein, zwei oder ein paar mehr Wörter über Dinge, die Ihnen wichtig sein werden, wenn Sie am Lebensende auf dieses Jahr und auf diesen Tag zurückblicken: ein paar Minuten mit einem lieben Menschen? Mit Ihrer Tochter? Oder Ihrem Sohn? Das Gefühl, selber wertvoll zu sein? Stolz empfinden zu können für das, was Sie aus eigener Kraft geschafft haben? Die Gewissheit, Freunde zu haben oder selbstständig und unabhängig zu sein?

Schreiben Sie bitte auf, was in Ihrer inneren Welt wirklich wichtig und erstrebenswert ist. Fallen Ihnen immer wieder aktuelle To-dos ein, schreiben Sie sie auf die Rückseite und drehen Sie das Blatt dann gleich wieder um. Betrachten Sie den Zettel in den nächsten Stunden ab und an – immer von der Seite, die Ihnen wirklich wichtig ist. Und beobachten Sie dabei, wie es Ihnen mit diesen Punkten geht.

Hinter jedem Fenster

»Hinter jedem Fenster sitzt ein Leben, mit eigenen Sorgen und Problemen. Zerplatzte Träume und Visionen, hinter Großstadtreflexionen. Hinter jedem Fenster sitzt ein Leben, dem es nicht anders geht als mir. Mikrokosmos in vier Wänden, in denen ganze Welten existieren«, singt die Schauspielerin und Sängerin Josephin Busch im Refrain ihres Songs »Plattenbau«.

Sie besingt damit ein Thema, das eine ganz heilsame Erkenntnis in Gruppenpsychotherapien ist: Den anderen geht es nicht anders als mir. Hinter jedem Fenster existiert ein eigener Kosmos. Egal, wie weit wir voneinander entfernt sind, geht es uns doch allen ähnlich.

Das erinnert mich sehr an meine Psychosomatik-Gruppen: Zunächst sind sich die Teilnehmer fremd, vielleicht skeptisch, und fragen sich oft, ob jemand sie verstehen kann, da sie doch so eine merkwürdige Wahrnehmung haben. Aber je mehr sich der Einzelne öffnet, desto mehr Ähnlichkeit zeigt sich bei allen Teilnehmern. Alle kennen Kränkungen, Verletzungen, Verfehlungen, aber auch Träume und Hoffnungen. Völlig unterschiedliche Menschen, vielleicht aus unterschiedlichen Kulturen, knabbern innerlich an den gleichen Konflikten und hadern mit den gleichen Lebensherausforderungen.

Der Psychotherapeut und Bestsellerautor Irvin Yalom nennt diese wichtige Erkenntnis in seinem Standardwerk zur Gruppenpsychotherapie[126] die »Universalität des Leidens«. Er schreibt: Nichts, was Menschen tun oder denken, ist anderen Menschen völlig fremd. Das gelte auch für Inzest, Folter, Einbruch, Unterschlagung, Mord, Selbstmordversuche und diverse andere dunkle Seiten. Gesellschaftliche Tabus gäbe es, gerade weil viele solcher unerwünschten und unerlaubten Impulse dem tiefsten Wesen aller Menschen eigen seien.

Vielleicht ist das für den ein oder anderen eine erschreckende Erkenntnis, womöglich auch eine, die lieber abgelehnt wird. Eigentlich kann es uns aber beruhigen, dass niemand wegen seiner Gedanken oder Gefühle oder Süchte ein Aussätziger ist. Allenfalls wird auf den, auf den man mit dem Finger zeigt, etwas projiziert, das prinzipiell auch in der eigenen Psyche vorhanden ist. Wir sitzen alle in einem Boot.

Brachliegen als Chance

Können Sie sich erinnern, wann Sie sich zuletzt nutzlos gefühlt haben? Wann haben Sie etwas nicht verstanden oder gewusst? War das ein unangenehmes Gefühl? Und wenn ja, warum eigentlich?

Ich könnte mir vorstellen, dass es keine gute Erfahrung war, als Sie das Gefühl hatten, nicht zu funktionieren, in dem Sinne, wie es das System und Ihre Umwelt vorsieht.

Immer schneller

Unser Zusammenleben beschleunigt sich ständig. Nicht nur die Märkte müssen wachsen und der Konsum muss weiter steigen. Auch die Genesung von Erkrankungen – so glauben wir – müsse immer schneller vonstattengehen, also könne man das schnell mal erledigen. Noch vor zehn bis 15 Jahren lag man mit einer Erkältung ein paar Tage im Bett und erholte sich. Nach einer Blinddarm-OP blieben Patienten noch einige Tage im Krankenhaus. Jede Oma und jeder Opa weiß, wie wohltuend solche Freiräume sind, wie wichtig es sein kann, versorgt zu werden, um wieder auf die Beine zu kommen.

Doch obwohl wir das alles wissen, drehen wir die Geschwindigkeit ständig hoch. Auch unsere Verfügbarkeit, Leistung und unseren Konsum. Wir leben unser Leben nach Marktprinzipien, die längst auch in der Medizin und der Gesundheitsbranche eine große Rolle spielen. Selbst Psychotherapien sollen immer kürzer und effektiver werden, als ob man mit weniger Geld- und Zeitaufwand mehr Gesundheit erreichen könnte. Das funktioniert natürlich nicht. Wir wissen das, aber spielen trotzdem mit. Ob unsere Erlebnisse und Erfahrungen aus der Corona-Pandemie daran nachhaltig etwas ändern? Mir erscheint das sehr fraglich. Erst wirkte es, als ob die Vollbremsung namens Lockdown neben allen großen Schwierigkeiten auch etwas Heilsames haben könnte. Dann zeigte sich aber, dass ein Herunterfahren für uns weder ökonomisch noch psychisch auszuhalten ist – und sich Unausgewogenheiten in der Gesellschaft dadurch verstärken.

Entschleunigung

Ich halte es für eine wichtige und heilsame Erfahrung, auch nutzlos sein zu dürfen, verschnupft neben leeren Teetassen und einem riesigen Taschentuchhaufen im Bett zu liegen und herumzujammern. Ein Leidenszustand, ob es sich nun um eine depressive Erkrankung, einen Infekt oder eine Magenschleimhautentzündung handelt, ist ein Moment, in dem wir daran erinnert werden, dass wir mit dem Leben wieder neu umgehen müssen. »Eine Krankheit ist kein komischer Befall, den man so schnell wie möglich wieder loswird, sondern ein anderer Seinszustand, der auch immer wieder neue Perspektiven erfordert«, formulierte die Philosophin Ariadne von Schirach in einem Interview mit mir[127] sehr treffend. Wo bleibt unsere Chance, Erfahrungen mit dieser eigenen Andersheit zu machen, wenn alles schnell und effizient sein soll?

Einfach mal brachliegen, ziellos, nutzlos sein dürfen, kann für Patienten etwas sehr Konstruktives sein. Der psychische Notfallmodus und seine körperlichen Auswirkungen können sich so entfalten und auch in der Beziehung zum Therapeuten ausgelebt werden. Ängste, Schamgefühle, Verletzung oder Ärger und Wut müssen nicht gleich »repariert« werden, bevor ihre Herkunft verstanden und die Ursachen betrauert wurden. Der Prozess des Annehmens von eigenem Leid kostet Zeit. Die Seele ist in diesem Punkt trotzig und schert sich nicht darum, ob um uns herum alles immer schneller wird. Ich möchte deshalb eine Lanze brechen für das Brachliegen.

Wenn Patienten mit belastenden Symptomen zu mir kommen, unruhig und angespannt sind, werden sie oft nervös, wenn ich mich auf die Eile nicht einlasse, die sie empfinden. Manchmal sind sie auch verärgert und versuchen, mich in die Verantwortung zu nehmen – für Verpflichtungen, denen sie krankheitsbedingt nicht nachkommen können.

Doch erst durch die scheinbare Nutzlosigkeit, durch das Zulassen der Leerstelle, entsteht ein Raum, um die Dinge zu hinterfragen und sich neu zu justieren. Dann reflektieren meine Patienten ihre eigene Hektik, ihre Ungeduld und den ewigen Druck, den andere ihnen machen. Vielleicht nehmen sie wahr, dass sie viel zu viel auf andere gehört und sich verleugnet haben. Oder sie erkennen, dass sie auf die Lieben um sie herum viel zu wenig eingegangen sind. So kann aus dem Brachliegen ein neues, gesünderes Gleichgewicht erwachsen, das Menschen sich aus innerer Motivation aufbauen – und nicht, weil andere es für sie vorgesehen haben. Deshalb hat Psychotherapie meiner Meinung nach auch absichtslos und ergebnisoffen zu sein; es geht nicht darum, Manuale als ein »Standardvorgehen« abzuarbeiten. Wie eine Reise, auf der Sie sich erlauben, sich treiben und auf eine andere Kultur einzulassen – trotz aller Gefahren und Anstrengungen.

In bestimmten Fällen kann es allerdings wichtig sein, so schnell wie möglich in den gewohnten Alltag, die Verantwortung und den Job zurückzukehren, um sich genau darüber zu stabilisieren – Brachliegen allein ist keine allgemeingültige Lösung für jede Situation oder jede psychosomatische Krankheit. Es ist aber ein viel zu oft verkanntes Grundbedürfnis des Menschen.

Raus aus der Psychosomatik-Falle Nr. 31: Inseldasein versus Kontakt

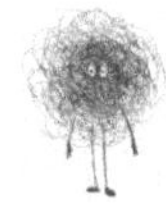

Hier kommen noch ein paar Impulse aus dem Grenzgebiet von Psychosomatik und Philosophie für den Alltag – vielleicht ist ja etwas für Sie dabei:

- Nehmen Sie sich fünf Minuten pro Tag Zeit, sich ruhig hinzusetzen und Ihre Gedanken zu beobachten. Üben Sie, alle Gedanken oder Empfindungen, die auf Sie einprasseln, unbewertet zu lassen. Wie Wolken, die vorüberziehen. Was ist das für ein Gefühl, absichtslos auf die eigenen Gedanken und Körperreaktionen hören zu dürfen?
- Sie haben feste Vorstellungen, wie die Dinge zu laufen haben? Sie vergleichen nicht selten das Verhalten Ihrer Bekannten mit dem besseren Verhalten Ihrer anderen Bekannten? Erwartungen und Vergleiche sind meiner Erfahrung nach ein sicherer Weg in die Unzufriedenheit. Meine leidenden Patienten vergleichen sich ständig und erwarten alles Mögliche von den anderen. Zu Beginn der Behandlung erkennen sie ihre Blindheit für die Überraschungen und den Zauber der Andersartigkeit gar nicht. Was wäre, wenn Sie sich für die Spontaneität des Lebens ein wenig mehr öffnen würden?
- Behandeln Sie gerade solche Personen besonders gut, bei denen es Ihnen zunächst keine Vorteile zu bringen scheint, wie Kinder, Ältere oder Fremde – vor allem aber Menschen, die von Ihnen abhängig sind. Es tut uns selbst gut, wenn wir in kleinen »Machtsituationen« des Alltags gut zu anderen sind und Respekt zeigen – vorbildliches Verhalten erhöht unser Selbstwerterleben.

Wir verstehen immer mehr, dass Teile unseres Gefühlslebens, unseres Denkens und unseres Selbstbildes in Beziehung zu anderen entstanden sind. Wie die Psychosomatische Medizin diesem Umstand bei der Behandlung psychischer und psychosomatischer Erkrankungen gerecht wird, lesen Sie im folgenden Teil.

4. TEIL

Beziehung ist die beste Medizin – so hilft der Psychosomatiker

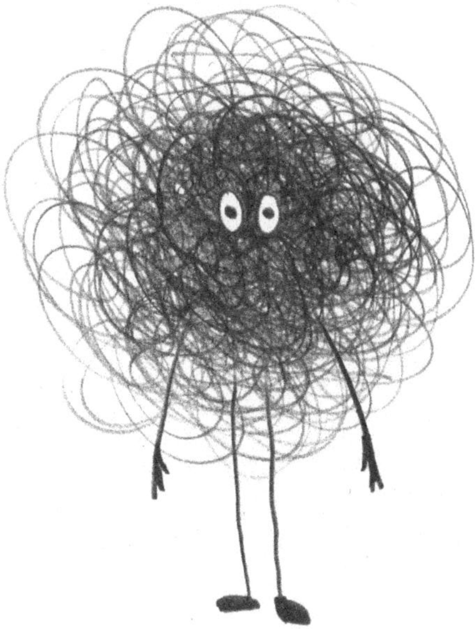

Wann ein Arzt für Psychosomatik helfen kann

Es ist nicht leicht, eine Antwort auf die Frage zu finden, wann Sie zum Arzt gehen sollen, wenn vielleicht »alles nur psychosomatisch« sein soll oder Sie sogar gehört haben: »Sie haben nichts!«

Wann geht jemand zum Arzt, der in den Augen anderer »so weit gesund« ist? Sie merken schon, auch hier gilt es umzudenken, denn nicht jeder Arzt kennt sich gleich gut mit Psychosomatik aus. Das heißt, es ist das Beste, wenn Sie selber entscheiden, wann Sie ärztliche Hilfe benötigen. Denn oftmals sind psychosomatische Leidenszustände von außen nicht so gut zu erkennen wie akute körperliche Krankheitsbilder.

Körperliche Krankheiten erzeugen meist recht typische Symptome, und viele Ärzte sind gut darin ausgebildet, sie zu erkennen. Psychosomatische Leiden sind aber oft leisere Krankheiten, die nicht nach außen dröhnen, innerlich allerdings viel Leidensdruck erzeugen. Dabei machen Patienten mit unklaren Körperbeschwerden, die sich nicht einfach einer organischen Erkrankung zuordnen lassen, mindestens 25 Prozent der Patienten beim Haus- oder Facharzt sowie in den Notaufnahmen aus[128]. Selten ist diese Sache also nicht, nur empfinden viele Patienten und auch Ärzte das Benennen des Problems, wenn es konkret wird, oft als unangenehm.

Falls Sie unter Schmerzen oder Beschwerden leiden und Ihr Haus- oder Facharzt Ihre Fragen nicht mehr beantworten kann, sollten Sie sich psychosomatisch untersuchen lassen. Wenn Sie sich über Ihren Arzt immer wieder ärgern oder die Ursachensuche nur neuen Frust bringt statt Ergebnisse, ebenfalls. Das Gleiche gilt für den Fall, dass Sie unter einer körperlichen Erkrankung leiden, aber in Schwierigkeiten geraten, diese anzunehmen, mit deren Folgen nicht zurechtkommen oder sogar mit Hoffnungs-

oder Perspektivlosigkeit reagieren. Es kann auch sein, dass Sie immer wieder Beziehungsschwierigkeiten haben, privat oder bei der Arbeit, und völlig erschöpft und entkräftet sind. Auch dabei kann es sich um einen Mechanismus der Psyche handeln, der aktiviert wurde und der nun eine Symptomatik aufrechterhält, die sich oft gut mit psychosomatischen und psychotherapeutischen Methoden behandeln lässt.

Ich höre oft von Betroffenen, dass sie sich lange eingeredet haben: »Ich hab ja nichts!« oder auch »Das kann doch nicht psychisch sein«. Nicht selten nehmen Betroffene viel zu viel körperliche Diagnostik in Anspruch. Einer meiner Patienten wurde wegen Schmerzen am Knie über zehnmal operiert – ohne Erfolg. Dahinter standen massive psychische Beschwerden, wie sich durch eine psychosomatische Untersuchung feststellen ließ.

Und ich habe Patienten gesehen, bei denen bereits eine Chronifizierung ihrer psychosomatischen Krankheit bestand: Die psychisch bedingten Beschwerden zogen dann von Organ zu Organ, weil sich das Gehirn und der Organismus an den Krankheitsmodus gewöhnt hatten und darin gefangen blieben, weil die Betroffenen das Ganze nicht aktiv angegangen waren: Arbeitslosigkeit, Frühberentung (2018 wurden 43 Prozent der Berentungen aufgrund psychischer Erkrankungen erlassen[129]), starke Einschränkungen der Lebensqualität und weitere Erkrankungen können die Folge sein. Aufgrund psychischer und psychosomatischer Leiden gibt es in Deutschland eine rasant ansteigende Zahl von Krankschreibungen, die überdurchschnittlich lang andauern. Die Seele ist kein D-Zug.

Weil unsere Gesellschaft noch nicht so weit ist (und es vielleicht auch nicht in absehbarer Zeit sein wird), psychosomatische Erkrankungen genauso ernst zu nehmen wie körperliche Erkrankungen, bitte ich Sie, selbst die Verantwortung zu übernehmen. Suchen Sie einen psychosomatisch versierten Arzt auf, wenn Sie unerklärliche oder schamhaft besetzte Beschwerden haben – egal ob Ihnen jemand suggeriert, das wären bloß Zipperlein und Sie seien überempfindlich.

Exkurs: Psychotherapie ist nicht gleich Psychotherapie

Hier erfahren Sie, was die drei wissenschaftlich fundierten Therapieformen im Detail unterscheidet, die in Deutschland von den Krankenkassen bezahlt werden.

Psychodynamische Psychotherapie: Gruppe von Therapieverfahren, die sich auf das Konzept der Psychoanalyse berufen. Kernmerkmale: Arbeit an unbewussten psychischen Mustern, Fokussierung von zwischenmenschlichen Beziehungen, Steigerung der Selbsterkenntnis. Hierunter fallen die tiefenpsychologisch fundierte Psychotherapie und die analytische Psychotherapie. Es gibt Kurzzeit- und Langzeittherapien, einzeln und in der Gruppe.

Verhaltenstherapie: Eine Reihe von Therapiemethoden, die auf der Lerntheorie und der klassischen Konditionierung beruhen und sich auch zunehmend für das Beziehungsgeschehen und biografische Zusammenhänge öffnen. Typisch sind Übungen zur Veränderung von Verhaltensweisen oder Gedankenmustern. Es gibt eher kurze Einzel- und Gruppenbehandlungen.

Systemische Therapie: Ist gerade in der Einführung als neue Leistung der Krankenkassen. Es wird der Fokus auf soziale Zusammenhänge psychischer Erkrankungen gelegt, die in Familiensystemen eine Rolle spielen können. Die Kommunikationsweise der Betroffenen soll verstanden und verändert werden.

Die Wirksamkeit von Psychotherapie

Die Psychotherapie ist ein elementarer Baustein psychosomatisch orientierter Krankenbehandlungen – also immer dann, wenn Körper und Seele von einer Erkrankung betroffen sind. Nicht selten wird öffentlich mit einer bedenklichen Selbstverständlichkeit propagiert, dass die Psychoanalyse als Grundlage der psychodynamischen Therapieverfahren überholt wäre, zu lange dauere und zu teuer sei.

Das ist ein großer Irrtum, und ich gedenke, auf den folgenden Seiten etwas Aufklärung zu leisten. Denn wissenschaftliche Untersuchungen zeigen das Gegenteil: Psychotherapie ganz generell ist eine hocheffektive Form der Behandlung. Sie hat in Übersichtsarbeiten Effektstärken von 0,73 bis 0,85. Effekte von 0,8 gelten als groß, Effekte um 0,5 als mittel und Effektstärken von 0,2 sind als gering zu betrachten. Um einmal zu vergleichen: Die Effektstärken von heutigen Antidepressiva erreichen laut Untersuchungen Ergebnisse von 0,24 bis 0,31 und spielen damit – bei aller Notwendigkeit in bestimmten Situationen – in einer anderen Liga[130].

Es gibt keinen relevanten Unterschied in der Wirksamkeit von Verhaltenstherapie und Psychodynamischer Psychotherapie[131]. Jonathan Shedler, ein US-amerikanischer Psychoanalytiker, befasst sich ausführlich mit Falschdarstellungen zu den analytischen Therapierichtungen und ihrer angeblichen »Unterlegenheit«. Er hat in einer Zusammenfassung aller zum Studienzeitpunkt verfügbaren randomisierten, kontrollierten Untersuchungen zur Effektstärke der Psychoanalyse Ergebnisse von 0,78 bis 1,46 zusammentragen können. Eine längere Haltbarkeit der Therapieergebnisse und eine weitere Symptomverbesserung noch nach Ende der Therapie konnte gegenüber den auf Lernpsychologie basierten Therapieformen festgestellt werden[132].

Als ich als junger Arzt in Weiterbildung bzw. als Assistenzarzt in der Psychosomatischen Medizin zu arbeiten begann, dachte ich auch, dass die Psychoanalyse kalter Kaffee sei. Erst nach mehreren Jahren Erfahrung auf diesem Gebiet und durch die eigene Selbsterfahrung, der man sich in der Weiterbildung zum Facharzt wie ein Patient unterzieht, wurden mir die komplexen Wirkmechanismen verständlich. Zudem wurden mir dadurch, dass ich selbst in die Patientenrolle schlüpfte, eigene blinde Flecken und unerkannte emotionale Muster bewusst. Das verhilft mir bis heute zu einem unverstellten Blick auf die Patienten und schützt mich vor Fehldiagnosen bzw. irrigen Interpretationen.

Im Institut für psychogene Erkrankungen der AOK in Berlin, an dem ich beinahe seit zehn Jahren tätig bin, wurde bereits in den 1960ern intensiv an der Effektivität psychoanalytischer Therapien geforscht. Annemarie Dührssen, die damalige Institutsleiterin und eine Vorreiterin der leicht zugänglichen Psychotherapie »für jeden, der sie braucht«, fand mit ihren Kollegen heraus, dass durch eine alltagsnahe analytische Psychotherapie die Krankenhausaufenthalte der über 1.000 in die Studie aufgenommenen Patienten, die vor der Therapie erhöht waren, deutlich sanken[133]. 1965 stellten Dührssen und ihr Kollege Eduard Jorswieck fest, dass diese kostensparenden und daher für die Krankenkassen interessanten Befunde auch noch fünf Jahre nach Abschluss der Behandlung Bestand hatten[134]. Nur zwei Jahre später wurde die analytische Psychotherapie aufgrund genau dieser Erkenntnisse zur ersten von den Krankenkassen finanzierten Psychotherapie in Deutschland erhoben.

Kein Wunder, dass Freud-Bashing, also das Lächerlichmachen von Sigmund Freuds ursprünglichen Konzeptualisierungen des Seelenlebens, in der Fachwelt völlig überholt ist[135]. Seine ersten Gedankengebäude wurden längst umfangreich ergänzt und erweitert durch moderne Entwicklungen wie die Ich-Psychologie, die Selbstpsychologie, die Bindungs- und Objektbeziehungstheorie und neuerlich die intersubjektive Psychoanalyse. Viele psychoanalytischen Grundannahmen können heute – soweit überhaupt möglich – durch die Neuropsychoanalyse bestätigt werden[136].

Ich möchte Ihnen noch eine Frage stellen: Was ist eigentlich für Sie ein erfolgreiches Therapieergebnis? Für die meisten gehört die Minderung quälender Symptome dazu, schließlich kommen sie ihretwegen überhaupt in eine Behandlung. Meiner Meinung nach gehören schwierige Phasen zum Leben dazu, und Angstfreiheit wird sich ohnehin nicht erreichen lassen. Umso wichtiger erscheint es, dass die psychodynamischen Verfahren neben den messbaren Therapieergebnissen auch auf ein tieferes Verständnis des Selbst und des anderen abzielen. Denn dies fördert das Führen befriedigender Beziehungen zu den Mitmenschen und den Umgang mit Gefühlen. Sie geht damit deutlich weiter, als eine reine Symptomlinderung in Aussicht zu stellen. Viele Patienten fühlen sich damit in ihrem Menschsein ernst genommen.

Den richtigen Therapeuten finden

Die Psychosomatische Medizin orientiert sich in Deutschland je nach Ausrichtung der Klinik oder Arztpraxis an unterschiedlichen Konzepten und Denkmodellen zur Annäherung an psychosomatische Krankheitsursachen. Wer Hilfe in der Psychosomatik sucht, dem muss klar sein: Die Psyche als ein relevanter Mitspieler bei der Entstehung psychosomatischer Beschwerden kann man nicht per Ultraschall oder Röntgen abbilden. Das diagnostische Instrument ist dabei der Arzt und Psychotherapeut selbst, der durch Wahrnehmen des Gegenübers, seiner eigenen Gefühlsregungen und dessen, was der Patient berichtet, eine Landkarte erstellen kann, wie es in der psychischen Welt des Patienten aussehen *könnte*.

Somit ist jede Diagnose, jedes Denkmodell, jede theoretische Fundierung einer Psychotherapie immer nur eine Annäherung an die Wirklichkeit – mit Hilfe eines Werkzeugs, z. B. eines psychoanalytischen Modells.

Können also alle Therapiewege der Psychosomatischen Medizin für Sie gleich gut zur Besserung Ihrer Beschwerden führen? Ist es egal, ob Sie eine Klinik für Psychosomatik aufsuchen oder zum niedergelassenen Arzt gehen?

Nein, das ist es nicht. Um herauszufinden, was Ihnen hilft, ist wichtig zu verstehen, was die Krankheit ausgelöst haben könnte und wie sie aufrechterhalten wird. Weiterhin ist die Passung zwischen Patient und Arzt oder Therapeut wichtig. Wenn wir jemandem begegnen, löst das viele unbewusste Reaktionen aus – manchmal funkt es und manchmal nicht.

Studien zeigen, dass ein elementarer Teil einer erfolgreichen Psychotherapie darin liegt, dass Patient und Therapeut ein starkes Arbeitsbündnis entwickeln können und mit realistischen, konkreten Zielen an die Arbeit gehen.[137] Das ist sogar entscheidender als das Therapieverfahren.

Außerdem gibt es Zuneigung oder Abneigung für bestimmte Therapiemethoden. Das ist vom Temperament und Charakter des Patienten abhängig, aber auch davon, was in der jeweiligen Lebenssituation bezüglich Familie, Job oder finanziellen Einschränkungen überhaupt möglich ist. Manche Menschen haben keine Lust darauf, sich mit ihren unbewussten Regungen zu befassen, so wie wir es in einer psychodynamischen Psychotherapie machen. Andere mögen es nicht, ein systematisches Therapiemodul durchzuarbeiten, das womöglich genau zu ihrer Erkrankung passt, mithilfe dessen sie ihrer eigenen Sicht auf die Welt aber nicht näherkommen.

Und deshalb ist es gut, dass es viele verschiedene Optionen gibt – Betroffene müssen ihren Weg nur finden und das Suchen und Finden zulassen.

Raus aus der Psychosomatik-Falle Nr. 32: Auf die Passung achten

Zu mir kommen häufig Patienten, die sich wegen psychosomatischer Beschwerden vorstellen und sofort eine Psychotherapie beginnen möchten. Sie fragen sich meist nicht wirklich, ob sie sich im Kontakt mit mir und in der Einrichtung, in die sie kommen, wohlfühlen. Wenn ich diese Überlegung anstoße, sagen sie gerne, es sei ja egal, denn ich sei der Experte und deshalb müsse mein Verfahren funktionieren. Das ist aber eine Falle.

Aus der Forschung ist bekannt, dass eine psychosomatische Behandlung mit der Passung steht und fällt[138]. Darunter versteht man die Möglichkeit, eine tragfähige und belastbare Arbeitsbeziehung

aufzubauen, die nicht bei Problemen gleich zusammenfällt. Hier empfehle ich, klassische Denkmuster zu überwinden und auf die eigenen Gefühle zu hören: Fühle ich mich von einem Arzt oder einem Therapeuten verstanden, fühle ich mich sicher, habe ich das Gefühl, dieser Person vertrauen zu können und möchte ich mich gegenüber dieser Person wirklich öffnen?
Grundvoraussetzung ist natürlich die fachliche Eignung der Person, wobei eine der folgenden Qualifikationen vorhanden sein sollte: Facharzt für Psychosomatische Medizin und Psychotherapie, Facharzt für Psychiatrie und Psychotherapie, Arzt in Weiterbildung eines der zuvor genannten Fachgebiete, Psychologischer Psychotherapeut, Psychotherapeut in Ausbildung, Ärztlicher Psychotherapeut.

Der LEGO-Kasten der Psychosomatik

Wie behandeln nun Ärzte im Fachgebiet Psychosomatische Medizin und Psychotherapie Erkrankungen? Bevor ich diese Frage beantworte, ist mir ganz wichtig, noch einmal festzuhalten, dass bei sehr vielen erkrankten Menschen die Psyche eine gewisse Bedeutung hat. Es können also fast alle Krankheiten psychosomatisch (mit-)behandelt werden. Das ist bei einigen Erkrankungen ausgeprägter, wie bei Essstörungen, Angsterkrankungen und somatoformen Störungen, und bei anderen in geringerem Umfang wichtig, wie bei gebrochenen Armen, Allergien oder bei Infekten.

In der Psychosomatischen Medizin ist der Zugang zum kranken Menschen entscheidend. Die Art und Weise, *wie* die Tür geöffnet wird, steht in vielen Fällen im Vordergrund, da psychosomatische Beschwerden der Verleugnung von Emotionen Vorschub leisten können – und da heißt es, behutsam zu sein.

Das Spezialgebiet, auf dem wir Ärzte für Psychosomatik – was die praktischen Fähigkeiten anbelangt – herausragend sind, ist die Psychotherapie. Ich habe bereits beschrieben, warum ich sie für so entscheidend halte. Weil aber dabei die Grundlage der körperlichen Medizin nicht vernachlässigt werden darf, ist sie eine Erweiterung der Behandlungsmöglichkeiten. Mich erinnert die Psychosomatik an einen LEGO-Baukasten, aus dem je nach Patient und Anforderungen unterschiedliche Steine herausgenommen werden.

Raus aus der Psychosomatik-Falle Nr. 33: Die Gefahr der Stigmatisierung

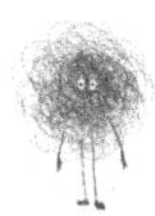

Von Stigmatisierung spricht man, wenn Menschen aufgrund bestimmter äußerer Merkmale wie »Der rennt immer zum Arzt, ist aber gesund« in einen Topf geworfen werden, der einen negativen Namen bekommt – zum Beispiel »die Psychos«. Stigmatisierte werden dann hauptsächlich aufgrund dieser Bewertung von anderen wahrgenommen, als einer von diesen eingebildeten Kranken. Betroffene haben in der Regel keine Chance, durch andere gute Eigenschaften oder Fähigkeiten dieses Etikett loszuwerden.
Bei Patienten, die psychosomatische Hilfe in der Klinik oder in einer Arztpraxis annehmen, findet Stigmatisierung definitiv statt, und zwar häufig sehr leise und subtil. Arbeitgeber, Freunde und Bekannte nehmen psychosomatische Krankheiten oft nicht so ernst wie körperliche. Gerade länger dauernde psychosomatische Reaktionen nach Krankheiten wie einem Herzinfarkt werden häufig nicht

akzeptiert: »Wieso kommt der Kollege nicht wieder? Der genießt wohl seine Krankschreibung und nutzt seinen Krankenstand aus«, ist da schon mal zu hören.

Die nachweislich sehr effektive Behandlungsform der Psychotherapie wird immer wieder als unnütz oder allenfalls als Auffangbecken für schwache Charaktere degradiert oder mit Freud-Witzen weggelacht. Auch in Wochen- oder Tageszeitungen geht es selten um die gängigen Konzepte rund um psychosomatische Krankheiten; Betroffene werden stattdessen als eine wehleidige und besonders empfindliche Patientengruppe dargestellt[139].

Was tun? Falls Sie krank sind, ist es wichtig, den Schritt dennoch zu machen und im Bewusstsein dieser Gefahren Hilfe in Anspruch zu nehmen. Jeder, der selbst zum Betroffenen wird, versteht, dass auch psychosomatische Erkrankungen Leidensdruck erzeugen, den keiner auf Dauer verleugnen und einfach übergehen kann. Sie erfahren zudem, was wirklich hilft: die Erkrankung ernst zu nehmen. Die Gefahr der Stigmatisierung *darf* einfach niemanden davon abhalten, zum Arzt zu gehen. Aber zu lernen, mit der Abwertung oder Geringschätzung anderer umzugehen, wird ein Teil des Weges sein müssen.

Ich empfehle, lieber dreimal zu überlegen, wem gegenüber Sie Ihre Krankheit offenbaren – und bei jedem Zweifel alles erst mal für sich zu behalten. Der Beginn einer psychosomatischen Behandlung ist Ausdruck von Einsicht und der Übernahme von Selbstfürsorge – das erfordert sehr viel Mut. Eigentlich müsste das von anderen hoch geschätzt werden, wenn unsere Gesellschaft im Lot wäre.

Erster Baustein: Körpermedizin

An erster Stelle steht immer die körperliche Abklärung von Symptomen, oft in Zusammenarbeit oder Absprache mit anderen Fachgebieten. Sie bzw. Ihr Körper ist dabei ein Forschungsgegenstand, den der Arzt erkundet: Labor und Organstrukturen im CT (Computertomografie) oder Ultraschall geben handfeste Hinweise auf Erkrankungen der Organe.

Die naturwissenschaftlichen Daten sind aber nur ein kleiner und sehr spezieller Teil des Ganzen. Es ist wichtig, sie zu kennen, doch sie bilden die Wirklichkeit nur zu einem Teil ab. Die Faktenlage ermöglicht es, innerhalb der modernen Medizin gezielt mit Medikamenten, Operationen, Sport und Lebensstiländerung auf die biologischen Prozesse der Erkrankung einzuwirken; auf andere, ziemlich große, aber versteckte Einflussbereiche hat sie keinen Zugriff. Deshalb erweiterte die Psychosomatische Medizin ihr Menschenbild um folgende drei LEGO-Bausteine.

Zweiter Baustein: Identität

Die Einführung des Subjekts in die Medizin haben wir Vertretern wie den Psychosomatikern Georg Groddeck und Viktor von Weizsäcker zu verdanken. Subjektivität in der Medizin heißt, das Denken, Fühlen und Empfinden, die Meinung des Patienten in Bezug auf seine Erkrankung oder Gesundheit wichtig zu nehmen und die persönliche Bewertung und Ausrichtung des Kranken auf die Welt miteinzubeziehen.

Wir psychosomatisch orientierten Ärzte betrachten den Körper unserer Patienten als Aspekt der Leiblichkeit, also als Ausdruck der eigenen Identität, mit allen Marotten und Eigenheiten.

Der lebendige Körper ist nämlich viel mehr als ein funktionierender Organismus – er zeigt eine Menge über seinen Besitzer: über die Körperhaltung, die Mimik, den Leibesumfang. Darüber lässt sich ablesen, wie es einem Menschen gerade geht und was ihn beschäftigt. Der Körper ist für Psychosomatiker nicht nur Untersuchungsobjekt, sondern hat ein Eigenleben. Der Patient wird als Wesen begriffen, das auf seine Lebensgeschichte ausgerichtet ist und auf die Welt um sich herum mit unbewussten Bedürfnissen und Fantasien reagiert, die in Sprache oder Körpersprache ihren Ausdruck finden. Die Identität eines Patienten speist sich aus dem, was er erlebt hat, gibt ihm einen Sinn, und er erzählt seine Geschichte auf eine ganz persönliche Weise. Ich erlebe immer wieder bei meinen Patienten, dass sie eigene, teils unbewusste Theorien und Überzeugungen haben, weshalb sie krank wurden.

Diese Storys, die Betroffene über sich selbst erzählen, sind in der Psychosomatik wichtig, weil sie nicht selten ein Schlüssel zu einem neuen Verstehen sind und dem Patienten dabei helfen können, einen eigenen, stimmigen Umgang mit Lebensherausforderungen, Verlusten und Gefühlen zu finden.

Dritter Baustein: Die Arzt-Patienten-Beziehung

Um einen psychosomatischen Zugang zu einem Patienten zu finden, ist ein dritter Baustein entscheidend: die Beziehungsebene.

Wir alle sind innerlich intensiv mit Beziehungen beschäftigt. Die Kollegin, die Freundin, der Nachbar, die Frau vom Bäckerladen – immer wieder gibt es Sequenzen, die uns zu denken geben oder die wir versuchen zu verstehen.

Jede Lebensgeschichte ist eine zu großen Teilen bewusst und auch unbewusst abgespeicherte Geschichte von Beziehungen, die den Charakter mitbilden. Einiges von dieser Geschichte können wir gar nicht in Worte fassen, denn in den ersten anderthalb bis zwei Jahren konnten wir noch gar nicht sprechen. Die Erinnerungsspuren sind aber im körperlich-vegetativen Gedächtnis gespeichert und äußern sich manchmal in Angst oder anderen Körpersymptomen, in der Gestik oder im unbewussten Wiederholen von frühen Situationen. Ganz besonders trifft dies für traumatische Erfahrungen zu, die tief in der Persönlichkeit gespeichert werden.

Unsere Beziehungserfahrungen wirken sich ebenso in der Beziehung zwischen Patient und Arzt aus, weil die starke Abhängigkeit vom helfenden Arzt alte Reaktionsmuster mobilisiert. Für mich ist die Arzt-Patienten-Beziehung ein wichtiges Werkzeug, um an die Kränkungen und Verletzungen meiner Patienten heranzukommen.

Vierter Baustein: Kulturelles

Der vierte große Baustein ist die Prägung durch unser soziales Umfeld und die Kultur, in der wir groß werden. Für den Umgang mit Krankheit ist es ein riesiger Unterschied, ob wir in den 1980er-Jahren mit der wachsenden Gesundheits- und Lebensmittelindustrie in Deutschland aufgewachsen sind oder in China oder in einem arabischen Land.

Der Umgang mit kranken Menschen und somit das soziale Signal, das eine Krankheit aussendet (wie zum Beispiel Bedarf an Schonung oder Bedarf an Versorgung), ist in den verschiedenen Kulturen und Generationen sehr unterschiedlich. In unserer mitteleuropäischen Kultur herrscht meist eine eher passive Heilserwartung an die mächtige Medizin, die möglichst schnell helfen möge, um dem Betroffenen zu seiner üblichen Leistung zu verhelfen. Es gibt das Hinterkopfwissen in unserer Kultur, dass da ein soziales Netz vorhanden ist, das dauerhaft Erkrankte auffängt und ihnen die Teilnahme an der Gesellschaft sicherstellt. Dieses Wissen kann neben der damit verbundenen Sicherheit *auch* zu einem Festhalten an der Krankenrolle führen, die dann die eigene Versorgung sichert oder umgekehrt zu Scham- oder Schuldgefühlen führt, wenn auf die Unterstützung der Allgemeinheit gezählt werden muss.

Die psychosomatische Behandlung

Möglicherweise wurden Sie von Ihrem Hausarzt zum Psychosomatiker überwiesen oder haben sich selbst auf die Suche gemacht. Fachärzte für Psychosomatische Medizin und Psychotherapie haben trotz ihrer medizinischen Fundierung und ihrer Kenntnisse in medikamentöser Therapie psychischer Erkrankungen ihren Schwerpunkt im Bereich der Psychotherapie. Daher bekommen Sie hier ein Angebot an Einzel- oder Gruppenpsychotherapien, die über längere Zeit angewendet werden und bei vielen psychosomatischen Erkrankungen und psychischen Mitbeteiligungen von körperlichen Erkrankungen gut wirken. Auch psychotherapeutische Praxen, die von psychologischen Psychotherapeuten geführt werden, sind eine empfehlenswerte Anlaufstelle.

Zu Beginn jeder Behandlung wird der Betroffene zunächst sehr genau seine Beschwerden schildern. Ganz wichtig ist dabei, dass wir Ärzte uns genügend Zeit nehmen und das auch vorher festlegen, damit der Zeitdruck keine Rolle spielt, den Sie vielleicht von Arztbesuchen anderer Fachrichtungen kennen. Es ist natürlich ein großes Privileg, dass wir so viel Zeit für unsere Patienten haben. Termine zwischen 30 und 50 Minuten Dauer sind nichts Ungewöhnliches. Manchmal bin ich erstaunt, was meine Kollegen anderer Fachgebiete schon herausbekommen haben, wenn sie mir Patienten überweisen. Ihre zur Verfügung stehende Zeit besteht ja häufig nur in einem Bruchteil, weil es das Gesundheitssystem (aktuell) so vorgibt.

Das Ziel in der Psychosomatik ist es, über den biologisch-wissenschaftlichen Zugang hinaus die körperlich-seelischen Krankheitsprozesse ans Tageslicht zu bringen und verändern zu können. Ganz praktisch betrachtet ist es meist der erste Schritt, ein inneres Leiden wie ein Trauma, einen Konflikt oder Beziehungsstörungen ausdrücken zu können. Weil die Psyche gerne Abwehrarbeit leistet, um uns zu stabilisieren, sind die seelischen Wunden oft gut versteckt hinter einer stabilen Fassade. Doch im sicheren Rahmen einer psychosomatischen Behandlung versuchen wir unseren Patienten dabei zu helfen, auch diese Teile zuzulassen. Das gelingt manchmal besser mithilfe von gemalten Bildern, Musik oder Bewegung anstatt über das gesprochene Wort. Unsere Sprache wird häufig in der Psyche zensiert, und wir sind dann gehemmt, unsere seelischen Wunden zu zeigen. Daher können wir auch auf Gruppenpsychotherapie, Sport und Bewegung, Kunsttherapie, Ergotherapie, Gartentherapie, Musiktherapie, Krankengymnastik, Selbsthilfegruppe, Essgruppe, Bezugspflegegespräche, Entspannungsübungen und vieles mehr zurückgreifen.

Exkurs: Was gute Therapeuten auszeichnet

Ein guter Therapeut baut Brücken und versucht erst einmal, mit jedem Patienten, so wie er ist, zurechtzukommen; er zeigt Neugier und schlägt keine Türen zu.

- Ein guter Therapeut befriedigt nicht eigene Bedürfnisse durch den Patienten, z. B. nach Anerkennung oder Nähe.
- Ein guter Therapeut scheut sich nicht, sich punktuell auch selbst zu öffnen, wenn er dies im Sinne seines Patienten tut.
- Ein guter Therapeut macht seine Methode transparent und beantwortet dem Patienten alle aufkommenden Fragen dazu.
- Ein guter Therapeut macht deutlich, dass er keinen direkten Einfluss auf die Heilung der Krankheit hat, sondern Werkzeuge zur Verfügung stellen kann, während der Betroffene diese selbst anwendet.
- Ein guter Therapeut bricht große Therapieschritte auf kleine realistische Happen herunter und bringt so Realität in die Erwartungen der Patienten.
- Ein guter Therapeut vermittelt Hoffnung, erzeugt eine positive Perspektive auf den Krankheitsverlauf und ermutigt zu Offenheit.
- Wie beim Friseur macht der Psychotherapeut immer nur das, was der Patient möchte und wozu er seinen Auftrag gegeben hat.

Das passiert beim Psychosomatiker

»Psychosomatisch« ist kein Begriff für ein Sammelbecken unklarer Krankheitsbilder. Auch für psychosomatische Erkrankungen existieren klare Kriterien, anhand derer Diagnosen gestellt oder ausgeschlossen werden können. Es gibt, wie beschrieben, sehr viele Ärzte in allen medizinischen Fachgebieten, die sich gut mit Psychosomatik auskennen und ihre Patienten rechtzeitig auf die weitere Diagnostik vorbereiten. Im Folgenden beschreibe ich, wie ich bei einem neuen Patienten vorgehe.

Erstgespräch

Im ersten Termin geht es darum, mit welchen Beschwerden oder Anliegen der Patient kommt, was er selbst denkt, woher seine Beschwerden kommen könnten und was er bereits versucht hat, dagegen zu unternehmen. Weiter interessiert mich, wie lange er sich schon krank fühlt, ob es früher körperliche oder psychische Erkrankungen gab, ob er Suchtmittel einnimmt, wovon er lebt und ob er Familie hat. Und was ihm große Freude bereitet im Leben.

Mit diesen Eckpunkten lässt sich ganz gut einordnen, ob der Patient in der Psychosomatischen Medizin richtig ist. Wenn ja, nehmen wir uns drei oder vier Termine Zeit, um uns gründlicher mit seiner Gesundheit zu befassen. Dabei schauen wir gemeinsam, was bereits an körperlicher Diagnostik erfolgt ist und ob hier etwas zu vervollständigen ist.

Dann beziehe ich – anders als in anderen medizinischen Fächern – die soziale und psychische Dimension und dabei ganz konkret die subjektive Sichtweise des Patienten mit ein. Dabei ist eine Sache ganz wichtig: Wir alle haben mit unseren Mustern und unseren Prägungen zu tun. Niemand wächst in einem neutralen oder »normalen« Umfeld auf – es gibt immer Besonderheiten. Es geht nun darum, die Ursache für die aktuell plagenden Symptome zu finden.

Biografie

Deshalb ist es ganz wichtig, nach dem Auslöser zu suchen, der die bisherige Abwehr der Krankheit ins Fallen gebracht hat. Meistens gibt es eine negative oder positive Veränderung im Leben des Patienten, die den Stein erst ins Rollen gebracht hat. Ich möchte also etwas über die Lebensgeschichte des Patienten wissen und herausfinden, wie die Welt durch seine Brille aussieht – und wie das auslösende Ereignis durch seine Brille ausgesehen haben muss. Es ist interessant, was für Ereignisse das manchmal sind und wie normal diese meistens sind: eine kleine Konkurrenzsituation bei der Arbeit, die Versuchung, etwas Kriminelles zu tun, die anstehende Hochzeit. Innere Kompromisse, die bisher ausgehalten werden konnten, kommen dadurch mit einem Mal ins Wanken.

Rollenwechsel

Als Untersucher in der Psychosomatik muss ich wechseln können zwischen Distanzierung und beobachtender Betrachtung einerseits, sodass ich den psychischen Befund erheben kann über den Antrieb des Patienten, wie seine Bewegungen, seine Mimik und seine Stimmungslage sind, und auf der anderen Seite einer einfühlenden, empathischen Sichtweise, in der ich mich auf die Wirklichkeit des Patienten und zwischenzeitlich auf eine Verstrickung zwischen ihm und mir einlasse. Gerade prägende Beziehungserfahrungen aus der sehr frühen Kindheit sind nicht in Sprache zu fassen, sondern vielmehr in Form von Organfunktionen und mimischen Reaktionen körperlich verankert.

Ganz wichtig ist, dass es bei der psychosomatischen Diagnostik nicht darum geht, dem Patienten eine Interpretation überzustülpen. Ich bin deshalb auch auf den Patienten angewiesen, gemeinsam mit mir zu überlegen, wie inneres Erleben, Symptome und biografische Erinnerungen mit dem vorliegenden Problem zu tun haben könnten.

Beziehungsfokus

Bereits während der Diagnostik liegt der Fokus ganz stark auf der Beziehung zwischen Patient und Arzt. So wie der Orthopäde sich dem Rücken zuwendet und der Hautarzt sich mit der Haut beschäftigt, achtet der Psychosomatiker vor allem auf das Beziehungssystem.

»Beziehungen im Sinne von Interaktion, Sprache, nonverbaler Kommunikation stellen das menschliche ›Organ‹ dar, das Psychosomatik in besonderer Weise untersucht.«[140] Dieses Zitat aus einem renommierten Psychosomatik-Lehrbuch beschreibt gut, wie ungewöhnlich – gemessen am sonst üblichen medizinischen System in Deutschland – die ärztliche Arbeit ist, die wir mit unseren Patienten tun. Es sind Körper und Psyche, die wir betrachten, aber es sind vor allem die Beziehungen, auch die Beziehung zu mir als behandelndem Arzt, die uns zu den bedeutsamen Konflikten, strukturellen Fähigkeiten, Defekten und Traumata führen, die die Gesundheit des Patienten aus dem Gleichgewicht bringen und gebracht haben.

Bei der Diagnostik geht es auch darum, eine korrekte Diagnose zu stellen. Es stellt sich aber ganz praktisch die Frage, ob der Patient mit mir im Rahmen einer Einzel- oder Gruppenpsychotherapie zusammenarbeiten kann und möchte. Und damit muss ich für mich herausfinden, ob ich dem jeweiligen Patienten mit meinen Mitteln weiterhelfen kann (oder ob ich eine Therapieform kenne, die das vermag). Dabei muss ich die Fähigkeit haben, auch mit Menschen, die gerade krankheitsbedingt destruktive Elemente in den Kontakt einbringen, zurechtzukommen und immer wieder die Brücke aufzubauen, die eine bessere Beziehung möglich macht.

False Memory

Inzwischen ist bekannt, dass sich unsere Erinnerungen mit der Zeit leichter verfälschen, als wir denken. Ereignisse, die gar nicht stattgefunden haben, können sogar in jemanden »hineingefragt« werden. Unter diesem Aspekt erscheint die Arbeit mit biografischen Erinnerungen gar nicht besonders sinnvoll, da man nicht herausfinden wird, wie etwas wirklich abgelaufen ist.

Für eine Psychotherapie sind Erinnerungen ohnehin nicht so entscheidend. Natürlich ist die Erinnerung ein Konstrukt in der Psyche des Patienten. Aber ich bin kein Kriminalist, der untersuchen muss, was wirklich passiert ist. Mit der Lebensgeschichte des Patienten beschäftige ich mich streng genommen nur als Mittel zum Zweck. Ich möchte mit ihm gemeinsam verstehen, welche Brille er aufhat, wie er die Welt heute erlebt. Wir zeichnen sozusagen eine Landkarte, um nachzuvollziehen, mit welchen bewussten und unbewussten Erinnerungsspuren er Informationen verarbeitet, welche Bedeutung er Erlebnissen zuschreibt. Der gesamte Fokus der Veränderung liegt auf dem Heute und auf der Zukunft. Es wäre naiv zu glauben, eine Erinnerung würde eins zu eins die Realität abbilden; sie sind vielmehr komplexe Konstruktionen aus psychischen Instanzen und aktuellen Motivationslagen. Als Patient sollte man aufhorchen, wenn es beengend konkret wird und ein Therapeut ein offenbar erinnertes Ereignis mit einem Problem direkt verbindet. Wie im Traum auch sind sicher oft Erinnerungsspuren vermischt mit aktuellen Erlebnissen, Verwechslungen und Verkennungen in dem, was wir für die Vergangenheit halten. In der konkreten Untersuchung wie auch in einer Psychotherapie kann es weder darum gehen, allein in der Fantasie die entscheidende Bedeutung zu finden und auch nicht darum, alle freien Einfälle und inneren Bilder gleich zu verwerfen, weil sie nicht beweisbar sind. Die Erkenntnis und das Verstehen des eigenen Lebens liegen irgendwo dazwischen.

Bereits in der diagnostischen Phase versuchen wir, eine Verstehbarkeit der eigenen Situation herzustellen, die Selbstwahrnehmung zu schärfen, Bewältigungsmöglichkeiten zu entdecken (die verschüttet waren), Vorsorge zur Verhütung weiterer negativer Konsequenzen zu treffen und Sinnstiftung für das eigene Leben wieder in den Mittelpunkt zu rücken. Besonders wichtig ist es aber auch, wenn man sich auf den Weg einer (wie auch immer gearteten) Therapie macht, für emotionale Unterstützung im Alltag zu sorgen. Die Stichworte sind: Aufbau eines sozialen Netzes, an einem sicheren Ort zur Ruhe kommen können, andere um Unterstützung bitten, für sich selber sorgen lernen und Schaden konsequent von sich abwenden.

Bei der psychosomatischen Diagnostik sind Geduld und die Bereitschaft wichtig, erst einmal verstehen zu *dürfen* und zu *wollen.* Wenn wir Symptome weiter nur als störend sehen, die so schnell wie möglich weggehen sollen, bleiben wir im Hamsterrad und kommen nicht aus der Falle. Die Falle besteht übrigens genau darin, den Körper als Sackgasse der Psyche zu betrachten, in der man nicht wenden kann. Vielmehr müssen wir vom Symptomkreislauf und der Angst und Ungeduld hin zu einem eigenen, emotionalen Verständnis für uns selbst, unsere Geschichte und die aktuelle Krise, um die notwendigen Schritte einzuleiten. Die Notwendigkeit einer Weiterentwicklung ist eine Herausforderung, die womöglich lange unerkannt blieb.

Das passiert in der Klinik

»Nein, bloß nicht ins Krankenhaus!« Das höre ich oft, wenn ich mit meinen Patienten in der ersten Sprechstunde die Möglichkeit der Behandlung in einer psychosomatischen Akut- oder Rehaklinik ins Gespräch bringe. Ich kann das gut verstehen. Krankenhäuser rufen viele Ängste hervor, die Kontrollverlust, Fremdenangst, Furcht vor Organverlust oder Separationsangst (von den Liebsten getrennt zu sein) heißen und oft eine Aktivierung unserer frühesten Kindheitsängste bedeuten. Manchmal spielen auch Befürchtungen dahingehend eine Rolle, dass Patienten in der Psychosomatik gegen ihren Willen behandelt würden. Dort seien nur Verrückte, und der Stempel »psychisch krank« wäre nie wieder abzuwaschen.

Das ist alles nicht der Fall. Psychosomatische Abteilungen sind zwar meist Teil größerer Krankenhäuser mit mehreren Abteilungen, aber sie sind wohnlicher und behaglicher als andere Krankenhausabteilungen eingerichtet, der Umgang ist meiner Erfahrung nach angenehm und wertschätzend.

Erstaunlich ist, wie verändert der Eindruck meiner Patienten *nach* einer psychosomatischen Behandlung im Krankenhaus ist. Nicht nur der Eindruck, sondern auch das Selbstgefühl. Meistens haben sie auf der Station, im Umgang mit anderen Patienten und mit dem Pflege- und Therapeutenteam ein Gefühl der Geborgenheit erlebt, was eine starke Angstminderung bedeutete.

Ich selbst habe in meinen Jahren als Stationsarzt in der Psychosomatik oft Neuankömmlinge gesehen, die voller Angst und Verhärtung waren und ihren Symptomen und ihrem Leidensdruck kaum Worte geben konnten. Sehr oft haben diese Menschen kreativtherapeutische Methoden wie Töpfern, Malen oder Tanzen für sich entdecken können und sich nach langer Zeit wieder ein wenig mehr mit sich selbst verbunden gefühlt – und in ihnen ist etwas in Bewegung gekommen.

Eine stationäre Behandlung in der Klinik ist sinnvoll, wenn die eigenen Probleme der Sprache noch gar nicht zugänglich sind und beim Betroffenen große Angst auslösen. Die Geborgenheit der Station hilft oft sehr dabei, dem Patienten genügend Schutz für eine Therapie zu geben. Hier findet er Raum für eine Therapie, auch wenn ihn Überlastung oder Konflikte im eigenen Zuhause immer wieder in Richtung Krankheit ziehen würden. Bei körperlichen Begleiterkrankungen kann in Zusammenarbeit mit anderen Abteilungen oft sehr gut auf mehreren Ebenen parallel gearbeitet und behandelt werden. Außerdem gibt es Krankheiten, die sich besonders gut im Krankenhaus behandeln lassen. Beispiele sind Essstörungen wie Magersucht oder krankhaftes Übergewicht. Im Krankenhaus lässt sich direkt am gestörten Verhalten ansetzen. In einer therapeutisch geleiteten Essgruppe besteht eine realistische Chance, die Magersucht oder Esssucht zu verändern.

Natürlich gibt es dazu auch Gegenstimmen. Ich persönlich finde es bei vielen Symptomen zunächst einmal wichtig zu verstehen, wofür sie stehen. Aber eine Behandlung in der Arztpraxis mit ein bis zwei Terminen pro Woche kann beispielsweise bei schweren Essstörungen unzureichend sein. Die Magersucht ist eine gefährliche Erkrankung, die man schnell und gezielt behandeln sollte, und auch die Adipositas führt zu diversen lebensverkürzenden Komplikationen, wenn sie Diabetes, einen Herzinfarkt oder Schlaganfall nach sich zieht.

Anders sieht es aus, wenn Patienten bereits therapeutische Schritte unternommen und eine Verhaltensänderung über einen mehrwöchigen Klinikaufenthalt eingeleitet haben und es nun um eine Verfestigung dieses Erfolgs geht. Um einen dauerhaft gesünderen Umgang mit der Nahrungsaufnahme zu etablieren, ist eine anschließende ambulante Psychotherapie bei Essstörungen auf jeden Fall Gold wert.

Raus aus der Psychosomatik-Falle Nr. 34: Kreative Prozesse und Sprache für sich nutzen

»Ach, einfach nur sprechen – das mache ich ja auch in meiner Stammbäckerei!« oder »In der Klinik wird nur gebastelt und die Füße in Lavendel gebadet« – das sind häufige Aussagen von Menschen, die erstmals mit Therapiemodulen der Psychosomatik in Kontakt kommen. Ich kann es nachvollziehen. Denn es ist trotz aller wissenschaftlichen Erkenntnisse doch befremdlich, dass Reden, Basteln und Füßebaden von den Krankenkassen bezahlte Medizin sein sollen.

Und doch sind sie es. Das alles wirkt als »multimodale Therapie«, also als eine Therapie mit vielen einzelnen Bausteinen, in Kombination am besten. Kunsttherapeutische Elemente auf der psychosomatischen Krankenstation haben eine positive Auswirkung auf das körperliche und emotionale Befinden der Patienten[141]. Alle therapeutischen Ansätze, die mit Kreativität arbeiten, fördern das Erspüren miteinander in Konflikt stehender Empfindungen, die oft unerwünscht sind und verdrängt wurden. Sie helfen auch, traumatische Erinnerungen sichtbar zu machen und dem Betroffenen auf einer Ebene näherzubringen, auf der sich damit arbeiten lässt. Auch Selbstfürsorge mit Fußbädern, Einreibungen und andere Rituale – vom Pflegepersonal angeleitet – können Menschen bewusst machen, wie sehr sie einen inneren Mangel aus früheren Zeiten mit sich herumtragen. Betroffene lernen, Heilungsprozesse zu erlauben.

Körper und Seele brauchen Zeit. Um als Betroffener aus der Falle zu kommen, tut man gut daran, sich schrittweise einzulassen.

Die Geheimnisse der Psychotherapie

Im Folgenden erkläre ich Ihnen mehr dazu, wie eine Psychotherapie abläuft, wie sie wirkt und was zu bedenken ist, bevor Sie sich auf diese Reise begeben.

Die Macht der Worte wird immer wieder bezweifelt, da wir ja schließlich auch mit der besten Freundin und dem Arbeitskollegen sprechen, dabei aber keineswegs von Krankheiten befreit werden. Eine Psychotherapie ist in der Tat etwas anderes – ich versuche Ihnen das in diesem Kapitel zu erklären.

Um direkt in das Thema »Therapeutischer Prozess« einzusteigen, möchte ich Sie in die Vorbereitungen zum Aufbau einer Mars-Kolonie einladen:

Exkurs: Wie ich jemanden in 24 Stunden zum Psychotherapeuten ausbilden würde

Bitte folgen Sie mir in dieses Szenario: Die Welt ist kurz vor dem Untergang, und wir können als letzte Rettung unserer Spezies eine Mission mit zehn Personen in einem Raumschiff auf den Mars schicken. In zwei Tagen startet die Rakete, und meine Aufgabe ist es, einen der zehn Teilnehmer innerhalb von 24 Stunden zum Psychotherapeuten auszubilden, sodass er die hoffentlich wachsende

Menschenpopulation auf dem Mars behandeln und neue Kollegen ausbilden kann.

Ich verabrede mich mit meinem Schüler, gemeinsam innerhalb von 24 intensiven Stunden eine schwere, aber bewältigbare Aufgabe zu lösen – wir bauen in freier Wildbahn nur mit Naturfundsachen eine Hütte. Dabei lasse ich ihm viele Gestaltungsfreiräume, aber zeige ihm deutlich, dass ich jederzeit hinter ihm stehe und ihn unterstütze. Während wir Stöcke, Laub und Steine für unsere Hütte sammeln, sprechen wir über unser Ziel: die kleine selbst gebaute Hütte. Wie wird es sein, was machen wir damit? Wovor schützt uns das Häuschen? Wenn mein Schüler sich mir öffnet und seine Wünsche mit mir teilt, bemühe ich mich, seine Brille aufzusetzen und die Welt durch seine Augen zu sehen, um mich in ihn einzufühlen. Wenn die Hütte fertig ist, genießen wir es, das Ziel erreicht zu haben, und machen uns bewusst, welche Bedeutung unsere Zusammenarbeit für die Zielerreichung hatte. Gibt es während unserer Zusammenarbeit Enttäuschungen und kleine Risse in der Beziehung, versuchen wir sie zu kitten.

Sie fragen sich, weshalb das eine Schnellausbildung zum Psychotherapeuten sein soll? Ganz einfach, weil mein Proband nun die am intensivsten erforschten Wirkfaktoren einer psychotherapeutischen Behandlung kennengelernt und selbst erfahren hat. Am besten untersucht und als sehr wirkstark bekannt ist die »Allianz«, also das Bündnis von Patient und Therapeut – vor allem in der ersten Phase einer Behandlung[142]. Mit einem guten Bündnis ist das erfolgreiche Therapieergebnis direkt verbunden. Die Hirnforschung kommt zum gleichen Ergebnis: Eine therapeutische Allianz gleicht aus neurobiologischer Sicht einer Bindungshormon-Party im Gehirn. Wenn sich zwei Menschen aneinander gebunden fühlen und vertrauensvoll miteinander umgehen, wird das von einer Ausschüttung des Bindungshormons Oxytocin begleitet, das antidepressiv wirkt[143].

Für den Therapeuten ist es wichtig, sich in den Patienten einfühlen zu können, also empathisch zu sein. Beide Parteien sollten sich über die Ziele der ganzen Unternehmung einig sein.

In unserem Crashkurs haben wir uns darauf eingeschworen, eine Hütte zu bauen, und die positiven Erwartungen in den Vordergrund gestellt – genau das wirkt.

Der nun blitzausgebildete Kollege kann sich an einsamen Mars-Abenden noch mit den spezifischen Komponenten der Psychoanalyse oder Verhaltenstherapie vertraut machen. Das führt zu weiteren nachweisbaren Effekten einer psychotherapeutischen Behandlung, aber in viel geringerem Maß als lange gedacht.

Wenn wir uns mit den Geheimnissen der Psychotherapie beschäftigen, ist eine entscheidende Frage, wie intensiv Menschen sich gegenseitig beeinflussen können.

Die Droge Arzt

»Das am allerhäufigsten eingesetzte Heilmittel ist der Arzt selber«, sagte der Psychoanalytiker Michael Balint 1957. Der inzwischen verstorbene ungarische Arzt engagierte sich dafür, ein Stück Psychotherapie in die normale und alltägliche ärztliche Praxis einzuführen.[144]

Menschlichkeit

Vor einiger Zeit war ich mit meiner damals sechsjährigen Tochter in der Notaufnahme, weil sie sich eine mittelschwere und schmerzhafte Verletzung zugezogen hatte. Bei solch einem Krankenhausbesuch lernt man in kurzer Zeit eine beträchtliche Zahl an Krankenpflegern und Ärzten kennen. Meine Tochter kauerte angespannt auf der Untersuchungsliege. Die erste Ärztin wickelte den Verband ab, um sich die Verletzung anzusehen, wobei ein Klebetattoo meiner Tochter zum Vorschein kam, ich glaube ein Anker mit einem Herz. »O krass, wie cool!«, juchzte die junge Chirurgin und zeigte auf das seefahrertaugliche Kindertattoo. Als der Narkosearzt hereinkam, um meiner Tochter und mir zu erklären, wie der Schönheitsschlaf (die Narkose) gleich funktionieren würde, unterbrach er mitten im Satz abrupt und sagte: »Du hattest ja gerade erst Geburtstag! Vor drei Tagen, herzlichen Glückwunsch nachträglich!« Und die Krankenpflegerin aus der Notaufnahme erzählte beim Vorbereiten meiner Tochter für die OP: »Weißt du was, meinem Bruder ist mal genau das Gleiche passiert wie dir. Dem geht es jetzt wieder richtig gut.«

Wenn meine Tochter heute, einige Zeit nach dem kleinen Unfall, von ihrem Krankenhausaufenthalt erzählt, dann vor allem davon, wie cool die Leute dort waren. Und das waren sie auch. Jeder dieser Sätze bedeutet doch: Du bist mehr als deine Verletzung. Wenn auch etwas an deinem Körper gerade krumm und schief ist – dich als Person, deine Identität greift das nicht an.

Und alle diese Sätze waren Medizin für meine Tochter, obwohl die Wunde trotzdem noch in einer OP versorgt werden musste. Aber sie wirkten gegen das innere Gefühl des Verletztseins.

Das Symptom als geheimes Angebot

Mit der »Droge Arzt« meinte Michael Balint die starke Wirkung, die vom Arzt auf seinen Patienten ausgeht. Eine der Kernaussagen des Psychiaters ist, dass nicht die Tabletten (oder andere medizinischen Methoden) allein ausschlaggebend sind, sondern die persönliche Art und Weise, wie der Arzt sie verschreibt[145].

Das lief im Beispiel meiner Tochter gut, es kann aber auch schlecht laufen. Was wäre gewesen, wenn die Ärztin wortlos an ihr herumgedoktert hätte? Dann wäre die Aufmerksamkeit meiner Tochter vermutlich viel mehr zum Schmerz im Körper gewandert.

Richtig problematisch kann das werden, wenn – wie bei einem Teil aller Beschwerden in den deutschen Arztpraxen – gar keine konkreten, chirurgisch lösbaren Probleme wie bei meiner Tochter bestehen. Wenn stattdessen Herzrasen, Schwitzen oder Schwindel ohne körperliche Ursache im Mittelpunkt stehen, der Arzt aber ein Medikament gibt, das zum Beispiel die Geschwindigkeit des Herzschlags und den Blutdruck senkt.

Balint sieht in dem psychisch mitverursachten Symptom ein geheimes Anliegen, ein Angebot, mit dem der Betroffene sich an den Arzt wendet, verzweifelt und hilflos, da er die unbewusste Bedeutung des Symptoms nicht erkennen kann. Wie ein Kind wendet er sich fragend an den Erwachsenen und möchte in seinem Leid gesehen und vielleicht beruhigt werden. Wenn ein Arzt vorschnell mit Medikamenten behandelt, die die Schmerzen wegnehmen oder Symptome kaschieren, wird der Patient immer mehr auf den Körper fixiert. Der Arzt vermittelt indirekt: Ich weiß, was du hast. Die Lösung ist diese Tablette. Von dem, was wirklich dahintersteckt und was der Betroffene zur Lösung beitragen kann, entfernt man sich so immer weiter. Das Selbstvertrauen des Patienten, mit Krisen fertigwerden zu können, vermindert sich.

Ich weiß, das klingt vielleicht ein wenig sonderbar, aber ich halte es für wichtig, dass wir Folgendes anerkennen: Neben der bewussten Kommunikation über Krankheitssymptome, neben den bewussten Erwartungen an den Arzt und dessen Behandlungsmethoden gibt es auch eine Menge an *unbewussten* Motiven, die Arzt-Patienten-Gespräche mitbestimmen.

Reflexionen

Wenn Sie selbst von quälenden Symptomen betroffen sein sollten und häufig bei Ärzten vorgesprochen haben, ohne dass sich das Problem bisher lindern ließ, würde ein Perspektivwechsel vielleicht neue Erkenntnisse bringen. Was erwarten Sie von Ihrem Arzt – und ist dies überhaupt erfüllbar? Fühlen Sie sich immer wieder unverstanden, abgewiesen oder bevormundet?

Gerade weil wir so auf unsere Ärzte angewiesen sind, reagieren oder empfinden wir besonders leicht, wie wir uns in früheren emotional bedeutsamen Beziehungen – zu unseren Eltern – auch gefühlt haben. Manchmal kann es helfen zu überlegen, ob und wie Beziehungsmuster und die Reaktionen unseres Arztes uns bekannt vorkommen.

Ärzte tun das übrigens auch. Seit über 40 Jahren gehören die von Michael Balint gegründeten Balint-Gruppen zur ärztlichen Aus- und Weiterbildung. Mediziner stellen dort Fälle eigener Patienten vor und beleuchten über die Begegnung mit ihnen die unbewusste Beziehungsgestaltung, um seelisches Leid bei ihren Patienten besser erkennen und um sich selbst vor Überforderung und Burn-out schützen zu können. Gerade bei Ärzten, die in der »Körpermedizin« arbeiten, ist ein positiver Effekt auf die Kompetenz zur Reflexion der Beziehungsgestaltung mit Patienten nachweisbar[146].

Raus aus der Psychosomatik-Falle Nr. 35: Den Antidepressiva-Reflex durchschauen

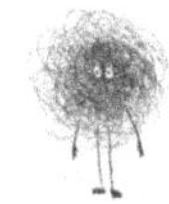

»Warum hat der Patient kein Antidepressivum!?«, hallt es nicht selten aus dem Telefon, wenn ein Kollege mich wegen eines gemeinsamen Patienten anruft, der depressiv *und* krankgeschrieben ist. Meist muss ich dann erst einmal tief Luft holen. Denn: Sprache ist tückisch – und hier täuscht sie uns ganz schön.

Depression + Antidepressivum = Gesundheit = Arbeitsfähigkeit?

Diese Gleichung ist eine Falle. Was bei Gift und Gegengift oder Terror und Antiterroreinheiten bereits nur begrenzt funktioniert, klappt bei einer Erkrankung mit vielen Ursachen wie der Depression gar nicht mehr. Studien zeigen immer deutlicher, dass der Effekt der positiven Erwartung, der »Placeboeffekt«, bei der Antidepressiva-Einnahme eine große Rolle spielt[147]. Dafür müssen Patienten aber belastende Nebenwirkungen in Kauf nehmen, da Antidepressiva tatsächlich in den Hirnstoffwechsel eingreifen. Eine zielgenaue Therapie sind Antidepressiva nicht, obwohl sie bestimmte Symptome lindern können. Für die Behandlungsplanung eines Großteils depressiver Erkrankungen wäre es viel wichtiger, die psychischen Muster hinter der Depression zu verstehen. Also zu begreifen, wie das Denken, Fühlen und Handeln des Patienten sich früher entwickelt haben und ob es sich heute auf sein Erleben auswirkt – und ob es einen greifbaren Auslöser der Erkrankung gibt.

Ich erkläre meinen Kollegen bei Aufflackern des Antidepressiva-Reflexes, dass wir die körperlichen, psychischen und sozialen Ursachen abgeklärt haben und an der Psychodynamik (also dem psychischen Muster hinter) der Depression arbeiten – was nicht unbedingt schnell, aber *nachhaltiger* wirkt. Ergänzend kann man auf Sport setzen, was auf gleichem Niveau antidepressiv wirkt wie Tabletten, auch durch erhöhte Serotonin- und Noradrenalin-Spiegel im Gehirn[148].

An der dann folgenden Reaktion merke ich gelegentlich, dass Beziehungsarbeit und das Wissen um ihre Wirkstärke doch noch die Stiefkinder der Medizin sind.

Sich auf den Weg machen

Expedition

Menschen, die in unser psychosomatisches und psychotherapeutisches Institut kommen, ob zum ersten, zweiten, dritten oder vierten Termin einer »Probetherapie«, machen sich auf den Weg. Ich finde das Bild vom Losgehen, davon, eine Expedition zu planen oder den Wunsch zu haben, unbedingt aufstehen zu wollen, unheimlich stark. An dieser Stelle mischt sich nämlich Medizin mit Philosophie und Fragen des Menschseins.

Eine Psychotherapie können Sie nicht, wie viele andere medizinische Maßnahmen, einfach ausprobieren, um zu schauen, ob sie wirkt oder nicht. Dann wirkt sie nämlich nicht. Ob Sie eine Psychotherapie machen oder nicht, ist gar nicht so sehr die Frage. Die Frage ist, ob Sie sich mit Haut und Haar auf den Weg machen.

Bei einer Expedition sollten Reisende sich sicher fühlen. Freude am Entdecken und Mut gehören dazu, doch niemand braucht Sorge zu haben, allein zu sein. Der Therapeut unterstützt und wird jede Menge Handwerkszeug dabeihaben. Daher wäre es gut, wenn Sie als Patient das Gefühl hätten, sich auf ihn verlassen zu können – und dass er sich nicht hinter irgendetwas versteckt. Ein echter Mensch, sagen viele, gebe ihnen gerade zu Beginn Sicherheit.

Im Verlauf der Therapie wird es dann darum gehen, zum einen auf einer abstrakten Ebene alte Muster zu heben und zu reflektieren. Zum anderen wird Ihnen der Therapeut konkrete Unterstützung anbieten.

Bedingungen

Ein psychotherapeutischer Prozess kann nur dann erfolgreich enden, wenn er von beiden Seiten freiwillig gewählt ist. Wenn es Patient und Arzt ausdrücklich wollen und für sinnvoll und zielführend halten. Eine verordnete Zusammenarbeit, weil der strenge Chef das möchte oder das Gericht, das Jobcenter oder die besorgte Ehefrau, funktioniert meiner Erfahrung nach nicht. Pro Sitzung verbringen Sie dann zwar 50 Minuten gemeinsam in einem Zimmer, sprechen manchmal sogar ganz anregend, aber ein innerer Veränderungsprozess, der bis in die Hirnsynapsen wirkt und nachhaltig etwas verändert, ist so praktisch nicht möglich.

Es ist ganz entscheidend, dass auch der Therapeut sich Gedanken zur Prognose der Erkrankung und zum Erfolg der Therapie macht. Sprechen Sie unbedingt darüber, welche Faktoren für eine Besserung Ihrer Erkrankung stehen und welche dagegen. Hier gibt es vieles zu berücksichtigen und im Einzelfall zu beachten.

Ich möchte das am Beispiel Geld verdeutlichen: Hohe Schulden oder eine Million auf dem Konto wären keine gute Voraussetzung für eine positive Therapieprognose. Mit Schulden fehlt Ihnen oftmals die Fähigkeit, etwas an Ihrer Situation zu verändern. Und wenn Sie Millionär sind, werden Sie kaum genügend motiviert sein, Anstrengung und Durchhaltevermögen unter Beweis zu stellen, um wirklich neue Wege zu beschreiten. Wozu auch?

Ihr Psychotherapeut muss also die Faktoren Veränderungsmotivation, Veränderungsfähigkeit und auch den Leidensdruck als Motor der Unternehmung zuvor einschätzen.

Raus aus der Psychosomatik-Falle Nr. 36: Die Grenzen der Psychotherapie berücksichtigen

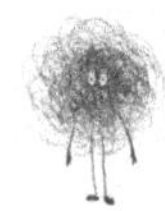

Wie die Möglichkeiten der Psychotherapie unterschätzt werden, so werden sie auch oft *über*schätzt. Es ist eine komplexe Aufgabe, die richtigen Verfahren bei entsprechenden Krankheitszuständen und Patienten einzusetzen. Psychotherapie ist kein Allheilmittel, und es gibt Situationen, in denen eine medikamentöse oder sozialpsychiatrische Hilfe besser passt. Gerade im Bereich der Psychosomatischen Medizin müssen vorher auf körperlicher Ebene behebbare Erkrankungen gefunden und behandelt werden. Auch wir Psychotherapeuten müssen immer reflektieren, an welchen Stellen wir wirklich nachhaltig helfen können und wo Allmachtsfantasien (»Wir können alles«) uns leiten.

Place to be

»Sie haben Ihr Ziel erreicht, es befindet sich auf der linken Seite.« Diesen Satz hören Sie im Auto-Navi erst, wenn Sie vorher ein exaktes Ziel eingegeben haben. So ist es auch in der Psychotherapie. Es lohnt sich daher, ganz in Ruhe zu erörtern, wie sich das oder die Ziele positiv auf die Symptome der Erkrankung auswirken können. Ihre Therapieziele müssen Sie nicht schon vor der Therapie kennen, aber die Bereitschaft, diese mit dem Therapeuten zu entwickeln, ist entscheidend. Denn Ziele zu erarbeiten ist schon Teil der Therapie.

Meine Patientin Monika sagte zu Beginn der Diagnostik: »Ich möchte dieses Herzrasen und diese Angst um mein Herz verlieren, sodass ich nicht mehr ständig zum Kardiologen renne.« Ich konnte das gut verstehen, doch steckt in diesem Wunsch natürlich das Problem, dass keiner so genau weiß, wie Monika das erreichen könnte. Schließlich entwickelten wir aus der Grundidee zwei Ziele, die lauteten: »Ich möchte herausfinden, was mein Herz zum Rasen bringt« und »Da mein Herz organisch gesund ist, lerne ich, mich in Angstsituationen selber zu beruhigen, sodass ich ab Januar nur noch zweimal pro Monat zum Arzt gehe«.

Wenn man mehr über seine psychischen Muster erfährt, die die Symptomatik auslösen, kann man sich gesünder und reifer entscheiden und verhalten. Dabei unterstützen die Therapiesitzungen – die Symptome werden oft überflüssig und nehmen ab oder verschwinden ganz. An der Häufigkeit der Arztbesuche kann man ablesen, wie gut die Fähigkeit zur Selbstberuhigung steigt oder die innerpsychische Angstursache sogar unwichtig wird.

Angemessene Ziele sind realistisch und erreichbar, zeitlich eingegrenzt, unabhängig von anderen – also selbst induzierbar und so konkret, dass man später erkennen kann, ob sie erreicht wurden. Besser »Ab nächsten Monat gehe ich einmal pro Woche zum Basketball« als »Ich will mehr Sport machen«.

Ziele sollen positiv formuliert sein, wie ein echter »Place to be«, ohne Verneinungen. Wenn Sie sagen: »Ich will mich nicht mehr ärgern und ständig Angst vor Ausgrenzung haben«, nimmt Ihr sehr assoziatives Gehirn wahr: ärgern, Angst, Ausgrenzung. Und was das Gehirn ständig denkt, darauf stellt es sich ein – so stellen wir uns also selbst ein Bein. Besser ist: »Ich übe mich in Zufriedenheit und tue jeden Tag zwei Dinge dafür, mich gut integriert zu fühlen.« Mit dieser Zielperspektive sind Sie dem Wunschort schon viel näher. Am besten denken (oder sprechen) Sie nun so viel wie möglich davon, wie es Ihnen an diesem Zielort gefällt und wie positiv Ihre Gefühle dort sind – als wären Sie bereits angekommen.

Eine Sache noch: Nehmen Sie beim Formulieren der Ziele nichts hinein, was Sie eines Tages automatisch erreichen, wenn Sie tot sind: mehr Ruhe haben, von keinem mehr gestört werden, keinen Stress mehr, nicht mehr rauchen. Sie verstehen, was ich meine ...

Auf der Couch

Eine Psychotherapie hat einen festen Rahmen, und sie funktioniert im Leben des Erkrankten auch als eine Art »Einrahmung« für das bestehende Problem.

Ich habe Ihnen im ersten Teil des Buches erklärt, dass hinter vielen psychischen Erkrankungen entweder wiederkehrende innere Muster bzw. Konflikte, unterentwickelte Funktionen des Ichs oder Traumata stehen. Und um an der jeweiligen Sache handfest arbeiten zu können, braucht es einen *konkreten* Rahmen, einen Ausschnitt. Sonst bleibt man nur im Ungefähren und Unverbindlichen. Dieser Rahmen entsteht, wenn ich mich auf einen Bildausschnitt begrenze. Zugunsten eines konkreten Ausschnitts nehme ich Abstand vom riesigen Panorama, das mir nur suggeriert, darauf würde ich alles erkennen können.

Der Rahmen in der Psychotherapie ist wirklich wichtig. Wir Psychotherapeuten sind die Wächter, die diesen Rahmen bewachen. Er besteht unter anderem aus einem regelmäßigen Termin, zum Beispiel einmal in der Woche, aus dem Behandlungsraum, der Dauer der Zusammenkünfte (meist 50 Minuten), der geplanten Anzahl der Sitzungen und aus der Frage, wie oder wo der Patient sitzt oder liegt. In der tiefenpsychologisch fundierten Psychotherapie sitzen sich Patient und Arzt meist auf Sesseln gegenüber, in der analytischen Psychotherapie liegt oder sitzt der Patient. Das mythenumwobene Liegen auf der Couch ist übrigens gar nicht so spektakulär, wie es in der Fantasie offenbar wirkt: Es dient dazu, den Blickkontakt zwischen Therapeut und Patient zu verhindern, der beide ständig in die aktuelle Gesprächssituation, in die Realität zurückholen würde. So soll die Schilderung ungefilterter, freier Einfälle gefördert werden, die in der analytischen Psychotherapie als Grundlage weiterer Arbeit dient. Das Liegen entspannt den Körper, sodass nicht allzu viel innere Spannung in das Muskel- und Skelettsystem abgegeben wird, sondern versprachlicht werden kann.

Wir wollen mit diesem Rahmen niemanden ärgern; das alles ist notwendig, um eine gute Wirkung der Therapie zu erzielen. Es gibt aber noch viel mehr Verabredungen, die die Stabilität des Rahmens mitbegründen. Dazu gehört, dass Patient und Therapeut keine über die Behandlung hinausgehende Verpflichtung füreinander haben und keine private Freundschaft pflegen.

Kurz zusammengefasst: Es geht darum zu *verstehen*, statt zu handeln, auch wenn Patient oder Therapeut einen entsprechenden Wunsch danach haben. Das ist in der psychodynamischen Therapie eine wichtige Regel.

Nebenwirkungen

Alles, was wirkt, hat auch Nebenwirkungen.

Die Effekte der Therapie können die eingetretenen Pfade Ihrer Beziehungen und Gewohnheiten verändern, manchmal kann das die Dinge auch (erst einmal) komplizierter machen. Wenn durch die Therapie Körpersymptome nachlassen und bestimmte Signale wieder mehr in den Bereich des Bewusstseins befördert werden, kann das Streit oder Konflikte auslösen, weil Sie die Dinge mehr in die Hand nehmen und ungeklärte Fragen Ihres Lebens beantworten wollen. Vielleicht kümmern Sie sich nun auch mehr um Angelegenheiten, die Ihnen wirklich wichtig sind. Das gefällt den Menschen um Sie herum nicht unbedingt, denn sie sind Gewohnheitstiere und befinden sich momentan in keinem Selbsterkenntnisprozess. Sie würden Sie wahrscheinlich lieber genauso behalten, wie Sie immer waren.

Besprechen Sie große, das Leben verändernde Entscheidungen zuvor am besten in der Therapie.

Eine weitere mögliche Nebenwirkung kann die Abnahme kreativer Inspiration sein. Die innere Fantasiemaschine wird häufig mit in der Realität nicht zu lösenden Konflikten oder Wünschen befeuert. Wird man sich klarer über unbewusste Motivationen, kann der Schaffensdrang – als Nebenwirkung der Therapie – abnehmen.

Ist jemand dem Alkohol oder anderen Suchtmitteln zugetan, kann es durch emotional aufwühlende Konfrontationen mit Erlebnissen, Gedanken oder Gefühlen, die vorher gut im Unterbewusstsein weggeschlossen waren, passieren, dass er als Selbsttherapie und Beruhigungsmittel zunächst mehr trinkt – ohne dass er das möchte. Das sollte auf jedem Fall mit dem Therapeuten besprochen werden und unbedingt in der Therapieplanung berücksichtigt werden.

Therapieverlauf: Ein Tanz

Sie haben im vorherigen Kapitel erfahren, dass die Planung einer Therapie die halbe Miete ist. Wenn ich durch das große psychotherapeutische Institut wandere, an dem ich arbeite, und alle die verschlossenen Türen mit dem Schild »Bitte nicht stören – Behandlung« sehe, ist das eine ganz besondere Stimmung. Es ist mucksmäuschenstill und gleichzeitig ist spürbar, dass hinter diesen Türen gerade ganz viel passiert: etwas Wichtiges und Bedeutsames im Leben der Patienten, die dort auf dem Therapiesessel sitzen oder auf der Couch liegen. Manchmal frage ich mich dann, ob hinter einer dieser 19 Türen jemand gerade an einem entscheidenden Punkt, vielleicht sogar an einem Wendepunkt in ein gesünderes Leben ist. Das Schild zeigt an, dass gerade eine Schutzzone aktiviert ist. Trotzdem platzt – mit minimalen Ausnahmen, vielleicht einmal im Jahr – nie, wirklich nie jemand in das Zimmer hinein. Damit möchte ich Ihnen einen Eindruck geben, wie heilig der Schutzraum Therapie für unsere Patienten und uns ist.

Ich möchte die geheimnisvolle Tür für Sie öffnen und Ihnen zeigen, was im psychotherapeutischen Raum passiert und warum ich den Raum auch als einen »Tanzsaal« bezeichne. Bedenken Sie bitte, dass es – je nach Patient und Aufgabe – Tausende Möglichkeiten gibt, wie eine Therapie abläuft. Ich beschreibe Ihnen die idealtypischen Elemente. Zuvor kurz zur Theorie:

Exkurs: Psychodynamische Psychotherapie kurz erklärt[149]

1. Grundannahmen der Psychodynamik

- Ein Kind kommt mit angeborenen Bedürfnissen auf die Welt, die sich als Emotionen (Interesse, Neugier, Lust, Angst, Wut, Panik und Spieltrieb) zeigen, sowie mit körperlichen Trieben und Bedürfnissen, wie z. B. dem der Nahrungsaufnahme.
- Die Hauptaufgabe der psychischen Entwicklung ist es nun zu lernen, wie wir diese Bedürfnisse in der Welt erfüllen können – da sich beispielsweise Neugier und Angst oft als Konflikt gegenüberstehen, sind Kompromisse oder Ersatzlösungen notwendig, z. B. durch symbolhafte Lösungen in der Fantasie.
- Weil unser bewusster Arbeitsspeicher eine sehr limitierte Ressource ist (nur etwa fünf Prozent unseres zielgerichteten Han-

delns ist wohl bewusst[150]), werden viele Problemlösungen unbewusst erstellt, auf Grundlage von emotional abgespeicherten Erfahrungen – diese sind aber häufig heute nicht mehr angemessen; da wir das nicht registrieren, ändern wir daran nichts.

2. Vorgehen in der Psychodynamischen Psychotherapie

- Gefühle betrachten wir als etwas Bedeutsames. Sie stehen in der Therapie für unterdrückte, unerfüllte Bedürfnisse. Psychosomatische Krankheiten drücken gescheiterte Versuche aus, Bedürfnisse doch noch zu befriedigen.
- Der Hauptansatzpunkt ist es, unseren Patienten zu helfen, ihre Bedürfnisse besser wahrzunehmen und effektive und verträgliche Wege zu finden, wie sie diese befriedigen können.
- Dafür müssen tief verankerte, automatisierte und unbewusste Muster bewusst gemacht und der Lebenswelt angepasst werden.
- Das funktioniert so: Die drängenden, aber oft nicht wahrgenommenen Gefühle werden ermittelt – das verrät die Bedeutung des Symptoms. Der Therapeut identifiziert die automatisierten Problemmuster und bringt den Patienten behutsam in Kontakt damit. Am Ende können sie vom Patienten selbst verändert werden – das kann aber eine Weile dauern, da ein innerer Widerstand des Patienten gegen die Bewusstwerdung der unlösbar erlebten Probleme arbeitet: Die alten und die neuen Muster müssen daher häufig durchgearbeitet werden.

Freestyle

Um die krankheitsauslösenden Muster eines Patienten verändern zu können, müssen sich diese erst einmal entfalten können. In der ersten Therapiephase ist daher Freestyle-Tanzen angesagt!

Vielleicht kennen Sie von jemandem, der in Therapie ist, den Satz: »Also ich erzähle da ja immer nur, was in der Woche bis zum Termin alles passiert ist, mehr läuft gar nicht.« Das ist typisch. Diese Phase wird ganz oft so wahrgenommen, weil es die Aufgabe des Patienten ist zu berichten, was ihm wichtig erscheint. Für die Betroffenen erscheint das ineffektiv zu sein, weil sie glauben, sie müssten doch eine gewisse Leistung vollbringen, um ihr Problem zu lösen und gesund zu werden.

Ich versuche möglichst, Entspannung in den Prozess zu bringen. Ich möchte ein sich wiederholendes Muster aufspüren, das der Patient nicht bewusst wahrnimmt und das zur Abwehr der unerträglichen Gefühle führt. Das gelingt am besten mit Ruhe, wenn man sich Zeit nimmt und auch einmal absichtslos die eine oder andere Richtung ausprobiert. Ich gebe zu, dass das für Kostenträger wie Krankenkassen oder Versicherungen furchtbar klingen kann. Zeitverschwendung – auf Kosten der Allgemeinheit!? Mit gutem Gewissen kann ich dazu sagen: Nein! Es steckt ein fundierter Plan dahinter.

Dreieck der Einsicht

Auf der Suche nach dem unbewussten Muster und dem Gefühl hinter der Krankheit tanzen wir an drei Beziehungsecken, weil psychosomatische Krankheiten meistens auch Beziehungskrankheiten sind. Häufig lassen sich die Problemmuster an der Beziehung festmachen. Anhand dessen, was der Patient berichtet, schauen wir gemeinsam drei Beziehungskonstellationen an: die früheren Beziehungen aus der Kindheit mit möglicherweise emotional kalten oder gewalttätigen Eltern, konkurrierenden Geschwistern, verwöhnenden Pflegeeltern etc. Wir untersuchen die Beziehungen im Hier und Jetzt zu dominanten Partnern, bedrohlichen Nachbarn, unsicheren Chefs etc. Und die Beziehung im Therapiesetting selbst, zwischen Patient und Arzt. Das alles zusammen nennt sich Dreieck der Einsichtsvermittlung.

Ich arbeite mich dabei an der Frage ab, wie der Patient sich jeweils erlebt und was das Abgewehrte und Unbewusste an den Beziehungsepisoden zu sein scheint, also das, was fehlt. Ich stelle die Zusammenhänge zwischen der Vergangenheit und der Gegenwart her und bringe sie ins Gespräch, immer im Hinterkopf, dass eine alleinige Aufarbeitung der Vergangenheit nicht effektiv für die Zukunft hilft.

Die Arbeit an der Beziehung zwischen Patient und Arzt nennt man übrigens »Übertragung« und »Gegenübertragung«. Damit ist das Phänomen gemeint, dass wir ständig von früheren Beziehungserlebnissen auf aktuelle Erlebnisse schließen (unser Gehirn ist eine Vorhersagemaschine) und andere *unbewusst* vorurteilsbeladen behandeln. Wenn das Gegenüber genau darauf zurück-reagiert, sprechen wir von Gegenübertragung. Daran können wir besonders gut nachvollziehen, was uns immer wieder zustößt. Nach und nach, wenn das Vertrauen wächst und das psychische Muster bewusster wird, können Therapeut und Patient dann auch darüber sprechen.

Rhythmus und Vertrauen

Mein Patient Wolfgang, ein bereits betagter Herr, der wegen Herzrasen, Schlaflosigkeit und starker Depression in meine Behandlung kam, griff nach über 20 Stunden Psychotherapie in seine Jackentasche und hielt mir eine Visitenkarte seines Lieblingsrestaurants vor die Nase, eines alteingesessenen Forsthauses in

Brandenburg. »Sie sind mir hilfreich, Dr. Kugelstadt«, sagte er, »ich möchte Sie gerne einladen.« Ich war begeistert. Das sind die besten Momente in meinen Behandlungen, nicht weil wir tatsächlich essen gehen würden, sondern weil wir mit der Welt der Wünsche und Bedürfnisse von Wolfgang in Kontakt kamen. Schließlich war Wolfgang ziemlich unzufrieden, dass ich ihm nicht voller Vorfreude auf ein Hirschragout um den Hals gefallen war, und stempelte mich daraufhin als undankbaren Jungspund ab. Es wurde spannend.

Dieser Tanz vom einen aufs andere Bein, von einem realen Ereignis hin zum Verstehen der emotionalen Welt des Patienten, ist der Rhythmus einer Psychotherapie. Wir wollen so viel wie möglich tanzen, auch wenn die Fetzen fliegen. Nur ein emotional aktiviertes Problemmuster kann letztlich verändert und angepasst werden[151]. Wolfgang und ich waren auf einem guten Weg.

In der folgenden Sitzung berichtete er mir, dieses Gefühl der Absage, das kenne er, verbunden mit dem Gefühl, er sei es nicht wert, für niemanden. Ich fragte ihn, woher ihm das bekannt vorkam. Seinem Sohn Marcel hätte er schon vor Jahren eine Wohnung kaufen wollen, damit er nicht mehr in so einer »Bruchbude« hausen musste, aber der wisse ja alles besser. »Ein bisschen so, wie ich das herrliche Hirschragout ausschlage?«, fragte ich ihn. Ich sah meinen Patienten in diesem Moment zum ersten Mal weinen. Ein gutes Zeichen, denn bisher hatte er sich körperlich gar nicht lebendig gefühlt.

Im weiteren Therapieverlauf wurde Wolfgang immer bewusster, was ein seelischer Faktor seiner Erkrankung sein könnte: Gegenüber seinem dominanten und cholerischen Vater hatte er sich immer ohnmächtig und machtlos gefühlt. Da er dieses Gefühl einfach nicht mehr ertragen hatte, begann er unbewusst, alles dafür zu tun, selbst in die Machtposition zu kommen und über andere entscheiden zu wollen (wie sie wohnen, wo sie essen usw.). Weil er eigentlich ganz und gar nicht sein wollte wie sein Vater, versteckte er diese Tendenz in der Fürsorge und sah sich selbst als einen großzügigen Wohltäter, den alle sitzen ließen.

Als sein Sohn entschied, sich von ihm zurückzuziehen, wurde Wolfgang krank, ohne auch nur irgendeine Parallele darin zu sehen. Er rannte von Arzt zu Arzt und machte am laufenden Band Untersuchungen, die keinen krankhaften körperlichen Befund zeigten.

Sich aufgehoben fühlen

Bei all diesen Exkursionen, die Patienten zusammen mit ihrem Psychotherapeuten unternehmen, ist der Grundstein zum Erfolg, sich gut aufgehoben zu fühlen. Das Bedürfnis des Gehaltenwerdens, aufmerksam und sensibel begleitet sowie mitfühlend verstanden zu werden, tragen schon Kinder in sich. Das beschrieb der Kinderarzt und Psychoanalytiker John Bowlby[152] im Rahmen seiner Bindungstheorie ab 1950, die später unter anderem die Etablierung des »Rooming-in« förderte, bei dem eine Bezugsperson des Kindes bei Krankenhausaufenthalten mit ihm zusammenwohnt. Heute ist uns klar, dass Kinder gerade in dieser Notsituation einen Elternteil brauchen, der die emotionalen Zustände des Kindes erspürt und mit Trost und Fürsorge darauf eingeht.

Analog dazu ist der Psychotherapeut im Therapieprozess eine verlässliche Basis für seinen Patienten. Nur von dieser sicheren Grundlage aus kann er schmerzliche und unzulängliche Beziehungen hinterfragen und gleichzeitig eine neue, korrigierende Beziehungserfahrung machen. In diese existenzielle Erfahrung spielt also viel mehr hinein als das bloße Sprechen über Probleme. Für eine Notsituation der Seele ist eine sichere Beziehung die beste Medizin.

Jede Therapie ist auf den einen Patienten zugeschnitten und entwickelt sich entlang der einmaligen Beziehung zwischen Patient und Arzt. Dabei tragen längst nicht alle einen unbewussten Konflikt wie Wolfgang mit sich herum. Wie ich Ihnen im ersten Teil des Buches dargelegt habe, können auch Störungen der Ich-Funktionen, körperliche Erkrankungen oder Traumata eine Rolle spielen – dann verläuft die Behandlung wiederum etwas anders.

Gruppenglück

»O nein, bloß nicht in die Gruppe!«, sagen mir Patienten häufig, wenn ich sie über die Behandlungsmöglichkeiten aufkläre. Gruppen haben keinen guten Ruf – und das völlig zu Unrecht, jedenfalls aus Sicht der Wirksamkeit und mit Blick auf das Therapieergebnis.

Ich habe schon lange und auch sehr viel mit Psychodynamischer Psychotherapie in der Gruppe gearbeitet und bin sehr überzeugt davon, wobei mir Wirksamkeitsstudien recht geben[153]. Aber warum sind Gruppen bei einigen Patienten so unbeliebt? Wahrscheinlich liegt das genau darin begründet, was auch ihre Stärke ausmacht: Durch die Möglichkeiten, auf fünf, sechs, sieben oder acht Mitpatienten als Gegenüber zu reagieren, kommt einfach sehr viel Geschwindigkeit in das Übertragungsgeschehen, und der Raum wirkt nicht so geschützt wie das Einzelsetting von Patient und Therapeut. Die Komfortzone wird manchmal etwas schneller verlassen, wobei auch in der Gruppe der Therapeut das Setting und die Diskretion schützt, sodass alle Mitglieder unter Schweigepflicht stehen und kein Gruppenmitglied unbearbeitete negative Erfahrungen machen soll und muss, was anfangs oft befürchtet wird.

Der Gruppenzusammenhalt, der Prozess, Teil einer Gruppe zu werden, ist eine sehr existenzielle Erfahrung für viele Patienten. Und sie kommen in Kontakt mit ihrem Altruismus: in der Gruppe für andere da sein zu können und in die Rolle des Unterstützenden zu switchen. Das Erleben und Nachahmen anderer Umgangsweisen mit Krisen und den großen Lebensfragen ist ebenso ein Wirkelement. Wichtig ist auch die soziale Übungsarena, in der die Mitglieder neue Verhaltensweisen testen, ohne dass das im echten Leben Konsequenzen hat; sie bekommen von den übrigen Mitgliedern Rückmeldung – so gibt es das nur in der Gruppentherapie.

Mirja, eine Patientin um die 30, hatte große Mühe, sich in meine wöchentliche Therapiegruppe einzufinden. Sie war ein Workaholic und hatte ständig Angst, Zeit zu verlieren. Den Gedanken, dass ihr Arbeitgeber sie wöchentlich 100 Minuten lang für die Gruppe entbehren musste, konnte sie kaum ertragen.

Mirja litt unter Muskelschmerzen, Rückenschmerzen und einer massiven körperlichen Erschöpfung, außerdem hatte sie eine depressive Episode, als sie die Therapie begann. Sie war überaus sympathisch, der Typ Freundin zum Pferdestehlen. Sie hatte mir in den Vorgesprächen erzählt, dass sie als Mitarbeiterin in einem Supermarkt von ihrem Vorgesetzten ausgenutzt und schikaniert werde. Ihr gelang es einfach nicht, Grenzen zu setzen oder sich dort wegzubewegen, als sei es ihre Bestimmung, das Ganze aushalten zu müssen. In ihrer Biografie gab es Anknüpfungspunkte zu ihrem Muster, sich nicht zu wehren und einfach auszuhalten. Ihr Vater sei, so Mirja, ein Tyrann gewesen und habe sie schon im Kindesalter dauernd in seinem »Späti«-Kiosk mitarbeiten lassen, wenn sie eigentlich hätte Hausaufgaben machen müssen. Ihre Mutter habe dann meist Migräne gehabt, und so blieb ihr nichts anderes übrig, als sich den Umständen zu fügen.

In der Gruppe gefiel es ihr nicht, weil sie wie von Geisterhand in die gleiche Situation kam: Sie nahm sich keinen Raum für ihre Themen und Bedürfnisse, machte es den anderen ständig recht, ihre Beschwerden nahm sie scheinbar klaglos hin.

Das Schöne war, dass die anderen die Neue ziemlich genau in Augenschein nahmen und bald ansprachen, was ihnen auffiel: »Du bietest dich ja richtig als Opfer an!« Sie beschrieben, dass das auch etwas Nervendes und Provokantes habe, was Mirja eine ganz neue Welt eröffnete. Es folgte eine Phase des Verstehens und der Trauer, bis sie mithilfe der anderen Gruppenmitglieder herausfand, dass sie es heute – im Gegensatz zu früher – schaffen konnte, für sich einzustehen. »Damals richtig – heute falsch«, brachte es eine Patientin einmal auf den Punkt. Mirja entwickelte nach und nach ungeahnte Kraft, wechselte den Job, übte, für ihre Bedürfnisse zu sorgen, und machte immer wieder inner- und außerhalb der Gruppe die Erfahrung, dass sie heute, als erwachsene Frau, damit durchkam und nicht machtlos war. Nicht nur Mirja profitierte von ihrem neuen Weg, sondern die ganze Gruppe.

Der Gruppenpsychoanalytiker Foulkes nennt das besondere Kommunikationsnetzwerk in Gruppen »Matrix«[154] und beschreibt die einzelnen Gruppenmitglieder als Neuronen im Netzwerk eines Nervensystems, also Knotenpunkte eines komplexen Systems. Eine Gruppe, so Foulkes, sei mehr als die Summe ihrer Mitglieder. Eine psychische Krankheit ist dieser Theorie nach eine Störung im persönlichen Netzwerk des Betroffenen und der Patient einfach der, der die Suppe auslöffeln muss. Eine analytische Gruppentherapie folgt der Idee, eine Netzwerkstörung in einem Stellvertreternetzwerk zu behandeln und die überarbeiteten Knotenpunkte dann wieder an ihr echtes Netzwerk anzukoppeln.

Exkurs: Die Wirkung von Psychotherapie aus Sicht der Hirnforschung[155]

Zum Thema therapeutische Allianz erwähnte ich bereits weiter oben, dass der Neurobiologe Gerhard Roth zum Ergebnis kam, dass die Ausschüttung des Bindungshormons Oxytocin für die Erfolge in der ersten Therapiephase verantwortlich ist und die Symptombesserung mit der Qualität der Beziehung steigt und fällt. Die relativ schnell einsetzende Besserung durch die Aufnahme einer Psychotherapie kommt durch die Stimulation des Bindungssystems zustande, wie es auch zwischen Mutter und Baby nach der Geburt passiert.

Was aber ereignet sich im Gehirn, wenn Psychotherapie zu langfristiger Besserung von Erkrankungen führt? Darüber ist noch nicht sehr viel bekannt. Hier scheint vermutlich die Neubildung von Nervenzellen in verschiedenen Gehirnbereichen eine Rolle zu spielen. Das Oxytocin, welches durch die Aktivierung des Bindungssystems (aus der ersten Therapiephase) ausgeschüttet wird, steigert diese Neubildung, die bei depressiven Erkrankungen vermindert ist. Oxytocin steigert auch die Serotonin-Freisetzung (was übrigens auch viele Antidepressiva tun), die wiederum die Neubildung von Nervenzellen im Hippocampus anregt – was ebenfalls antidepressiv wirkt.

Aus Sicht der Neurobiologie sind folgende Therapiemaßnahmen für das Gehirn besonders relevant: eine bessere Sortierung und Ordnung im Langzeitgedächtnis, die Aktivierung von verschütteten Ressourcen (durch gute Beziehungen und positive Selbsterfahrung – siehe Teil 3 ab Seite 231) und das Schaffen ganz neuer Res-

sourcen und Stärken in den Lebensbereichen Bindung, Identität (wer bin ich?) und Autonomie (Selbstbestimmtheit, Unabhängigkeit).
Aus Sicht der Neurowissenschaften ist für die Behandlung schwerer psychischer Erkrankungen eine Langzeittherapie unabdingbar. Denn die problematischen Weisen des Fühlens, Denkens und Handels sind tief in die Basalganglien und die Amygdala im Gehirn »eingegraben«[156].

Bevor gleich der Vorhang dieses Kapitels fällt, noch eine Antwort auf die Frage, warum die Psychotherapie wie ein Tanz ist. In der Therapie haben wir einen gewissen Rhythmus, aber auch eine Vielfalt an Ausprägungen und Stilen, ähnlich wie im Tanz. Wir brauchen den Spiegel an der Wand, weil wir sonst nicht sehen, was wir tun. Es braucht das Gegenüber, das sich wie auf dem Parkett auf den anderen einstellt und in ihn hineinspürt, um verborgene Gefühle und versteckte Beziehungsmuster ans Licht zu bringen. Psychotherapie ist etwas Würdevolles, wie ein alter großer Tanzsaal mit prunkvollen Kronleuchtern. Wenn sie erst Fahrt aufnimmt, kann sie richtig Spaß machen und zu aufregenden, spannenden und heilsamen Entdeckungen führen. Sie ist menschliche Medizin, weil sie nicht etwas Krankhaftes unterdrückt, sondern kranken Menschen zu neuem Wachstum verhilft.

Checkliste: Der psychosomatische Krankheitsfall – und nun?

- Ausgangspunkt: Sie fühlen sich seelisch oder psychosomatisch beeinträchtigt.
- Erste Maßnahmen: Vorstellung beim Hausarzt (Facharzt für Allgemeinmedizin) oder Psychosomatiker (Facharzt für Psychosomatische Medizin und Psychotherapie) oder beim beliebigen Facharzt mit der Zusatzbezeichnung »Psychotherapie« bzw. »Psychosomatische Grundversorgung« oder beim Facharzt für Psychiatrie und Psychotherapie zur Diagnostik
- Überbrückend: Lesen von Selbsthilfeliteratur (haben Sie in der Hand) oder Patientenleitlinien (finden Sie hier: www.awmf.org/leitlinien/patienteninformation.html)
- Behandlungsoptionen nach Befund (und Absprache mit dem behandelnden Arzt): Überweisung an Spezialisten oder Klinikeinweisung, Krankschreibung, Medikation, Rehabilitationsbehandlung, ambulante Psychotherapie, stationäre Psychotherapie, Ergotherapie, Physiotherapie, Alkohol-/Drogenentzug und andere
- Wenn Psychotherapie angezeigt ist: bisherige medizinische Befunde sammeln, viele Psychotherapeuten nach Termin anfragen, bekannte Ärzte um Empfehlungen bitten, die Krankenkasse nach guten Ansprechpartnern fragen, die Terminservicestelle der Kassenärztlichen Vereinigung anfragen (bietet Termine binnen vier Wochen an)
- Aufgrund Knappheit an Psychotherapiekapazitäten: Wille, aktiv an eigener Genesung arbeiten zu wollen, deutlich machen!

Plädoyer

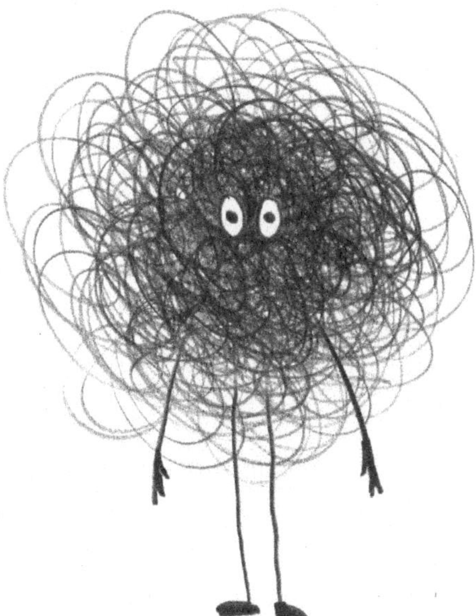

Wir alle fallen

Gestern war ich mit meinem Sohn im Park. Während er schaukelte, machte ich gedankenverloren ein paar Schritte.

Das plötzliche Brüllen meines Sohnes riss mich in die Realität zurück. Ich lief zur Schaukel, unter der er lag. »Mein Kopf!«, schluchzte er so erschrocken, dass es mir in Mark und Bein fuhr. Ich nahm ihn in den Arm. Was war passiert?

Ein anderer Vater kam in unsere Richtung und nickte, als ob nichts Schlimmes gewesen sei. Das beruhigte mich etwas. Ich selber hatte ja nachdenklich in den Himmel geschaut.

Mein Sohn hielt sich seinen Hinterkopf, an dem nichts zu sehen war. Ich fragte mich, ob er sich verletzt hatte oder es nur ein kleiner Schreck war, wie es so schön heißt.

Worin liegt eigentlich der Unterschied, ob es durch den Fall einen Bluterguss oder einen Amygdala-Angstalarm im Gehirn gibt? Platzwunde oder *nur* Stresshormon-Overkill?

Ängste hinterlassen schließlich auch emotionale Narben, wie eine Wunde auf der Haut, die nach Abheilung wieder einreißen können. Ich musste natürlich ausschließen, dass er sich ernsthaft körperlich verletzt hatte, sonst hätte ich ihn vielleicht sogar ins Krankenhaus bringen müssen. Sollte es nur der Schreck sein, bräuchte er mich und meine Zuwendung.

»Ich will nach Hause, der Kopf ist so schlimm«, flüsterte mein Sechsjähriger. Während ich ihn auf dem Arm trug, wurde mir klar, wie sehr es in unserer Kultur um den Körper geht. Und zwar um den Körper als möglichst unversehrte Materie, weniger um den belebten Leib, der von Leben und somit auch von Gefühlen durchströmt ist. Dabei forderten bereits die Psychosomatiker Weiss und English 1943, in der Medizin nicht dem Körperlichen weniger, sondern dem Seelischen *mehr* Aufmerksamkeit zu schenken[157]. Das hieße aber, dass wir für die Ebene »Körper« weiterhin genauso viele Ressourcen und Kompetenz bräuchten wie bisher und die Ebene »Psyche« bei allen Patienten zusätzlich versorgt werden müsste.

Dass es heute die Psychosomatische Medizin und Psychotherapie gibt, ist nur Nothilfe oder Mängelbegrenzung. Eigentlich ist jede Krankheit psychosomatisch und hat mal mehr Behandlungsbedarf auf der Körperebene und mal mehr auf der Beziehungsebene. Bis aber das medizinische System auf dem Kopf steht und auch der psychische Aspekt ganz selbstverständlich in jeder Faser steckt, hatte ich eine andere Idee:

Wir retten heute noch die Seele.

Während ich meinem Sohn einen Tee machte, trockneten die letzten Tränen, und als es ihm genug mit der Versorgung war, vergaß mein Sohn seinen Fall und begann zu puzzeln.

»Die harte und unumgängliche Wahrheit ist, dass wir alle fallen. Niemand bleibt davon verschont«, schreibt die Psychoanalytikerin Jamieson Webster in einem Essay[158]. Sie bezieht sich dabei auf das Gedicht »Herbst« von Rilke, das sich mit dem Fallen beschäftigt. An dessen Ende heißt es: »Und doch ist Einer, welcher dieses Fallen unendlich sanft in seinen Händen hält«[159].

Gehalten werden

In diesem Buch ging es um psychosomatische Symptome, die Gefühle oder Bedürfnisse ausdrücken, die nicht anders gezeigt werden können. Allerdings versuchen wir viel zu oft, psychosomatischen Symptomen mit Apparaten und Mittelchen beizukommen, die das Unausdrückbare nicht erfassen, nicht verstehen und auch nicht lindern können. Dadurch stecken Betroffene häufig in einer Falle. Sie suchen nach Halt, aber keiner erkennt dieses Bedürfnis.

Den Wunsch, gehalten zu werden, erfüllt die Apparatemedizin nicht.

Menschen haben seit ihrer Zeit in der Fruchtblase ein überlebenswichtiges Bedürfnis nach der Beziehung zum anderen. Dieses Bedürfnis bleibt zeitlebens bestehen und wird lediglich von uns betäubt und überschattet, von all den wichtigen Dingen, die wir den ganzen Tag verrichten. Und weil wir ohnehin schon recht entfremdet vom Leben sind, von dem, was uns *eigentlich* wichtig ist, reagieren wir auf Stress und andere Beschwerden mit der Fantasie einer Körperreparatur. Ein Eingriff oder eine Arznei, die alles wieder in Ordnung bringt.

Descartes hat postuliert, dass der Mensch eine Maschine sei. Und da Maschinen heute immer besser und schneller werden, glauben wir, dass unsere Seele und unser Organismus da mitziehen. Die starke Zunahme an psychosomatischen Erkrankungsbildern (oder zumindest an deren Präsenz durch Krankmeldungen und Berentungen) zeigt, dass das nicht stimmt. Bei einer immer besser und exakter werdenden Organmedizin bildet die Psychosomatik die schwächste Stelle, wo all das Menschliche als Symptom verkleidet doch zum Ausdruck kommt.

Ich plädiere dafür, dass wir nicht aus Gründen der Effizienz das Menschsein immer weiter reduzieren. Menschsein heißt, andere zu halten, wenn sie fallen. Und es heißt, sich selber fallen lassen zu lernen, wenn andere uns halten. Unsere Seelen können wir nicht beschleunigen und optimieren wie Computer. Deshalb besteht die Gefahr, dass wir durch zu viel Highspeed das verlernen, was wir von Natur aus richtig gut können: Beziehungen eingehen – mit uns und anderen.

Lassen Sie uns anfangen, Körpersymptome ohne Befunde und seelische Belastungen als Teil des Lebens, als Botschaft unseres Selbst anzunehmen. Was fehlt mir denn? Welche Gefühle und Signale überhöre ich derzeit? Was gibt mir Halt? Lassen Sie uns die psychische Welt hinter dem Symptom erforschen und es zulassen, dass unsere Gefühle nicht immer angenehm sind.

Lassen Sie uns die Widersprüchlichkeit anerkennen, in der wir ständig stehen: gut und böse, krank und gesund, voller Liebe und voller Verachtung – alles in einer Person zu sein. So sind wir Menschen eben. Es gibt keine Notwendigkeit, etwas anderes zu fühlen als das, was Sie fühlen.

Der Satz »Dann ist das wohl psychosomatisch!« bedeutet oft, dass die Medizin mit ihrem wachen Blick auf die Organe nicht mehr weiterweiß. Das muss Sie aber nicht verzweifeln lassen. Denn auch die Psychosomatische Medizin ist Medizin, und wir Psychosomatik-Ärzte forschen nach Erklärungen und erarbeiten Therapien, falls Körper und Seele aus dem Gleichgewicht geraten sind.

Mithilfe der *Beziehungs*medizin, also in der vertrauensvollen Beziehung zum Arzt und Psychotherapeuten, können Erkrankte neuen Halt finden, sodass ihre Symptome überflüssig werden. Dabei wünsche ich Ihnen gutes Gelingen und viele neue Erkenntnisse!

Ihr Dr. med. Alexander Kugelstadt

Anhang

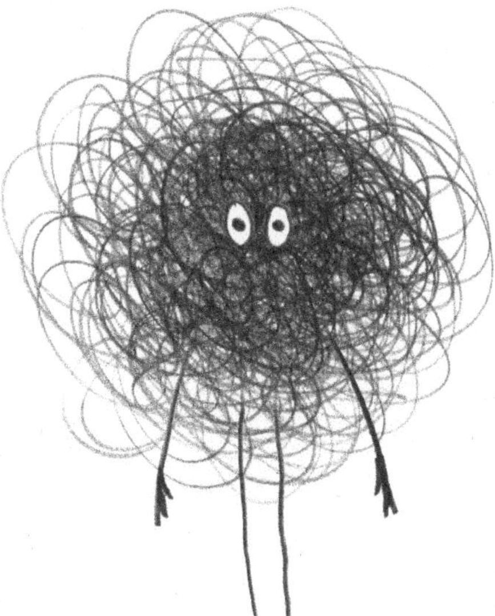

Danksagung

Ich bedanke mich bei meiner Frau, Dr. Sarah Kugelstadt, für ihre Liebe und Unterstützung und bei meinen geliebten Kindern für ihre Geduld und guten Ideen. Ohne euch drei wäre das Nachdenken und Schreiben nicht möglich gewesen. Meinen Eltern, die mit aufrichtigem Interesse den Fortgang von »Dann ist das wohl psychosomatisch!« begleitet haben, bin ich sehr dankbar.

Danke an Laura Weber und ihre Kolleginnen von der rauchzeichen-agentur in Berlin für die Idee zu einem Psychosomatik-Sachbuch aus meiner Feder und ihren intensiven Einsatz für das Projekt. Du hast mich sehr inspiriert, vielen Dank!

Ein großer Dank gilt Johannes Engelke, Programmleiter des Mosaik Verlags, für sein Interesse und Engagement, den Begriff »Psychosomatik« in ein vernünftiges Licht zu rücken und Ängste davor abzubauen. Du hast mich mit Begeisterungsfähigkeit und viel Geduld in die Welt der Sachbücher eingeführt. Ich danke auch sehr herzlich Ruth Wiebusch für die gründliche Redaktion, Sabine Kwauka für das coole, unverwechselbare Cover und Stefanie Endres für das exakte Heraussieben und Kommunizieren der Kernbotschaften meines Buches. Dem gesamten Verlagsteam von Mosaik und Goldmann bin ich sehr dankbar für die tolle Zusammenarbeit.

Für den fachlichen Rat danke ich meinem geschätzten Chef und psychotherapeutischen Mentor Dr. Michael Rudolph. Dank Ihrer Hilfe konnte ich viele Zusammenhänge exakter darstellen. Meinem Freund Egbert Bortfeldt sage ich Danke für unzählige Abende, an denen er tief in die Welt der Psychosomatik mit mir eingetaucht ist. Dass Du (fast) alle meine Thesen in- und auswendig kennst, weiß ich sehr zu schätzen.

Für die inhaltliche, sprachliche und moralische Unterstützung bei diesem Buchprojekt bedanke ich mich bei meinen Kollegen und Freunden Dr. Yael Adler, Dr. Jan Dreher, Sven Heinrichs, Dr. Michael Horn, Dr. Marina Wayan Philipps, Dr. Ron Philipps, Sebastian Reich, Dr. Andrea Riedl, Antje Scheuritzel, Ariadne von Schirach und Dr. Sebastian Zimmermann. Ohne Euch wäre dieses Buch nicht so geworden, wie es jetzt ist. Ich danke Euch!

Ein ganz besonderer Dank gilt meinen Patientinnen und Patienten, von denen ich so viel gelernt habe.

Im Sommer 2020

Quellen und Literaturhinweise

Alle Internetquellen wurden zuletzt am 14.07.2020 abgerufen.

1 Rudolf, G.: Wie Menschen sind. Eine Anthropologie aus psychotherapeutischer Sicht. Schattauer, Stuttgart 2015, Seite 257 ff.

2 Cohen, S., D. A. Tyrrell, A. P. Smith: Psychological stress and susceptibility to the common cold. N Engl J Med 1991; 325: 606–612. Zitiert nach: Rüegg, J. C.: Mind & Body: Wie unser Gehirn die Gesundheit beeinflusst. 2. Aufl., Schattauer, Stuttgart 2014, Seite 155.

3 Rudolf, G., P. Henningsen: Psychotherapeutische Medizin und Psychosomatik. 8. unv. Aufl., Thieme, Stuttgart 2017, Seite 21.

4 Kandel, E.: Das Zeitalter der Erkenntnis. Pantheon, München 2018.

5 Will, H.: Georg Groddeck: Die Geburt der Psychosomatik. dtv, München 1987.

6 Koenig, H. G.: Religion, Spirituality and Health: The Research and Clinical Implications. ISRN Psychiatry 2012; 2012. Online unter: https://doi.org/10.5402/2012/278730.

7 Egger, J. W.: Das biopsychosoziale Modell. Schweiz Ärzteztg 2018; 99 (35): 1156–1158. Online unter: https://doi.org/10.4414/saez.2018.06861

8 Ebd.

9 Freud, S.: Das Unbehagen in der Kultur (1930). In: Sigmund Freud, Sämtliche Werke, e-artnow 2015, Kap. 1.

10 Sangwan, N.: Your Body Is Talking. Are You Listening? Huffington Post, 10.07.2013. Online unter: https://www.huffpost.com/entry/emotional-wellness_b_3992379.
Die Anregung zu diesem Kasten stammt aus dem Artikel der Internistin Neha Sangwan.

11 Roth, G.: Wie das Gehirn die Seele formt. FAZ, 11.08.2015. Online unter: https://www.faz.net/-i30-86co8
Eine übersichtliche Zusammenfassung von Neurobiologe Gerhard Roth

12 Kisilevsky, B. S., S. M. Hains, K. Lee et al.: Effects of Experience on Fetal Voice Recognition. Psychological Science 2003; 14 (3): 220–224.

13 Billig, S., P. Geist: Wie Babys die Welt entdecken. Deutschlandfunk Kultur, 22.11.2018. Online unter: https://www.deutschlandfunkkul-

tur.de/saeuglingsforschung-wie-babys-die-welt-entdecken.976.de.html?dram:article_id=433919

14 DeCaspar, A. J., M. J. Spence: Prenatal maternal speech influences newborns' perception of speech sounds. Infant Behavior & Development 1986; 9 (2):133–150.

15 Moon, C., R. P. Cooper, W. P. Fifer: Two-Day-Olds Prefer Their Native Language. Infant Behavior & Development 1993; 16: 495–500. Online unter: https://infantstudies-psych.sites.olt.ubc.ca/files/2015/03/Moon-et-al.-1993.pdf

16 Schubert, C.: Was uns krank macht, was uns heilt. Aufbruch in eine neue Medizin. 5. Aufl., Fischer & Gann, Munderfing 2018, Seite 73.

17 Neubauer, K.: Stress in der Schwangerschaft hinterlässt Spuren im Baby-Hirn. Spiegel Online, 18.10.2013. Online unter: https://www.spiegel.de/gesundheit/schwangerschaft/stress-in-der-schwangerschaft-hinterlaesst-spuren-im-gehirn-a-928555.html

18 Weiss, S. J.: Parental touching: Correlates of a child's body concept and body sentiment. In: Barnard, K. & T. B. Brazelton (Eds.) 1990. Zitiert nach: Geuter, U.: Körperpsychotherapie Praxis, Springer 2015, Seite 218 f.

19 Uvnäs-Moberg, K.: Oxytocin may mediate the benefits of positive social interaction and emotions. Psychoneuroendocrinology 1998; 23 (8): 819–835.

20 Uvnäs-Moberg, K.: Antistress Pattern Induced by Oxytocin. News Physiol Sci. 1998; 13: 22–26. Online unter: https://doi.org/10.1152/physiologyonline.1998.13.1.22

21 Geuter, U.: Körperpsychotherapie Praxis. Springer, Berlin 2015, Seite 265.

22 Dornes, M.: Die emotionale Welt des Kindes. Fischer, Frankfurt 2007, Seite 19 ff.

23 Ebd., Seite 21.

24 Ebd., Seite 22.

25 Äin-red: Die Trotzphase. Kinder- und Jugendärzte im Netz. Online unter: https://www.kinderaerzte-im-netz.de/altersgruppen/kleinkinder/entwicklung-erziehung/die-trotzphase/

26 Ermann, M.: Psychotherapie und Psychosomatik. Ein Lehrbuch auf psychoanalytischer Grundlage. 6. Aufl., Kohlhammer, Stuttgart 2016, Seite 73.

27 Ganna, A., K. Verweij, M. Nivard et al.: Large-scale GWAS reveals insights into the genetic architecture of same-sex sexual behavior. Science 2019; 365 (6456). Online unter: https://science.sciencemag.org/content/365/6456/eaat7693

28 Diem-Wille, G.: Latenz – Das »goldene Zeitalter« der Kindheit. Kohlhammer, Stuttgart 2015.
29 Geuter (2015), Seite 236.
30 Waldinger, R.: What makes a good life? Lessons from the longest study of happiness. TED Talk 2016. Online unter: https://youtube/8KkKuTCFvzI
31 Wolf, C.: Kindheitsmuster. Aufbau, Berlin 1976.
32 Rudolf (2017), Seite 92.
Es gibt verschiedene Definitionen von Basisemotionen.
33 Wettig, J.: Eltern-Kind-Bindung: Kindheit bestimmt das Leben. Dtsch Arztebl 2006; 103 (36): A 2298–2301. Online unter: https://www.aerzteblatt.de/archiv/52567/Eltern-Kind-Bindung-Kindheit-bestimmt-das-Leben
34 Kishimi, I., F. Koga: Du musst nicht von allen gemocht werden. Vom Mut, sich nicht zu verbiegen. Rowohlt, Hamburg 2019, Seite 34–37.
35 Cohen, S., D. Janicki-Deverts, R. B. Turner et al.: Does hugging provide stress-buffering social support? A study of susceptibility to upper respiratory infection and illness. Psychological Science 2015; 26 (2): 135–147.
36 Kort, R., M. Caspers, A. van de Graaf et al.: Shaping the oral microbiota through intimate kissing. Microbiome 2014; 2: 41.
37 Rüegg, J. C.: Mind & Body: Wie unser Gehirn die Gesundheit beeinflusst, 2. Aufl. Schattauer, Stuttgart 2014, Seite 47 ff.
38 Rudolf (2017), Seite 210.
39 Schonecke, O. W., J. M. Herrmann: Psychophysiologie. In: von Uexküll, T. (Hg.): Psychosomatische Medizin. Modelle ärztlichen Denkens und Handelns. Urban & Fischer, München 2008, Seite 193 ff.
40 Alexander, F.: Psychosomatische Medizin. De Gruyter, Berlin 1951.
41 Freud, S.: Bruchstück einer Hysterie-Analyse. Fischer Taschenbuch, Frankfurt am Main 2007.
42 Freud, S., J. Breuer.: Studien über Hysterie (1895). In: Sigmund Freud, Sämtliche Werke, e-artnow 2015.
43 Quinodoz, J. M.: Freud lesen. Eine chronologische Entdeckungsreise durch sein Werk. Psychosozial-Verlag, Gießen 2011.
Dieses Buch bietet einen guten Blick in das Werk Freuds, auf den Seiten 27 bis 45 geht es um die Konversionsneurose.
44 Sojka, P., M. Bares, T. Kasparek et al.: Processing of Emotion in Functional Neurological Disorder. Frontiers in Psychiatry 2018; 9: 479. Online unter: https://doi.org/10.3389/fpsyt.2018.00479
45 Ermann (2016), Seite 272.

46 AWMF: S3 Leitlinie »Funktionelle Körperbeschwerden«, 2018. Online unter: https://www.awmf.org/uploads/tx_szleitlinien/051-001l_S3_Funktionelle_Koerperbeschwerden_2018-11.pdf, Seite 10.
47 Schultz-Henke, H.: Lehrbuch der analytischen Psychotherapie, Thieme, Stuttgart 1951. Zitiert nach: Ermann, M.: Psychotherapie und Psychosomatik, 6. Aufl., Kohlhammer, Stuttgart 2016, Seite 276.
48 Siegmann, E. M., H. H. Müller, C. Luecke et al.: Association of Depression and Anxiety Disorders With Autoimmune Thyroiditis: A Systematic Review and Meta-analysis. AMA Psychiatry 2018; 75 (6): 577–584. Online unter: https://jamanetwork.com/journals/jamapsychiatry/fullarticle/2679767
49 Cai, Y. J., F. Wang, Z.-X. Chen et al.: Hashimoto's thyroiditis induces neuroinflammation and emotional alterations in euthyroid mice. J Neuroinflammation 2018; 15 (1): 299.
50 Freud, S.: Drei Abhandlungen zur Sexualtheorie (1905). In: Sigmund Freud, Sämtliche Werke, e-artnow 2015.
51 Bargh, J. A., T. L. Chartrand: The unbearable Automacity of Being. American Psychologist 1999; 54 (7): 462–479.
52 Freud, S.: Das Ich und das Es. Reclam, Leipzig 2013.
53 Kandel (2018), Seite 436.
54 F43.1 Posttraumatische Belastungsstörung nach ICD-10. Online unter: https://www.icd-code.de/icd/code/F43.-.html
55 Felitti, V. J., R. F. Anda, D. Nordenberg et al.: Relationship of childhood abuse and household dysfunction to many of the leading causes of death in adults. The Adverse Childhood Experiences (ACE) Study. Am J Prev Med. 1998; 14 (4): 245–258.
56 Ebd.
57 Wöller, W.: Assoziationsmodell. Drittes psychodynamisches Theoriemodell neben Konflikt- und Strukturmodell? Psychotherapeut 2016; 61: 66–71.
58 Freud (1930).
59 Lutherbibel Standardausgabe. Deutsche Bibelgesellschaft, Stuttgart 1985: Prediger 3,1–4.
60 Ströhle, A., J. Gensichen, K. Domschke: Diagnostik und Therapie von Angsterkrankungen. Dtsch Arztebl Int 2018; 115: 611–620.
61 Plab, K.: Psychoanalytische Psychosomatik. Vandenhoeck & Ruprecht, Göttingen 2016, Seite 158.
62 Groddeck, G.: Vom Menschenbauch und dessen Seele – Schriften zur psychoanalytischen Psychosomatik. Stroemfeld 1933. Zitiert nach: Plab (2016), Seite 157.

63 Bischoff, C., H. Zenz, H. Traue: Kopfschmerzen. In: von Uexküll, T. (Hg.): Psychosomatische Medizin. Modelle ärztlichen Denkens und Handelns. Urban & Fischer, München 2008, Seite 825 ff.

64 Hovanitz, C. A., D. J. Reynolds, M. P. Cote et al.: Objective behavior associated with an »ordinary« mild headache: a surprising failure of pain onset to signal self-protective or self-regulatory behavior. Headache 1999; 39 (9): 654–661.

65 Lang, H.: Zwang – Psychoanalytische Therapie. In: Senf, W., M. Broda (Hg.): Praxis der Psychotherapie. Ein integratives Lehrbuch. Thieme, Stuttgart 2000, Seite 356–362.

66 Kandel, E.: Psychiatry, Psychoanalysis and the new Biology of Mind. American Psychiatric Publishing 2005. Zitiert nach: Rudolf (2017), Seite 35.

67 Adolphsen, C.: Autogenes Training für Dummies. Wiley-VCH, Weinheim 2011.
Eignet sich gut zum Weiterlesen und um eine Methode gegen Schlafstörungen zu erlernen.

68 Hoffmann, S. O., G. Hochapfel (Hg.): Neurotische Störungen und Psychosomatische Medizin. Schattauer, Stuttgart 2009, Seite 131.

69 Ebd.

70 Die Arbeit mit diesen inneren Anteilen wird besonders intensiv in der Schematherapie praktiziert. Eine gute Einführung: Roediger, E.: Was ist Schematherapie: Eine Einführung in Grundlagen, Modell und Anwendung. Junfermann, 3. überarb. Aufl., Paderborn 2018.

71 Harlow, H. F., R. R. Zimmermann: Affectional Responses in the Infant Monkey. Science 1959; 130: 421–432.

72 Gießelmann, K.: Glutensensitivität: Selbstdiagnose meistens falsch. Dtsch Arztebl 2018; 166 (16). Online unter: https://www.aerzteblatt.de/archiv/197517/Glutensensitivitaet-Selbstdiagnose-meistens-falsch

73 Patientenleitlinie zur Diagnose und Behandlung der Adipositas. Deutsche Adipositas Gesellschaft 2019, Seite 20. Online unter: https://www.adipositas-gesellschaft.de/fileadmin/PDF/Leitlinien/Patientenleitlinie_Adipositas.pdf

74 Thomson, J. R.: The Very Real Psychological Benefits Of Cooking For Other People. Huffpost, 17.07.2017. Online unter: https://www.huffpost.com/entry/benefits-of-cooking-for-others_n_5967858ae4b0a0c6f1e67a15

75 WHO: Millionen leiden an Depressionen. Dtsch Arztebl, 23.02.2017. Online unter: https://www.aerzteblatt.de/nachrichten/73297/WHO-Millionen-leiden-an-Depressionen

76 Online unter: https://www.psychcast.de
77 PsychCast mit Alex und Jan: PC066 Suizidalität. Online unter: https://psychcast.de/pc066-suizidalitaet/
78 Cowles, M. K., C. B. Nemeroff: Depression – A Systemic Illness. In: Blumfield, M., J. Strain (Hg.): Psychosomatic Medicine. Lippincott Williams & Wilkins, Philadelphia 2006, Seite 47–65.
79 Strain, J.: Psychological Care of the Medically Ill: Understanding the Conceptual Framework of Psychosomatic Medicine. Vortrag New York Psychoanalytic Society & Institute, 04.10.2017.
80 Sullivan P. F., M. C. Neale, K. S. Kendler: Genetic Epidemiology of Major Depression: Review and Meta-Analysis. American Journal of Psychiatry, 2010; 157 (10): 1552–1562. Online unter: https://doi.org/10.1176/appi.ajp.157.10.1552
81 Border, R., E. C. Johnson, L. M. Evans et al.: No Support for Historical Candidate Gene or Candidate Gene-by-Interaction Hypothesis for Major Depression Across Multiple Large Samples. American Journal of Psychiatry 2019; 176 (5): 376–387.
82 Heimbeck, A., G. Hölter: Bewegungstherapie und Depression – Evaluationsstudie zu einer unspezifischen und einer störungsorientierten bewegungstherapeutischen Förderung im klinischen Kontext. Psychother Psych Med 2011; 61 (5): 200–207.
83 Fontane, T.: Briefe an seine Familie: Erster Band. TP Verone Publishing House Limited, Nikosia 2017, Seite 101.
84 hil: Wie Stress das kardiovaskuläre Risiko erhöht. Dtsch Arztebl, 18.01.2017. Online unter: https://www.aerzteblatt.de/nachrichten/72519/Wie-Stress-das-kardiovaskulaere-Risiko-erhoeht
85 hil: Psychische Belastungssituationen steigern das Herzinfarktrisiko auch bei Gesunden. Dtsch Arztebl, 28.09.2018. Online unter: https://www.aerzteblatt.de/nachrichten/98193/Psychische-Belastungssituationen-steigern-das-Herzinfarktrisiko-auch-bei-Gesunden
86 Ermann (2016), Seite 251.
87 Wegner, M., I. Helmich, S. Machado et al.: Effects of exercise on anxiety and depression disorders: review of meta- analyses and neurobiological mechanisms. CNS Neurol Disord Drug Targets 2014; 13 (6): 1002–1014.
88 Schirach, v. A.: Die psychotische Gesellschaft. Wie wir Angst und Ohnmacht überwinden. Tropen, Stuttgart 2019, Seite 126 ff.
89 Scaer, R. C.: The neurophysiology of dissociation and chronic disease. Appl Psychophysiol Biofeedback 2001; 26 (1): 73–91.

90 Reddemann, L.: 1000 Meilen beginnen mit dem ersten Schritt. Herder, Freiburg 2009.

91 AWMF online: S3 Leitlinie »Funktionelle Körperbeschwerden« 2018. Online unter: https://www.awmf.org/uploads/tx_szleitlinien/051-001l_S3_Funktionelle_Koerperbeschwerden_2018-11.pdf, Seite 10.

92 Ebd., Seite 13.

93 Harth, W., U. Gieler: Psychosomatische Dermatologie. Springer, Heidelberg 2006. Zitiert nach: Plab (2016), Seite 155.

94 Tangier, U., U. Gieler, B. Köhnlein: Somatoforme Störungen bei ambulanten dermatologischen Patienten. Psychotherapeut 2003; 48: 321–328.

95 Peters, E.M.: Gestresste Haut? – Aktueller Stand molekularer psychosomatischer Zusammenhänge und ihr Beitrag zu Ursachen und Folgen dermatologischer Erkrankungen. JDDG: Journal der Deutschen Dermatologischen Gesellschaft 2016; 14: 233–254.

96 Leiner, P.: Die atopische Dermatitis kommt selten allein. hautnah dermatologie 2019; 35. Online unter: https://doi.org/10.1007/s15012-019-3237-8

97 Harth (2006). Zitiert nach: Plab (2016), Seite 160.

98 Adler, Y.: Hautnah. Alles über unser größtes Organ. Droemer, München 2018.
Hier wurden praktische Rezepturen zusammengetragen.

99 Freud (1905).

100 Parin, P.: Zur psychoanalytischen Theorie der sexuellen Perversion. In: Proceedings of the Fourth World Congress of Psychiatry. International Congress Series No. 150. Madrid: Excerpta Medica: 1024–1027. Online unter: http://paul-parin.info/wp-content/uploads/texte/deutsch/1966b.pdf, Seite 2

101 Antonovsky, A.: Salutogenese. Zur Entmystifizierung der Gesundheit. dgvt-Verlag, Tübingen 1997.

102 Bucay, J.: Komm, ich erzähl dir eine Geschichte. Fischer, Frankfurt 2007, Seite 7 ff.

103 Ebd.

104 Winnicott, D. W.: Transitional objects and transitional phenomena; a study of the first not-me possession. Int J Psychoanal 1953; 34 (2): 89–97.

105 Fromm, E.: Die Kunst des Liebens. 12. Aufl., dtv, München 2011.

106 Loew, T. H.: Langsamer atmen, besser leben. Eine Anleitung zur Stressbewältigung. Psychosozial-Verlag, Gießen 2019.

107 Ebd.

108 Buber, M.: Ich und Du. Reclam, Leipzig 1995.

109 Willi, J.: Die Zweierbeziehung. Das unbewusste Zusammenspiel von Partnern als Kollusion. Rowohlt, Hamburg 2012.
110 Moeller, M. L.: Die Wahrheit beginnt zu zweit. Das Paar im Gespräch. 35. Aufl., Rowohlt, Hamburg 2016.
111 Ebd.
112 LeDoux, J. E.: The Emotional Brain. The Mysterious Underpinnings of Emotional Life. Touchstone, New York 1996. Zitiert nach: Steinert C., F. Leichsenring: Psychodynamische Psychotherapie in Zeiten evidenzbasierter Medizin. Vandenhoeck & Ruprecht, Göttingen 2017, Seite 16.
113 Giebel, M. (Hg.): Seneca: Das Leben ist kurz! Reclam, Leipzig 2007.
114 Aldort, N.: Von der Erziehung zur Einfühlung: Wie Eltern und Kinder gemeinsam wachsen können. Arbor 2008, Seite 22 ff.
115 Probst, M., H. Coppenolle, W. Vandereycken: Body Experience in Anorexia Nervosa Patients: An Overview of Therapeutic Approaches. Eating Disorders 1995; 3: 145–157.
116 Roth (2014), Seite 147 f.
117 Heimbeck (2011), Seite 200–207.
118 Stoll, O., H. Ziemainz: Laufen psychotherapeutisch nutzen. Springer, Berlin u. Heidelberg 2012. Zitiert nach: Geuter (2015), Seite 28.
119 Hollstein, T.: Fakten und Zahlen für das individuelle Maß an Bewegung. Dtsch Arztebl 2019; 116 (35–36). Online unter: https://www.aerzteblatt.de/archiv/209444/Sport-als-Praevention-Fakten-und-Zahlen-fuer-das-individuelle-Mass-an-Bewegung
120 Ebd.
121 Ebd.
122 Thomson, J. R.: The Very Real Psychological Benefits Of Cooking For Other People. Huffpost, 17.07.2017. Online unter: https://www.huffpost.com/entry/benefits-of-cooking-for-others_n_5967858ae4b0a0c6f1e67a15
123 Sansone, R. A., L. A. Sansone: Gratitude and Well Being. The Benefits of Appreciation. Psychiatry (Edgmont) 2010; 7 (11): 18–22. Online unter: https://www.ncbi.nlm.nih.gov/pmc/articles/PMC3010965/
124 Auster, P.: Winterjournal. 2. Aufl., Rowohlt, Hamburg 2013.
125 Giebel, M. (2007).
126 Yalom, I. D.: Theorie und Praxis der Gruppenpsychotherapie. 10. Aufl., Klett-Cotta, Stuttgart 2010.
127 PsychCast mit Alex und Jan: PC007 Brachliegen als Chance: Im Gespräch mit Ariadne von Schirach, Berlin 2015. Online unter: https://psychcast.de/ariadne-von-schirach/
128 Rudolf (2017), Seite 202.

129 DGPPN: Zahlen und Fakten der Psychiatrie und Psychotherapie (07.2019). Online unter: https://www.dgppn.de/_Resources/Persistent/154e18a8cebe41667ae22665162be21ad726e8b8/Factsheet_Psychiatrie.pdf, Seite 3.
130 Mehr dazu findet sich bei Solms, M.: The scientific standing of psychoanalysis. In: BJPsych Int. 2018; 15 (1): 5–8. Online unter: https://www.ncbi.nlm.nih.gov/pmc/articles/PMC6020924/
131 Steinert, C., T. Munder, S. Rabung, J. Hoyer, F. Leichsenring: Psychodynamic Therapy: As Efficacious as Other Empirically Supported Treatments? A Meta-Analysis Testing Equivalence of Outcomes. Am J Psychiatry 2017; 174 (10): 943–953.
132 Solms (2018).
133 Dührssen, A.: Katamnestische Ergebnisse bei 1004 Patienten nach analytischer Psychotherapie. In: Zeitschrift für Psychosomatische Medizin 1962; 8: 94–113.
134 Dührssen, A., E. Jorswieck: Eine empirisch-statistische Untersuchung zur Leistungsfähigkeit psychoanalytischer Behandlung: Nachdruck aus Nervenarzt 36 (1965): 166–169. In: Zeitschrift für Psychosomatische Medizin und Psychoanalyse 1998; 44(4): 311–318.
135 Shedler, J.: That Was Then, This Is Now: An Introduction to Contemporary Psychodynamic Therapy. University of Colorado School Medicine 2006. Online unter: https://jonathanshedler.com/PDFs/Shedler%20(2006)%20That%20was%20then,%20this%20is%20now%20R9.pdf
136 Solms, M., O. Turnbull: Das Gehirn und die innere Welt: Neurowissenschaft und Psychoanalyse. Walter Verlag, Düsseldorf 2010.
137 Wampold, B. E., Z. E. Imel, C. Flückiger: Die Psychotherapie-Debatte. Was Psychotherapie wirksam macht. Hogrefe, Bern 2018.
138 Steinert (2017), Seite 53 f.
139 Kugelstadt, A.: Psychosomatik im Spiegel deutscher Zeitungsartikel: eine systematische Medienanalyse. WiKu-Verlag, Duisburg 2010, Seite 120.
140 Rudolf (2017), Seite 15.
141 Plecity, D. M.: Die Auswirkung der Kunsttherapie auf das körperliche und emotionale Befinden der Patienten – eine quantitative und qualitative Analyse. Dissertation. Universitätsklinikum für Psychosomatische Medizin und Psychotherapie, Ulm 2006. Online unter: https://oparu.uni-ulm.de/xmlui/handle/123456789/771
142 Wampold (2018), Seite 324.
143 Roth, G., N. Strüber: Wie das Gehirn die Seele macht. Klett-Cotta, Stuttgart 2014, Seite 355 ff.

Die Autoren betonen die Wichtigkeit des Arbeitsbündnisses aus neurobiologischer Sicht.

144 Balint, E.: Michael Balint und die Droge Arzt. In: Psyche 1976; 30 (2): 105–124.

145 Langer, G., H. Heimann: Psychopharmaka: Grundlagen und Therapie. Springer, Wien 1983, Seite 479 ff.

146 Flatten, G., G. Bergmann, V. Tschuschke: Balintgruppen: Arzt-Patient-Beziehung gestalten. Dtsch Arztebl 2018; 115 (50): A-2348. Online unter: https://www.aerzteblatt.de/archiv/203894/Balintgruppen-Arzt-Patient-Beziehung-gestalten

147 Kirsch, I., B. J. Deacon, T. B. Huedo-Medina et al.: Initial Severity and Antidepressant Benefits: A Meta-Analysis of Data Submitted to the Food and Drug Administration. PLOS Medicine, 26.02.2018. Online unter: https://doi.org/10.1371/journal.pmed.0050045

148 Müller, T.: Sport hilft so gut wie Antidepressivum. ÄrzteZeitung, 03.12.2013. Online unter: https://www.aerztezeitung.de/Medizin/Sport-hilft-so-gut-wie-Antidepressivum-280307.html
Bericht über eine Gesamtanalyse von 39 Metaanalysen.

149 Solms (2018).

150 Bargh, J. A., T. L. Chartrand: The unbearable Automacity of Being. American Psychologist 1999; 54 (7): 462–479. Online unter: https://acmelab.yale.edu/sites/default/files/1999_the_unbearable_automaticity_of_being.pdf
Baumeister, R. F., E. Bratslavsky, M. Muraven et al.: Ego Depletion: Is The Active Self a Limited Resource? Journal of Personality and Social Psychology 1998; 74 (5): 1252–1265. Online unter: https://www.ncbi.nlm.nih.gov/pubmed/9599441

151 Grawe, K.: Grundriss einer allgemeinen Psychotherapie. Psychotherapeut 1995; 40: 130–145.
Gute Beschreibung der Problemaktualisierung als Wirkfaktor.

152 Bowlby, J.: Bindung als sichere Basis. 4. Aufl., Reinhardt, München 2018.

153 Lorentzen, S., P. Hoglend: Predictors of chance after long-term analytic group psychotherapy. Journal of Clinical Psychology 2005; 12: 1541–1553.

154 Foulkes, S. H.: The Group as a Matrix of the Individual's Mental Life. 1973. In: Foulkes, E.: Selected Papers. Psychoanalysis and Group Analysis. Karnac Books, London 1973, Seite 223 f.

155 Roth (2014)

156 Roth, G.: Warum nachhaltige therapeutische Veränderungen im Gehirn Zeit brauchen. Psychotherapeut 2016; 61: 455–461.

157 Weiss, E., O. S. English: Psychosomatic Medicine. The Clinical Application of Psychopathology to General Medical Problems. Saunders, Philadelphia u. London 1943.
158 Zimmermann, S.: Fifty Shrinks: Portraits aus New York. Kohlhammer, Stuttgart 2019, Seite 14.
159 Rilke, R. M.: Herbst. In: Gedichte. Fischer Klassik Plus, E-Book, o. Jahr.

Sachregister

P

V

W

Y

Z

Fallen-Register